JN029039

Over the Influence

The Harm Reduction Guide to Controlling Your Drug and Alcohol Use, Second Edition

ハームリダクション 実践ガイド

薬物とアルコールのある暮らし

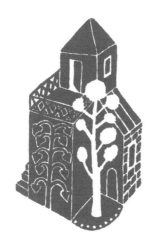

Patt Denning & Jeannie Little

パット・デニング　ジーニー・リトル［著］

松本俊彦［監修］　高野 歩　古藤吾郎　新田慎一郎［監訳］

Ψ
金剛出版

米国におけるハームリダクションの第一波を導き，常に情熱に溢れていた私たちのミューズ（女神），Edith Springer へ。いつまでも変わらぬ敬意を込めて。

　アルコールや薬物の使用がある人たちのニーズにどう耳を傾けるか，私たちを丁寧に指導してくれた恩師，Paul Geltner, Alan Marlatt, Bob Unger へ。

　そして，若い女性は先駆者やリーダーにはなれないと思われていた時代や場所でも，娘たちは何でもできると信じてくれた私たちの両親，Eileen と Frank，Jean と Bill へ。

Over the Influence
The Harm Reduction Guide to Controlling Your Drug and
Alcohol Use, Second Edition
by Patt Denning & Jeannie Little

Copyright © 2017 by The Guilford Press
Japanese translation rights arranged with Guilford Publications, Inc.
through Japan UNI Agency, Inc., Tokyo

監修者まえがき

　わが国ほどハームリダクションが誤解されている国もない。その深刻さの一端は，専門家やベテラン援助者ほど誤解している，という事実からもうかがわれる。

　筆者が耳にした，誤解に基づく批判をいくつか列挙してみよう。「ハームリダクションは，薬物汚染が深刻な国が泣く泣く採用している苦肉の策であって，わが国には不要」「薬物使用を促すイネイブリング」「断酒・断薬を目指す当事者活動（自助グループ）を軽視している」「真の回復，霊的な成長の放棄だ」「家族の苦悩を無視している」などなど……。

　思うに，従来のアディクション支援は文字通りのサバイバルゲームであった。まず，「ダメ。ゼッタイ。」啓発で醸成されたスティグマのせいで，当事者の治療アクセスは制限され，運よくたどり着いても，今度は，「断酒・断薬」という治療目標に挫け，多くの者が脱落する。そればかりか，脱落者には「底つき体験が足りない」との烙印を押され，蔑みの対象となる。

　最初の関門を乗り越えても，まだまだ困難が待ち受けている。たとえば，援助者に対して正当な不満を訴えているのに，「渇望の影響」「ドライドランク（しらふの酔っぱらい）独特の傲慢さ」「否認」などといった業界用語で片付けられ，まともに向き合ってもらえない。加えて，再飲酒・再使用となれば，「One Day」（断酒・断薬1日目）のホワイト・キータグとともに，恥辱感まで受けとる羽目になる。そのたびに当事者は自尊心を毀損され ── 時には恨みの感情やトラウマまで抱えて，ひとり，またひとりと脱落していく。最後までたどり着けるのはほんの一握りだ。

　私たちは一旦すべての思い込みを手放し，ゼロから考えてみなければならない。人間は物質を使う存在であり，人類の歴史と同じくらいアルコールや薬物の歴史も古い。そして忘れてはならないのは，この世には，日々を楽しむために節度ある物質使用を続ける人もいれば，トラウマが引き起こす心の痛みを緩和するために使用する人 ── 長期的には寿命を削っていると知りつつも，「今日一日」を生き延びるために耽溺せざるを得ない人 ── もいる，ということだ。

　ハームリダクションは，こうした，さまざまな水準の物質使用を視野に入れ，一人ひとりに合ったセーフティな物質使用を目指している。逆にいえば，自身の飲酒や喫煙は別問題と割り切って，まるで他人事のように「ダメ。ゼッタイ。」を提唱しつつ，処罰感情に裏打ちされた，十把一絡げの治療を要求するのは，ハームリダクションの対極に位置する。そうではなく，「自分だったらどう感じるか」と当事者の心情と人権に配慮して，オーダーメイドの支援を模索する態度こそが，ハームリダクションなのだ。なお，ここでいう当事者には，回復者や自助グループのメンバーだけでなく，治療から脱落した人たち，さらに，現在，物質を使用しており，治療を受ける意志がないのみならず，やめる気さえまったくない人たちも含まれていることに注意されたい。

本書は，ハームリダクションの理念と支援実践を正しく，わかりやすく，そして具体的に詳述した，唯一の日本語文献だ。本書を読めば，ハームリダクションが，従来のアディクション・アプローチを否定するものではなく，むしろ両者は相補的な関係にあることが理解できるだろう。いや，単に相補的なだけではない。従来の方法ではこぼれてしまう人たちをも支援の射程に入れているという点で，より野心的な臨床哲学であることが理解できるはずだ。

2022年6月

国立精神・神経医療研究センター 精神保健研究所 薬物依存研究部 部長
松本俊彦

謝辞

Over the Influence の第1版の出版を支えてくれた The Guilford Press のチームで，再びこの第2版の出版に向け協働できたことは本当にラッキーだった。編集代表の Kitty Moore は，ハームリダクションに精通しているベテランだ。彼女にどれほど支えられたかは，とてもここに書き尽くすことはできない。Christine Benton は素晴らしい編集者であり，さまざまな意見と助言を与えてくれた。少しでも実用的なものになるようこの第2版にいろいろな工夫を取り入れることができたのも，彼女の提案のおかげだ。最後に，コピーエディターの Rosalie Wieder は非常にきめ細やかに作業をしてくれたし，第1版のなかに書き記した重要な文章を，この第2版に引き継いでくれた。

他にも支えてくれた人が何人もいる。Harm Reduction Therapy Center（HRTC）の委員である Rebecca Pfeiffer-Rosenblum は，薬物の現状，物質使用，トラウマ，使用の背景などのトピックについて，情報を収集してくれた。理事会のメンバーであり，友人でもある James Pollet からはこの本の一貫性を保つための助言をもらった。コピーライターで友人の Steve Robitaille は，私たちに「鳥瞰」する視点を示し，序章の内容をまとめるのも手伝ってくれた。親友で同僚でもある Chicago Recovery Alliance の Dan Bigg は，米国におけるハームリダクション運動の創始者でもあり，物質使用マネジメントと薬物に関する章を総括し，最新の情報と見解を提供してくれた。最後に，ウェブデザイン会社 Tectonica の友人，Ned Howey と Mariana Spada は，すばらしいイラストを描いてくれた。

私たちを応援してくれる人たち：

薬物の使用がある人，そしてハームリダクションを最前線で実践する人は，病気を拡散させるのではなく，清潔な注射針を行き渡らせ，オーバードーズを防ぐことで，薬物を使用する仲間への友愛を示し，当事者の生活こそが大事であるというメッセージを常に訴え続けている。

薬物の使用がある人とハームリダクションの実践者を代表する National Harm Reduction Coalition は，非常に有意義なハームリダクションに関する学会の開催を支え，ハームリダクションの発展において，倫理的に正しい道を照らしてくれている。Drug Policy Alliance は，不毛な麻薬撲滅戦争を終わらせるために，最前線に立って戦争の中止を訴えると同時に，戦争に巻き込まれた人たちを司法面でサポートしている。

精神科医療ではハームリダクションがますます実践され，その多くは，科学的に効果が実証され，思いやりがあり，実用的なプログラムとして提供されている。そこでは治療開始前から，その人が変化することを求めたりはしない。第一人者である Optimal Living Center の Andrew

Tatarskyは，ハームリダクションの精神療法開発の共同代表者であり，その国際的な普及を務めるリーダーである。

　最も重要なのは，HRTCのスタッフが，徹底してクライアントを中心に考えているということだ。たとえその人の物質使用が危険なものであったとしても，飲酒や薬物使用による生活のアップダウンを落ち着かせ，クライアントの行動をポジティブに捉え，誰ひとりとして拒絶しないということだ。どんな問題を抱えていたとしても，誰にも自己決定権はあるという信念に私たちが忠実でいられるよう，スタッフたちはいつも支えてくれている。

序文
ここまでの道のり

　1994年，私（Jeannie）は，初めてハームリダクションのグループに関わった。それは心的外傷後ストレスや他の深刻な感情問題を抱え，さらに薬物問題も抱える退役軍人のグループだった。その頃は，メンタルヘルスと薬物問題の両方の治療を必要とする人がいても，それを提供できるところはなかなか見つけられない時代だった。加えて，薬物をやめられない，やめようとしない，もしくは使用するであろう人に対して，誰も手を差しのべず，見守る時間をつくることもなかった。だから私は憤慨して「それなら私がやる！」と啖呵を切った。ある日，グループのセッション中に，1人の男性がショッピングカートを押して入ってきた。彼は，長期間ヘロインを使用していて，最近は路上で寝るのが怖くなり，たいてい日中に待合室で寝て過ごし，夜は通りをさまよい歩いていた。椅子に腰掛けた直後，彼はすぐに頭の据わりが悪そうな姿勢で寝てしまった。当時，こうした態度はグループのルールに違反した（今でもほとんどの場所でそうであろう）。グループセッション中に眠ることは，グループ療法のすべての規則としきたりを破ることであり，典型的な対応は，起きて積極的に参加するよう促すか，退場してもらうかのどちらかだ。

　そのとき，私は新しいものをつくりたいと考えていたので，誰かが考えた善悪の基準ではなく，彼が経験していることだけに焦点を当てることに決めた。彼は疲れていたし，おそらく朝から一杯ひっかけてウトウトしていた。このままではきっと首の筋を痛めてしまうだろうと思えた。そこで，私は自分のジャケットをとり，他の人のものもいくつか借りて枕を作り，彼の頭の下にそっと置いた。グループのメンバーは非常に驚いていた。理由を尋ねられて，私はただ単にこう答えた。「彼が寝違えないようにね」。このグループは今なお20年以上も継続しているが，このエピソードは長い間語り継がれている。「自分も同じ道を歩んでいた。彼は他のどこかへ行くよりもここにいるほうがいい」とメンバーたちは理解するようになった。彼は安全にそこにいる。その姿にみんなの気持ちまで和らいだ。こうして，ハームリダクションという言葉が誕生した。「わたしたちはありのままで受け入れられる」「ありのままで来ればいい」「思っていることは何でも口にすることができる」「ここにはたくさんの自由があるから，これまで以上に自分のことを理解できる」。さらに，あるメンバーはこう言った。「このグループで語る自分の声に耳を傾けたときだけ，自分の考えていることがわかる」。このグループでは，優しさ，寛容さ，受け入れること，信じることの価値を大切にし，それを頑なに守った。信じるべきは，その人が最善を尽くしているということ，その人はその時々に必要な決断を下しているということ，そして，もしその人が今日姿を見せなかったとしても，それはその人にとってもっと大事な何かがあるということなのだ。

　こうして，ハームリダクション・グループの新たな文化が生まれた。そのときのグループや，

その後に誕生した数多くの，おそらく数百ものグループの中で，このハームリダクションの文化は今なお根付いている。

＊　　＊　　＊

　その10年以上前，1983年のある日，私（Patt）が働いていたクリニックに1人の男性がやってきた。彼は体が大きく――少なくとも，かつては大きかったことは明らかだった。この日の彼は廊下を歩くのもままならず，立ち止まっては苦しそうに息を整え，まるで皮膚が彼の体にただ垂れ下がっているかのように，だらんとしていた。その男性，スティーブはまだ31歳なのに，本当にどこか具合が悪そうだった。その理由は彼がエイズだったからなのだが，当時は私も彼も，彼の主治医でさえも，エイズについて知っていることはそう多くなかった。わかっていたことは，クリニックの患者が不可解な死を迎えようとしていることだけだった。当時は，エイズの原因や感染経路についてまだわかっておらず，治療法も対処法さえもなかった。患者との接触で感染するのかどうかもわからなかった。スティーブはこのクリニックで，エイズによる死期が迫っている400人の患者のうちの1人だった。彼が死を迎えるまでの間，それでも彼は私たちの助けを必要としていた。

　スティーブは恐怖心を覆い隠すため，懸命に冗談を言ったり，破天荒な生活について語ったりしていた。実際，彼はそんな暮らしぶりだった。ただそれは当時の多くのゲイ男性と何も違いがなかった。パーティーや複数のセックスパートナー，アルコールやドラッグ……まさに自由を謳歌していたのだ。ただし，スティーブは私が関わっていたどの男性よりもはるかにドラッグの選択肢が多く，ラッシュ，コカイン，アルコール，大麻，そして「誰かがくれるどんな薬」でも使っていた。スティーブは，問題を増やすことで自らの人生をさらに複雑にさせ，駆り立てられるように物質を使用した。メンタルヘルスの問題と物質使用が併存する人とどのように関わるかというテーマに対して，まるで私を鍛えるための挑戦を受けているかのようだった。

　かつて私が教わったように，私はスティーブに治療プログラムを紹介した。しかし数週間後，彼は私のところに戻ってきた。そして「『やんちゃなお姫様』と言われて追い出された」と語った。これは薬物の使用が止まらなかったことを意味した。そして，中毒者であると言われて屈辱を感じたこと，信用してもらえなかったこと，最善と思われる治療のチャンスをいかすことができなかったこと，そしてプログラムを続けるかやめるかのいずれかという状況にあると話してくれた。

　私は驚いたし，動揺したし，そして怒りを覚えた。だからスティーブと一緒に取り組みを始めることに決めた。それからの2年間，彼は彼自身のことについて私に教えてくれた。彼は，薬物を使うのは往々にして，深い悲しみに適応するための反応であると教えてくれた。また，薬物使用の根底にある動機，使用によって得られるもの，悪い結果を招くにもかかわらず使用を続ける理由を理解するためには，率直に尋ねることが大事だということも教えてくれた。スティーブは私の人生を変えた。そして彼が死ぬまでの3年にわたる彼との仕事は，ハームリダクションへ続く旅の始まりとなった。

＊　　＊　　＊

こうした経験を通して，私たちはそれぞれにハームリダクションセラピーの実践を発展させていった。そして2000年に，Harm Reduction Therapy Centerを立ち上げ，あらゆる職業や社会的地位にある物質を使用する当事者と出会った。成功経験豊富な専門家や実業家でありながらも薬物使用によりQOLや人間関係への悪影響が出始めている人もいれば，スティーブをはじめここで紹介したグループにいるような（その後リハビリ施設へ行き，ヘロインをやめ生きる場所を見つけ，さらに何年も経て再び働き始めた）退役軍人までさまざまであった。

　私たちの実践は，薬物を使用する人に対して，本人が今居る場所に会いに行き，変化したいという希求の掘り起こしを手伝い，何も変えないという選択に対してもさまざまな方法で支援し，そしていつも本人のペースに合わせて進めていくことである。私たちは，個人の権利やパワー，強みを尊重している。それは本人が，求める変化を自ら決定するためである。私たちのセラピストチームが，クライアントの深い理解への追求に専念することで，クライアントが自分にとってポジティブな結果を生み出すことに役立つことができる。私たちは熱意があり，柔軟で，そして限りなく楽観的なのだ。

　長年にわたり，私たちは数千人ものアルコールや薬物の使用がある人と関わってきた。そして薬物使用がある人に関わる何千人もの国内外のセラピストやカウンセラーを数多くトレーニングしてきた。しかし，この国では何百万人もの人が薬物を使用し，何かしらの物質を誤用（misuse）する人は2,000万人を超えている。本書は，私たちが知る限りにおいて，そうした人たちすべてに届けるための最善の方法だと信じている。

目次

ハームリダクション実践ガイド

薬物とアルコールのある暮らし

序章
なぜハームリダクションなのか？

　レベッカはやってくるやいなや，こう言い放った。「どうしてリハビリに失敗し続けるのかやっとわかった！　だってやめたくないんだもん」。

　冗談交じりにこう高らかに宣言した後，「お酒と大麻に関してはホントに助けてほしいんだけどね」と彼女は続けた。彼女はアルコールと大麻を楽しんでいるというレベルをはるかに超えていた。これまでに3つのリハビリ施設に入所した経験があるが，毎回出てきてはすぐにアルコールも大麻も再開していた。

　レベッカは，14歳で大麻を吸い始め，10代後半から大量飲酒が始まった。私たちが彼女に初めて会ったとき，彼女は毎日大麻を吸っていたし，毎週末酔っぱらっていた。30代になると，彼女は処方薬も習慣化していたし，飲酒運転で何度か捕まっていた。彼女の夫や友人も酒飲みであったが，彼女はそのなかでも一番飲んでいた。

　その彼女に，さらに他のリハビリ施設を勧めるのがいいのだろうか？　もちろん，それもできるけれど，果たしてそれでうまくいくだろうか？　おそらくそうはいかないだろう。レベッカに必要なのは，時間だ。そして彼女が飲酒と大麻の使用について考えるのに役立つ環境だろう。彼女は，裁判官や同僚に，そして完全断酒・断薬を求めるリハビリプログラムに抵抗するのに多大な精神的・感情的エネルギーを注いでいた。そして，彼女は依存できるものが何もない人生をあまりに恐れていたから，自分自身と薬物との関係性について，冷静に考えられる余裕を持てなかったのだ。

　自分自身の過去，結婚生活，仕事，そして過度の飲酒をもたらした人間関係について振り返ることを彼女自身が受け入れ，それを実行するためのサポートがレベッカには必要だった。彼女にとって大麻に依存することは何を意味したのか。そしてなぜそこに処方薬が加わったのか。彼女が得たいと思っていることを見つけ出すための後押しが必要だった。30年近くの重度の物質使用を経た彼女が計画的にアクションを起こすには，実用的な戦略とスキルも必要だ。そしてその間，彼女自身が生き延びること，そして周囲の人を危険にさらすのを防ぐことも必要だった。

　理解，思いやり，偏りのない情報，そして選択肢，これらはアルコールや薬物に悩むすべての人が必要とするものであり，だからレベッカにも必要なのだ。現在の「ダメ。ゼッタイ。」という文化とそれに基づく治療プログラムでは，目指すべき方向性は物質使用をやめることただひとつしかないという前提があり，また，唯一理解すべきことは，依存症は病気であり，依存症の患者は精神作用のある物質の使用を，今から永遠にやめなければならない，ということである。とてもシンプルで，どんな人にも適用されている。

しかし残念なことに，アルコールや他の薬を誤用（misuse）している 2,000 万人以上のうち 5 〜 20% しかその問題を解決できていないのだ。やめる準備が整っていない，やめようとしていないなど無数の理由から，残りの 80 〜 95% は，レベッカのように孤立し，疎外され，深刻なダメージを受ける，または引き起こす危険性がある。

物質使用を一切許さない考え方はもはや機能しておらず，それは裁判官も気づいている。薬物自体や薬物のより安全な使用方法に関する偏りのない情報へのアクセスを拒絶することは，もはや倫理的とは考えられない。また，薬物使用がある人を医療のメインストリームから隔離することや，薬物使用という道徳ではなく，健康の問題に対して処罰を与えること，薬物使用に対するスティグマを生み出すことも，もはや倫理的であるとはみなせない。物質使用をオープンに話せるようにして，裁くのではなく理解し，安全について教え，薬物使用がある人を排除しない選択肢を与える。そうすることでハームリダクションは，本人が "依存症" のレベルに達していたとしても，薬物使用がある暮らしのなかのあらゆる困りごとにアプローチする。

ハームリダクションは，多くのエビデンスに基づいている。薬物乱用の原因や変化のメカニズムに関する研究や，薬物使用と健康に関する大規模な調査，何百もの公衆衛生の従事者による現場調査なども存在する。しかし，いわゆる科学的な研究だけがエビデンスではない。もうひとつの重要な情報源は，セラピスト，カウンセラー，ケースマネジャー，ソーシャルワーカー，医師，看護師など，薬物問題への支援に取り組む援助職者の観察から得られる，「エビデンスとしての実践」と呼ばれるものである。しかしながら，ハームリダクションにおいて何より重要なエビデンスは，薬物を使用する当事者が持つ薬物とその作用，安全な使い方や薬物を使用する生活のアイデアに関する膨大な知識である。

自覚があるかどうかにかかわらず，誰でも多くの実践に基づくエビデンスを持っている。当事者とは，まさにアルコールや薬とともに暮らす人物なのである。ハームリダクションは当事者のエビデンスや生きた経験を聞きたいのだ。そうしてすべての知恵を結集すれば，自分の望む生き方の妨げとなる問題に対応するのに，役立つものをつくることができる。

＊　＊　＊

本書は，私たちの専門的な治療モデルを取り上げるとともに，薬物使用／乱用に対する従来とは違うアプローチに興味を持つ人が，日常的に実践できるような内容になっている。本のなかでは，従来の概念であった「中毒」を「薬物との関係性」へ，そして「回復」を「変化」へと再構築した。アルコールをはじめその他の薬物と自分との関係を理解することで，自分自身または自分が支援している人の暮らしのなかで，害（ハーム）を減らす情報に基づいて行動を選択することができるようになる。自分が今いるところから出発し，時間をかけて，自分に役立つ選択肢を選ぶことが可能になるのだ。

この本は *Over the Influence* の第 2 版である。2004 年の初版以来，米国は薬物との関係において転換期を迎え，断酒・断薬という支配的なイデオロギーや，薬物問題に対する唯一の解決としての 12 ステップの「回復」に対して代替案が求められてきた。ハームリダクションは，徐々に人々の意識に浸透してきている。ただし，その背景にはオピオイドのオーバードーズが劇的に増加したという悲しい事態も含まれている。オーバードーズによる事故が増加したことで，命を救う薬

4

であるナロキソンへのアクセスが改善された。そして過剰摂取した人のために119番に電話しても，連絡した薬物使用者を逮捕しないよう保護する「善きサマリア人の法」の成立にも拍車がかかった。

2004年当時は，薬物問題に関連する政策の改革がこれほど進むとは考えていなかった。その頃，連邦法では注射器交換や医療用大麻は違法であった。ところが，連邦政府は2015年に注射針交換を承認した。また，5つの州とコロンビア特別区では大麻が合法化され，他の州も同様の動きが見られている。もし2027年にこの本を読んでいるならば，米国全土ですでに医療用大麻は合法化されていることだろう。また，アルコールとならんで，大麻は合法的な医薬品となり，陶酔感をもたらす娯楽としての合法的な物質となっているだろう。

アルコール問題に関する緩和アプローチへの関心が爆発的に高まっており，いくつかのプログラムが，直接もしくはオンラインで利用可能となっている。National Institute of Alcoholism and Alcohol Abuse でさえ，コントロール飲酒のためのガイドラインを記載した「Rethinking Drinking（飲酒の再考）」というパンフレットを出版した。アルコール以外の薬物の使用がある人のなかにも，これらのプログラムを使用して薬物使用を適度なものにしていく動きが増えるだろう。こうした状況をハームリダクションでは，「物質使用マネジメントの実践」と呼んでいる。

1960〜80年代にかけての研究も再び注目されている。それは人間と薬物との関係性の研究，ほとんどの人が薬物を自らコントロールして使用することを明らかにした研究，アディクションとは依存性のある薬物や病気の人だけに関係することではないことを証明した研究などである。また，問題になるのは暮らしている環境によるところが大きいと考える人もいる。2013年以降には多くの本が出版されており，依存症の疾病モデルの妥当性や脳疾患としての依存症を主張する神経科学を強く疑う声が多くなっていることがわかるだろう。

薬物使用の削減に一度も成功したことのない「麻薬撲滅戦争」は弱体化してきている。30年間の大量の刑務所収容，メキシコと中南米の荒廃，そして地球から薬物を根絶するために浪費された数十億ドルの犠牲を見れば，麻薬撲滅戦争は失敗であるという事実に関して議論の余地はない。私たちは，軽微な薬物犯罪にまで実刑を強制することを廃止し，薬物の所持・使用・譲渡といった「犯罪」で収容されている人を解放しようと活動している。

ポルトガルは，薬物への厳罰をやめることが物事をはるかによくするという説得力のあるエビデンスを示した。2001年，ヨーロッパで最もヘロインの問題を抱えていたポルトガルでは，薬物の使用を非犯罪化した。その結果，薬物使用がある人の増加は微々たる程度で，むしろオピオイド中毒が50％減少した。似たような取り組みとして，ウルグアイは，違法麻薬取引と刑務所収容の終わりのないサイクルによる荒廃を終わらせるため，大麻を合法化した。

薬物依存の治療システムにおいても同様の変化が起きている。ハームリダクションに基づく，より現実的なアプローチに移行するプログラムが増加している。今のところ最もアクセスしやすい治療法としてハームリダクションセラピーは，21世紀の物質使用および併存疾患の治療のすべての"傘"になるようにバランスが保たれている。そこで，本書は次のことに役に立つと考えている。

- ●薬物使用の動機を理解する
- ●薬物使用のデメリットだけではなく，メリットにも着目する
- ●目の前のことに優先順位を付ける
- ●変化へのモチベーション（動機づけ）を高める
- ●目標を達成するために現実的なステップを段階的に踏んでいく
- ●薬物を使用している間も自分のケアをする
- ●前進したことを称賛する

　本書が，誰か他の人にハームリダクションについて説明するときや，必要なときに適切な支援を見つける際にも役立つことを期待したい。

　第2版では，ハームリダクションに対する姿勢とアプローチではなく，その見せ方を変更した。新たな理論やアプローチを説明するよりも，生活のなかで適用するために必要な情報と技術にフォーカスを当てているからだ。本書ではより多くの自己評価ツールと実践的な提案を掲載した。そして，自分自身の薬物使用について理解するところから始め，変化を実行してみては振り返ることで，害（ハーム）を軽減する方法を選択していく。そうした作業に自分のペースで取り組むことができるように編集を試みた。さらにデータを駆使し，図表を多く使うようにした。この本を，ハームリダクションセラピーに基づくセルフヘルププログラムとして活用してもいいし，あるいは自分にとってしっくりくる道を進んでいくなかで，有益な情報や支援を提供してくれる資料として活用するのもかまわない。また，多くのボックス記事も入れた。それぞれのボックスには特性を表すアイコンを付けて，自分が関心のあるところを読めるように工夫した。

 知ってた？

 思い出してみよう…

 追加情報

 振り返り

 科学的見地から

　本書では，どのように情報を受け取りたいかを選べるようになっている。ハームリダクションの実践と同様，この本は選択肢を提供しているのだ。

＊　＊　＊

　私たちを突き動かす信念には，エンパワーメントと正義に対する熱意と，個人の薬物との関係性の複雑さに対する尊重が含まれている。

誰にでも自己決定権が保障されている。

　薬物使用は誰にあってもおかしくない経験のひとつである。

　誰にでも可能な限り最善の方法で対処する権利があり，その対処法をあきらめさせて，それに代わる何かを提供しないことは非人道的である。

　薬物について正しく偏見のない情報を持っていれば，その情報に基づいた意思決定を行うことができる。

　エビデンスと実用主義とそして思いやりに基づいた変化のための現実的な選択肢があれば，より多くの変化がより簡単に実現する。

　最後に，薬物を使用する人の解放／自由を求める。それは，体内に摂取しようと選択したものに対する処罰からの解放，問題にどう対応したかを社会のなかで，同時に治療プログラムのなかで蔑視され，罪悪感を与えられることからの解放，そして，自らの問題を研究し，定義づけできる自由と，自分自身に有効な解決策を見つける自由である。

　自分でコントロールし，選び，自分なりの方法を見つけるのにこの本が役立てばとても嬉しい。そして，もうこれ以上薬物や「ダメ。ゼッタイ。」の「影響」に振り回される必要はないということに気づいて欲しい。むしろ，自ら学び，選び，変化する力を備えて，そうした「影響のその先へ」行くことができるのだ。

第1章
ハームリダクションへ
ようこそ

**ハームリダクションは薬物問題を解決するのに役立つ
思いやりのある実用的なアプローチである。**

── G. Alan Marlatt（著名なハームリダクション，再発予防，
マインドフルネスの研究者）

　そのままでお話ししませんか。私たちを訪ねて来る人に，最初にこう伝えている。言い換えれば，こういうことだ。あなたは何かを変える必要はない。何かを約束する必要もない。自分がどうしたいのか知っている必要もない。しかしながら，自分の飲酒や薬物使用を不安に思っている，あるいは身近な人が心配している，そしてそのことにあなたは気づいている。

　もし「やめなければいけないよ」と誰かに言われたら？　よくあることだ。もしかしたら，あなた自身もやめなければならないと自分に言い聞かせているかもしれない。本当にそうしなくてはいけない場合もある。しかし，「やめなければいけない」と言うのは，「ダメ。ゼッタイ。」と言うようなものじゃない？　そう言ったからといって実現するものではないし，まずそんなことにはならない。「やめなければいけない」と言われたということは，考え始めるときが来たというひとつのきっかけだ。その分野の研究によれば，人は行動を起こす前に，時にはそのずっと前から，考えたり心配したりしていることがわかっている。

　ハームリダクションについて，あなたは興味を持ったり，気が進まなかったり，困惑していたり，ばかげていると感じたり，あるいは意欲的であったりするかもしれない。ハームリダクションは，薬物使用を理解し，何かしたいと思っているすべての人に，ある方向性を提案できる。

もうひとつの考え方

　アイスクリームを食べるのをやめないからといって，糖尿病の患者にインスリンの投与を拒否する医師がいるだろうか？

　1日30分のエクササイズをするように指示されているけれど，犬の散歩以外は何もしないからといって，バイパス手術を拒否されてしまう心臓病の患者がどれほどいるだろうか？

　喫煙し続けているからといって，肺気腫の患者に酸素療法をしない医師がいるだろうか？

> アルコールや薬物の問題は病気でも，犯罪でも宗教上の罪でもない。健康の問題なのだ。

　もし医師がこんなありえない判断をしたら，医療過誤で訴えられるだろう。では，なぜ飲酒したり薬物を使ったりする人は，そうではない人とは違う扱いを受けるのだろうか？　過度に飲酒する人や娯楽で薬物を使う人は，「飲酒や薬物使用をやめないなら，あなたを助けることはできない」と言われる。こういった考え方は，飲酒や薬物使用をやめるまでは，アルコール・薬物の問題だけでなく，その他の問題をも解決することができないという神話に基づいている。そのせいで，米国精神医学会の精神障害診断マニュアル（DSM）において，さまざまな障害の中で，物質使用障害だけが，症状を取り除いてからでないと治療を開始できない唯一の「病気」とされている。

　これまで，アディクションは（麻薬撲滅戦争において提示される）道徳モデルや疾病モデルで捉えられてきたが，そこでは使用禁止が原則とされていた。しかし，それらのモデルでは，使用するか

> ハームリダクションは実用的で思いやりがある。

使用しないかのどちらかの立場しか取ることができない。「クリーン」か「クリーンじゃない」と表現されたりすることもある。そうなると，使用者本人は使い続けたら刑務所に入ったり，墓場まで行き着く「ヤク中／アル中」になるか，それとも「クリーン／ソーバー（しらふ）」になるか，そのどちらかしか存在しないという二元論的なアイデンティティのジレンマに追い込まれ，二者択一を迫られることになってしまう。

　私たちがこの本を書いたのは，そのようなアプローチが不十分であると考えたからである。

　ハームリダクションはアルコールや薬物の使用についてまったく異なる考え方を示している。二者択一ではない。ハームリダクションは，何の問題もなく薬物の使用がある人もそうでない人も，分け隔てなく捉えるアプローチである。例えば，大麻を日常的に吸っていて，同時に良い親だということもある。週末にはパーティーでハイになり，同時に良い教師，弁護士，配管工，庭師だという人もいる。ヘロインに依存していて，同時に誰かの素敵な恋人だという人もいていいのだ。アルコールの問題を抱えていて，時々コカインをやる人がいたり，覚せい剤のヘビーユーザーでたまに大麻も吸う人がいたりしてもおかしくない。

> ハームリダクションは理念か実践か？　どちらかではなく，その両方だ。

　ハームリダクションでは病気ではなく健康に注目する。モラルや刑罰ではなく，思いやりと人道的な視点で捉える。ハームリダクションは物質使用をヘルスケアの土俵に上げ，刑事司法制度の支配や物質使用に対して完全断酒・断薬だ

けしか認めないプログラムから解放する。この半世紀に数千億ドルを費やし，それでも薬物使用を減らすことができなかったという事実を，ハームリダクションは現実的に捉えている。ハームリダクションの実践では，薬物使用や薬物の問題は，個人の身体的・精神的・感情的な健康や生活の満足度など，総合的な文脈で理解されるものであって，モラル的な失敗，意志の弱さ，脳の疾患，ましてや犯罪行為として理解されるものではない。

　病気でもなく，不道徳でも意志が弱いわけでもない，と解釈している。たとえ，アルコールや薬物の影響で悪いことをしたとしてもだ。むしろ，薬物との関係性に着目する。「薬物との関係性」を取り扱うのは，薬物を使用する理由が何かしらあると考えるからだ。薬物には驚くほど大きな喜びを与え，痛みを和らげ，そして感覚を変える作用がある。実際，覚せい剤（スピード）を使えばあっという間に一日を乗り切ることができる。アルコールがあれば妻の職場のパーティーだって楽しめるし，大麻があればもっと会話が弾む（医療用大麻の有効性は言うまでもなく）。コカインだって以前はバイアグラ的に使われていたし，ヘロインはすべての痛みを取り除いてくれる。薬物は効くのだ。そうでなければ誰も使わないだろう。あるいは，今は厄介なことになってどん詰まっているかもしれないが，かつては効いていたはずだ。いずれにしても，薬物は今の生活，あるいはこれまでの生活において重要な位置を占めていたはずである。ハームリダクションはその点に注目し，薬物との関係性について知ることを重視している。

　関係性は往々にして複雑だ —— 健康的なときもあれば，そうでないときもあるし，無害だったり，悲惨だったりすることもある。あらゆる関係性と同じで，薬物との関係性も人生を通して変わっていく。変わるためには時間がかかるし，試行錯誤が必要になる。ハームリダクションは人がどのように薬物との関係性を築いてきたのかを理解し，把握する。薬物使用が問題となることなく過ごしてきた人もいれば，その一方で厄介なことになる人もいる。行動変容についても，これまでのモデルとはまったく異なる捉え方をするし，現実主義と思いやりを土台にして，展開していく。

　ハームリダクションは，なぜ人は薬物との関係性を築くのかということを理解しようとする。感情的または精神的な困難を抱える人の少なくとも半数は薬物の問題も抱えており，それは一般人口と比較してはるかに多い。ほとんど

> 物質が問題をもたらすからといって，それがその他の問題を解決しないというわけではない。

の薬物は事実上，何かしらの治療薬と同じようなものであるか，治療薬そのものであるから，私たちは薬物使用の自己治療仮説に同意する。薬物が何らかの問題をもたらしたり悪化させたりするからと言って，それがその他の問題を解決しないということではない。薬物は個人の生活における身体，精神，感情，そしてスピリチュアルな側面に独特な影響を及ぼすものだから，「アディクション」に対する唯一の説明など存在しないだろう。それゆえ，ハームリダクションは薬物使用に関係するその人自身の問題を，自ら見出すことを支えるのである。

　ハームリダクションは解放と自由を意味する —— 自ら薬物を摂取したことに対して厳しく処罰されないことであり，薬物の使用を選択したことに伴う恐れ，スティグマ，そして恥からの解放なのである。

　しかし，ハームリダクションは簡単な解決法ではない。ハームリダクションは薬物の使用に起因する可能性があるダメージを，無視していいという「言い訳」にはならない。ハームリダクショ

ンは実際は大変な作業だ。ほとんどの人は，誰かに言われたり，それが「正しい」というだけで，不健康な生活習慣をやめて健康的な生活を始めたりしない。かといって，何もしないということでもない。ハームリダクションは薬物との関係性を何とかしたり，変えたりするのに役立つ戦略やツールを提供する。一気に加速する必要もないし，一気に減速する必要もない。

　変化は一日にしてならず。現在の「ダメ。ゼッタイ。」という文脈では，行動することは断薬を意味する。しかし，自分の抱える問題を見極めていないのに，自分がやめたいかどうかわかるはずがない。それなのに，「やめない！」と言ったら，「やる気がない」と決めつけられてしまう。ほとんどの場合，変わりたくないわけではないのだ——変わるも地獄，変わらぬも地獄というような，相反する２つの感情の間で引き裂かれているのだ。変わるのが怖い。自分がどうなってしまうのか，今とは違う生活になってもきちんとやっていけるのか，想像もつかない。ハームリダクションはその相反する感情を理解し，大切にしている。入り混じった感情を持つことはむしろ健康的なことで，だからこそ，良い面も悪い面も，そしてグレーゾーンにも気づくことができる。

　「自分はいったい何をしてたんだろう？」と感じたからといって，すぐに長年連れ添った夫や妻と別れる人はいないだろう。結婚して以来，夫婦間のケンカが絶えず，ふと，この関係はなんだったんだという現実に襲われたとしても，その晩に荷物をまとめて出て行くということにはまずならない。夫婦で話し合い，時にはケンカをし，離婚したら子どもたちはどうなるだろうと考え，独身に戻った自分を想像しようとするだろうけれど，確かなことは何もわからない。薬物との関係性もそれと同じだ。自分自身が抱えている問題に気づくことは時間がかかるものだし，その問題をどうしたいのかと把握することにも，時間がかかる。そして，もし他に同じような，あるいはもっと深刻な問題があって，それを対処するのに薬物が役立っているとしたら，そのプロセスはさらに複雑になる。

　相反する感情によって身動きがとれなくなるのは自然なことである。「何かしなきゃ」というプレッシャーに押しつぶされそうなときは，柵にひっかかって立ち往生しているようなものだ。そこでどうしようかためらうのは，変化の始まりとして申し分ない。何もする必要はない。決意しなくても考えるだけでいいのだ。これじゃなきゃいけないということではなく，いろいろなことを試していいはずだ。無理をする必要はないのだ。

ハームリダクションの用語

　これまでに出てきた用語は，聞き慣れたものだろうか。ハームリダクションでは，薬物に関連する数多の経験を反映した言葉と，変化のための豊富な選択肢を示す言葉が受け入れられ，そして生み出されてきた。的確な言葉を使うことで本人と薬物との関係性を正確に理解し，変化のための現実的な選択肢を選ぶことができるようになる。

● 物質・薬物の使用（use）と誤用（misuse）——ここではアディクション[訳註1]ではなく，これらの言葉を使用する。アディクションという言葉は医学用語ではなく，

> ハームリダクションで用いられる言葉には，薬物に関する数多の経験と変化のための豊富な選択肢が反映されている。

アメリカやヨーロッパの精神医学診断マニュアルには存在しない。この言葉は，自分自身や他者が好ましくないと思うような逸脱した行動を言い表すものとして，あまりにも頻繁に，かつ軽々しく使われすぎてきた。その結果，アディクションという言葉は事実上無意味なものとなり，薬物や強迫的行動に関して実際に問題を抱える人々を侮蔑する言葉となった。そしてアディクト [訳註1] という言葉は私たちの社会へ非常に大きなスティグマをもたらし，そのスティグマは，苦しんでいる本人だけではなく，その人のことを愛する人にまでネガティブな影響を及ぼしている。物質使用と物質誤用という言葉は，より的確であろう。前者は，大多数の国民は問題なくアルコールやその他の薬物を使用していることを言い表している。後者は，意図されていない方法で物質を使用することを意味する中立的な表現である。

● **薬物との関係性** ── 薬物使用を関係性に基づき表現することで，本人が薬物との間に築いた感情的なつながりに注目できるようになる。また，そうすることで使用に伴う良し悪しのバランスをとろうと奮闘している本人に敬意を示すこともできる。

● **薬物使用のグラデーション** ── 物質の使用は，まったくの不使用から無害な使用，そして俗に「アディクション」とみなされるコントロールのできない使用まで，広範に及ぶグラデーションの中で起こる。言い換えると，使用のレベルとパターンは人それぞれであるということだ。薬物使用が悪影響を及ぼしている場合でも，薬物との関係性は健康的なこともある（次ページのボックス内の統計データを参照）。薬物使用のパターンはさまざまであり，誰にでもたくさんの変化のオプションがある。ある薬物に関しては問題があるけれど，他の薬物については心配ない，ということもある。特に支障なく大麻を使っているけれども，アルコールとの関係性に問題がある人や，覚せい剤に問題があった時期も覚せい剤をやめた後も支障なく飲酒している人など，そういった人たちに数十年出会ってきた。なかには，最初はコントロールできないぐらいだったが，その後適度に使うようになって，それでもたまに使いすぎることがある，そういう人もいた。あらゆる精神作用物質を完全に断つことを目標にして，それを実現して満足できたという人ともかかわってきた。

● **ハーム（害）** ── ハームとは，飲酒や薬物使用のあらゆるレベルで起こりうる悪影響である。ハームについて言及する際には，薬物の種類とその使用パターンが本人と周囲にいる人に与える被害について正確に特定する必要

> 依存しているかどうかにかかわらず，ハームはいつでも起こりうるし，特定されるべきだ。

がある。そうすることで，変化が求められる行動や現象の優先順位をつけることができる。

[訳註1] 米国において addiction，addict という言葉には，日本語の"アル中""ヤク中"のように，物質使用などが止まらないこと（人）などに関するネガティブな意味合い，差別的な意味合いが含まれる。

知ってた?

- 米国人の7割が飲酒しており，そのうち問題を抱える人は6.6%であった。大量飲酒者の9割は「アルコール中毒」（その研究で使用された言葉）ではなかった。

- 12歳以上の米国人で違法薬物を使用している人は9.4%，そのうち2.6%は誤用している。

- 物質誤用率は年を取るごとに着実に低下している。使用がより深刻なレベルに進んでも，特に支援がなくても，使わなくなる人も多い（さまざまな推定がある）。

- 未成年の3.5%と20代前半の若年層の7.5%が違法薬物を誤用している一方で，26〜44歳の成人では3.1%，45歳以上の成人では1.1%，65歳以上ではほとんど0%と，減少傾向を示す。同様に，若年層のアルコール誤用率は13%から9.1%に，その後，5%から2.4%へと年齢が増すとともに徐々に低下している。

- 言い換えると，多くの場合30代になると使用が減るか，またはやめることが研究により明らかになっている（自然回復と呼ばれる）。それ以外の人々は重度の使用と，断酒・断薬または中等度の使用の間を行ったり来たりしている。

物質使用障害の寛解率に関する研究については，Substance Abuse and Mental Health Services Administration（SAMHSA）によって実施された大規模調査から得られた結果である。

ハームリダクションの実践

ハームリダクションは「クリーンになる」ことに限定しない。

　　伝統的な「生涯断酒・断薬」のプログラムとは異なり，本人が断酒・断薬を目指していないのであれば，すべての薬物の使用をやめることに固執する実践ではない。
　　薬物やアルコールが体内になければ問題がすべて解決できると期待して，断酒・断薬をする実践ではない。
　　「アル中・ヤク中」であるかどうか，それを見極めるための実践ではない。
　　飲酒か断酒，使っているかやめたか（クリーンかクリーンじゃないか）というような，ゼロか百かの二者択一に基づく実践ではない。

　ハームリダクションでは，物質使用とその背後にある問題の両方を扱う。薬物使用が本人，家族，本人が属するコミュニティに及ぼした悪影響を認識し，そして自分自身を理解し，同時に，薬物との関係性を築くことに至った経緯を理解しようとする。しっかりと素直に，目の前にある問題に対応することを目指し，ハームを減らすことに取り組む。断酒・断薬を必要としているかどうかにかかわらず，何かを変える必要があるかもしれない，ということを問いかけている。
　こうした挑戦は大変な作業である。もしありのままをさらけ出し，赤裸々に自分の生活を直視しなければならないとしたら，多くの人は買えるだけのアルコールや薬物を買い，近くの暗い洞

宿に逃げ込んで，ずっとひきこもっていたくなるだろう。誰であっても日常の傷つきや痛み，怒り，悲しみ，孤独，憂鬱さを直視するのをなるべく避けたい。そうしないと，生きづらく，考えるだけで苦しくなるからだ。

　ハームリダクションの実践は，自分自身や周りの人々の暮らしやすさに積極的に関心を持つ作業である。どのように今に至ったか，なぜ使用を始めたのか，そしてどのような経緯でこの本が必要になったのかを振り返る作業でもある。必要以上に自分を厳しく責めることなく，飲酒の危険性と飲酒によるトラブルを確認する。

> 素朴過ぎる表現だが，ハームリダクションの目標はハームの減少である。

薬物が問題をもたらすとしても，薬物にまつわる好きなことがあったり，薬物が役に立ち楽しいものだということを罪悪感なしに捉え直す。こうすることでハームを減らすきっかけができる。

　例えば，まず断酒・断薬してから自分の問題に取り組みましょう，と言わないハームリダクションに理解のある援助職者に出会うとする。その人と一緒に考えながら，試験勉強のためにしばらくは大麻を吸うのを控えたり，お酒を飲む前に食事をすることにしたり，何か運動をするようにしたり，覚せい剤を使う友達とパーティーするのは月に1度だけ，日曜の昼までには使い終えて，そして常にコンドームをポケットに入れておくことにする。こういう実践もあってよい。

　ハームを減らすことが完全断酒・断薬を意味するならそれもありだ。一方で，前向きな小さな変化から始めるというのもあるだろう。お酒を飲むとしても，これまでは飲酒運転をしていたのに，今後はしないというなら，それは素晴らしい変化だ。大麻の使用を夕食前や，子どもたちが眠った後だけにするなら，それは賢明で健康的な選択だ。日曜日にぐっすり眠ることで月曜日を乗り切るための覚せい剤が必要なくなるなら，それは順調な変化ではないか。現実的な変化とは，大抵こういうものだ。できる範囲でベストを尽くす。それがハームリダクションなのである。

古くて新しいハームリダクション

　「アディクション」の分野ではハームリダクションは新しいアプローチだ。1980年代の初めにはハームリダクションという言葉は知られていたが，多くの人にとっては目新しいものであるし，また，完全断酒・断薬だけが問題を解決する唯一の方法であると考える従来型の治療からの抵抗も依然としてある。

　一方で，ハームリダクションはまったく新しいものというわけではない。多くの人は意識することなくすでに実践している。シートベルトを締めることやバイクのヘルメットを被ることもハームリダクションである。飲酒しないこと，運転しないことではない。どちらもやや危険を伴う行為だが，禁じられているものではない。飲酒と運転を同時に行うことを避けるべきなのだ。予防接種や乳がん検診，妊婦健診，そして定期健診などの予防医学はハームリダクションだ。病気にかかるリスクやその他の健康問題のリスクが下がる。ハームリダクションは，リスクを踏まえた合理的な考え方である。

　さまざまな薬物を使うことがあるなかで，種類によっては多少なりともハームリダクションを実践しているはずだ。休養や体重を落とすため，またはパートナーを安心させるために一定期間

断薬したことがあるかもしれない。あるいはアルコール度数の高いものから低いものに，ヘロインを注射からあぶりに切り替えたりしたかもしれない。たとえしたことがなくても，この本を手にしたということは，何かしら考え始めているということなのだ。

誰もがハームリダクションを実践している。それは，リスクを踏まえた合理的な考え方なのである。

　結局のところ，誰においても物質使用は常に変化している。若いときに大量飲酒したり薬物をかなり使ったりしていた人でも，たいてい30歳までには悪影響が出ない程度の使用に減っていく。ほとんどの人は節度を保って飲酒している。これは薬物使用者にもあてはまるのだが，違法薬物使用に対する社会の偏見によってアンダーグラウンドで使うことを余儀なくされているため，

変化とは，できる範囲でベストを尽くすこと。

ほとんど理解されていない。薬物によって若干異なるが，ある薬物と付き合い始めてからやめるまでの歴史があり，ある薬物に対する興味が増えたり減ったりする経過がある。自分自身の薬物使用の歴史を振り返れば，すべてではないにしても，いくつか当てはまるものもあるのではないだろうか。

十分なエビデンスによる裏付け

　ハームリダクションは，薬物との関係性を変えるための手段として，必ずしも断酒・断薬によらない幅広い選択肢を提供する。ハームリダクションの介入は数十年にわたり研究されたモデルであり，公衆衛生や医学，心理学における介入である。エビデンスに基づいた数多くのハームリダクションの取り組みと介入の中には次のようなものがある。

公衆衛生対策

● **注射器交換プログラム** ── 衛生的な注射器が手に入らない地域と比較し，注射器交換プログラムが行われている地域ではHIVやその他の血液由来の感染症の割合がはるかに低いことが多くの研究から明らかになっている。

● **ナロキソン** ── ナロキソンはオピオイドの拮抗薬であり，オーバードーズ時に命を救う。米国疾病予防管理センター（CDC）は，1996年から2010年までの間に10,000人が救われたと報告している。

● **注射施設** ── 医療スタッフやその他のサポートスタッフが駐在する保健施設では，感染を減らし，オーバードーズを防ぎ，薬物の治療やその他のヘルスケアにつなげることができる。

● **アルコール・インターロック装置** ── 運転手がアルコールの影響下にある場合に，車が発進できないようにし，飲酒運転を予防する装置のこと。

アディクション治療薬と精神医療

● オピオイド置換療法 —— メサドンとブプレノルフィンはオピオイド誤用への最も効果的な治療であり，その他の身体的・精神的サポートや社会経済的サポートを組み合わせると特に効果的だ。オピオイド置換療法は「ストリート・ドラッグ」の使用や犯罪を減らし，健康や雇用状態を改善する。

● 飲酒量低減薬 —— 研究によって治療が進んできた。今のところナルトレキソン[訳註2]がアルコール渇望を抑える薬として最も効果を示している。

● 精神科治療 —— 注意欠如・多動症（ADHD）やうつ，不安などの自己治療として「ストリート・ドラッグ」を使う人に対して，正確に診断・治療を行うことで，「ストリート・ドラッグ」の使用をコントロールできるようにサポートする。

行動変容と心理学的モデル

● 飲酒マネジメント —— アルコールの問題を抱えていた人でも，その後約半数が「特に目立った症状はなく」飲酒している。飲酒マネジメントを達成するのに役立つ，次のようなさまざまな方法がある。
Moderation Management / HAMS（Harm reduction, Abstinence, and Moderation Support）/ Guided Self-Change / CheckUp and Choices / National Institute of Alcoholism and Alcohol Abuse "Rethinking Drinking"

● 多角的アプローチ —— 物質使用の問題は，薬物，本人，その人の置かれている環境の3つの領域が相互に作用して起こる。この研究に基づいたモデルは，1970年代にヘロインやコカイン使用者の研究を行っていた精神科医が築いたものであり，ハームリダクションの土台となっている。まず薬物を何とかすることから始めるのが当たり前と考えるより，この3つの領域のうち，どこに問題があるのかを特定し，優先順位をつけるほうがより効果的なのだ。例えば，ヘロインを一人で使用するとオーバードーズによる死亡リスクが上がることが挙げられる。誰かと一緒に使用するだけでも救命率が上がり，やがて使用が減ったりやめたりする可能性が上がるのだ。

● 現実的な変化 —— エビデンスによると，人はさまざまな変化の段階を経て前進し，段階ごとに焦点を当てるべき点や注力すべき点が異なる。自分が問題を抱えていることを受け入れた後でさえ，すべての人がすぐに行動するという段階にいるわけではない。オーストラリアの医師でハームリダクションの先駆者であるAlex Wodakは，次のように言っている。「何かが80％あることは，100％存在しないよりも良いことだ」。

● 自己決定 —— 自分で選択することは，動機づけ，健康，生きやすさと強く関連している。その一方で，強制されることは，低い動機づけ，望ましくない結果と関連がある。

● 人とのつながり —— 罰する人ではなく，支援してくれる人とつながっていることで，動機づけが高まる。

● 共感 —— 他者からの深い理解は動機づけを高め，支持的な関係性の基礎となる。そして，共感というのは，その人の視点に立って，その人を理解することを意味する。

[訳註2] 2022年3月時点で日本では未承認。

●心理療法 —— 心理療法はその他の治療と同じくらい効果的であり，複雑な感情の問題や精神的健康に関する重大な問題を抱える人にとって非常に役立つ。

社会経済的支援

　家族，収入，住居，前科のない経歴，健康など，多くのものを失った人にとって，生きていくことそれ自体にストレスがかかり続ける。本人が安定を取り戻すには，障壁のないサービスや支援を提供することが不可欠である。ハウジングファースト，職業準備訓練や職業紹介，復学・復職プログラム，福祉の権利擁護，プライマリ・ケアサービスが社会的な排除を受けた人の生きやすさの向上に欠かせない。これらはハームリダクションに基づく支援において必須の要素である。社会から排除された人は，薬物使用問題や精神的健康に関連した問題がさらに困難なものとなる可能性が高いため，本人が社会のなかで生き延び，居場所を見つける力を高めるためには，配慮ある対応が必要となる。

さまざまな支援のカスタマイズ

　ハームリダクションに基づく支援では，公衆衛生，医療，カウンセリング，その他の支援によるさまざまな介入を，個人に合わせたものにカスタマイズする。ハームリダクションは柔軟で，行動変容のための選択肢を多数用意し，ハーム（害）を減らし健康を改善するために役立つことは何でも取り入れる。こうした関わり方が効果的であると，2010年に発表されたハームリダクションの効果に関する国際的な検証にて報告されている。

ハームリダクションが提供するもの

無条件に歓迎する

　「そのままでお話ししませんか」というのはハームリダクションの基本姿勢だ。薬物との関係性，今後の使用に関する目標，そして変化への動機づけが何であれ，誰でも歓迎される。変化に向かうどのような道のりも支持されるし，すべての肯定的な変化が称賛される。そうあるべきだと自分自身や誰かが思っているところからではなく，現に今自分がいるところから始める。「それは自分にはうまくいきそうにない」とか，「これはとてもいい考えだと思う」といった自分の直感を信じる。そうすれば，その人にとってうまくいきそうな方法を発見できるところにたどり着きやすくなるだろう。

敬意

　ハームリダクションでは，誰でもいかなる薬物を使うことがあると捉えている。たとえ最悪の状況にあっても，誰でも人間性を保ち自分が何者かわかっている。自分が招いているハームにまったく無自覚な薬物使用者を聞いたことがない。尊厳と敬意を持って接することで本当の意味での対話への扉が開かれる。

　ハームリダクションでは当事者を専門家として考える。その人だけが自分自身の痛みを知って

いる。何を必要とし，その足りないものを満たすためになぜ薬物を使用したのか，それらの見極めは，その人にしかできない。ヘロインやアルコール，タバコをやめることができるかどうか，それはその人だけが知っている。意識しているかどうかにかかわらず，誰もが使うこと，やめる・減らすことのリスクとメリットのバランスを取っていると考える。ハームリダクションでは，そのままでいるか完全にやめるか揺れ動く間で，より多くの選択肢を見つける手助けをしている。

好奇心

ハームリダクションは人と薬物との関係性に注目する。人は必ずしも四六時中悩んだ末に何かを変えるというわけではない。しかし，飲酒や薬物使用が常につきまとう状況にある人にとっては，どんなことがつきまとっているのか，変わるとしたら何を諦める必要があるのか，といったことを理解することが重要となる。何がそうさせたのだろう？　私にとっては治療薬だった？　本当の自分になれる気がした？　ハームリダクションでは，さまざまな質問でその人自身に問いかける。ただし，必ず無批判な態度で臨む。

何よりまず安全（ハームを減らす）

ハームリダクションでは本人と周囲の人の双方に対して，何よりも安全に注意を払う。ここでの安全とは，必ずしも使用量が減るということではなく，薬物使用によるハーム（害）を減らすことを意味する。飲酒運転をしないこと，衛生的な注射器や吸引パイプを使うこと，子どもの世話をすること，コンドームを持参すること，これらはハームリダクション実践者が真っ先に思い浮かべる代表的な例だ。使用方法の変更（例えば，注射から吸引に，吸煙から食べる方法に）や使用頻度，タイミング，または使用量を調整することによって，より安全な使用が可能になる。ハームリダクションはできるだけ早い段階で実践できるより安全な選択肢を用意している。要するに，断薬だけが安全策ではないのだ！　薬物を使用していても，他の人と同じように安全と健康が保持される権利はある。「まだ底つきしていない」と言う人もいる。しかし，それでは「見殺し」が起きてしまう。

リアルな情報：「Just Say No（ダメ。ゼッタイ。）」から「Just Say Know（知らないと，ダメ。ゼッタイ。）」へ

ハームリダクションは薬物に関する正確で偏見のない情報を提供する。そして，「アディクト」とみなされた人だけでなく，薬物を使用するすべての人にその情報を提供する。初めてヘロインを試したときにオーバードーズを起こすかもしれないこと，飲酒ゲームが死を招く可能性があること，エクスタシーを使用しながらダンスするときに，水をたくさん飲むことで気持ちが高ぶりすぎるのを予防できるといったことを多くの人は知らないものだ。「Just Say No（ダメ。ゼッタイ。）」というメッセージでは，多くの人の命を救うことが可能な，リアルな情報から遠ざけてしまう。

必要な情報があれば，それに基づいた賢い選択ができる。

●知らないと，ダメ。ゼッタイ。

●何をどれくらい使用しているのか —— 量と効き方を**ちゃんと知ろう**

●なぜ使用しているのか —— その量を使うことに何を期待しているのか，何が起こると思っているか，どんな悪影響を受けやすいかを**ちゃんと知ろう**

●周りの環境 —— 場所や人間関係の安全性が高いのか，誰か助けてくれる人がいるか，逆にハームにさらされる危険があるのかを**ちゃんと知ろう**

●限界 —— 自分のために，ちょうどいい状態と，やりすぎている状態の境界を**ちゃんと知ろう**

薬物を使う自分に役立つヒント

　ハームリダクションは自分自身を大事にすることを意味する。食べること，水を飲むこと，新鮮な空気を吸うこと，感情面と精神面の健康に気を配ること。妊婦向けのケアを受けること。自分を気にかけてくれ，親切に接してくれる人と一緒にいる時間を少しでも持つこと。自分自身にやさしくなること。価値判断，排除，独断的な考えから距離をとること。医療や福祉，法律による支援が必要となる場合もある。自分自身でできることもあるし，友人の助けを借りてできることもある。

あらゆるポジティブな変化

　どんなに小さな変化だとしても，ハームリダクションでは，より良い健康状態や幸福に向かうすべての変化に価値があると考える。1日のスケジュールを変えることだって，例えば，出かけるのを少し遅らせるだけでしっかり朝食をとることができる。休憩したり，水を多めに飲んだり，昼寝をするといったことも健康に大きなメリットがある。すべての薬物を控えめに使う人もいれば，完全断薬する人もいる。いくつかの薬物はやめて，一部の薬物を控えめに使っている，という人もいれば，普段は断薬するかかなり控えめに使っていて，たまにパーッと薬物の効果を楽しむ人もいる。ハームリダクションの視点では，生きやすさを感じ，健康的であり，充実した生活ぶりであること，そして「問題のある薬物使用」がない状態というのが，ハームから十分に遠ざかっている状態と捉える。依存症の視点に基づくいわゆる「回復する」に位置する表現が，ここでは「ハームが過ぎ去っている」となる。

> ハームが過ぎ去っているとは，生きやすいと感じ，健康的で，充実した生活ぶりであること，そして薬物との関係性が特に問題ない状態であることを意味する。

自己効力感

　「成功が成功を生む」という格言がある。これは多くの研究により裏付けられている。自己効力感とは，「私はできる」という信念だ。課題や目標を達成する能力が自分にはあると自信を持っている状態だ。自己効力感は心理学の分野では重要な概念で，動機づけと同様に成功の重大な決定要因のひとつと考えられている。言い換えれば，自分を信じることが成功を左右するということ

になる。反対に，失敗するのではと思っていると……だいたい想像がつく結果となる。そう考えると，限られた時間で大きすぎる目標を達成しようとするより，達成できそうな小さな変化を起こすほうがいいのだろう。

ハームリダクションは誰のためにあるのか

ハームリダクションは誰にでも役立つだろう。薬物使用に問題がある人もいれば，他の困りごとがある人もいるだろうし，単純にハームリダクションの理念を気に入っているという人でもいいのだ。

> 自分にとって何がベストなのかを選ぶ力を持っているのは，自分に他ならない。

ハームはつらいよ

断薬したくないとか，暮らしぶりがまずいことを認めたくないと言うと，否認しているとみなされることがよくあるはずだ。行動を変えることに両価的な気持ちがある場合や，何が問題なのか確信が持てない場合に限らず，ダメージが深刻なときは特に，ハームを直視するのはとてもつらい。ひどい頭痛があるとき，ムカついたとき，絶望したとき，自分自身や自分の人生が憎いと思うとき，そしてぽっかり空いた暗い穴がとても魅力的に見えるときもある。こんなときは，飲酒や薬物使用に駆りたてられるものだ。

「クスリにいくら浪費したか考えると罪悪感でいっぱいになる。その罪悪感を消すためにもっと使いたくなる」
「自分はもうエイズ持ちのジャンキーだ。なんでわざわざきれいな注射器を使わなきゃいけないんだ？」
「俺が飲むから妻は出てった。もうどうでもいい。飲んで何が悪いんだ」

ハームリダクションは……

- アルコールや薬物の問題を抱えるあらゆる人のため。自分自身を「アル中」であると決めつける必要はないし、周囲に決めつけられる必要もない。「底つき」を経験しなくてもいい。変わろうとする前に、路上生活を送ることも、逮捕されることも、何か騒ぎを起こしたり、周りから遠ざけられたり、コントロール不能な状態になることも、必要ない。

- はちゃめちゃに使うようになって生活がままならなくなった人のため。アルコールや薬物を日常的に使うようになって、仕事や人間関係、家計に影響が出てきている状態。

- 最近は調子が悪く、どうしてこんなことになってしまったのだろうと感じている人のため。毎晩、ワインをボトル1本飲んでさらにカクテルを2，3杯飲むような状態。あるいは、成人してからずっと大麻を吸い続けていて、そしてあるとき、この数十年自分の生活が何も変わっていないと感じた状態。

- 感情面や複雑な医学的問題を重複的に抱える人のため。

- 科学的な根拠に基づくもののなかで、自分なりのやり方で問題を解決したいと思っている人のため。

- 標準的な治療や12ステッププログラムを試してみたものの、何か違うと感じる人のため。自分の人生は自分に任せてほしいと思っている人や、無力であるという考え方はおかしいと感じる人もいる。あまりにもリアルな無力さを毎日経験しているから、無力であるという考え方がむしろ怖いと感じる人もいる。自分と薬物との関係性に隠された理由や意味を探るため、より複雑な心理学的アプローチを必要としている人もいる。

- 「薬物に対して何か（たいていはAAやNAへの参加や病院受診）するまで」支援を拒否された人のため。生きるため、生活のために支援を必要としていながら、薬物との関係性を調整したり、身体・感情の健康状態や生活環境がちょっと落ち着くまで、何かを変えようと考えることさえできない状態。

- 治療によるトラウマに苦しんでいる人のため。「治療によるトラウマ」── 治療を経験するなかで被ったダメージ、例えば直面化、暴言、侮辱的な言葉、集団からの排除や孤立、残酷な仕打ちなどを経験した状態。

- 薬物の問題を解決するために断薬を望まない人のため。ハームリダクションには、変化へ至る多くの道のりがあり、それを達成するための戦略がある。大きく分けて3つの選択肢があり、それはより安全な使用、適度な使用、断薬である（ハームリダクションが断酒・断薬とは正反対なものというのはでっちあげだ）。それらはすべて、変化や健康に向かう堅実で効果的な道のりである。

- そして最後に、薬物やアディクションをめぐる偏った意見の影響をこれ以上受けたくない人や、今後はそれを乗り越えたいと思っている人のため。

不安になる人もいる。けれどそれが普通だ。ハームを見つめることは大きな一歩で，ダメージが深刻なほど苦しい。休み休み，時間をかけても大丈夫。本当に必要としている人にこの本が届いてほしい。心の準備ができたとか，興味が出てきた，穏やかに考える気持ちになった，生活がちょっと落ち着いた，安心して前に進もうと思える，これ以上痛みに耐えられないと思ったときなど，いつでもこの本に戻ってくることができる。今は他の章を飛ばしてとりあえず第9章に進んで，薬物を使用している間のセルフケアの仕方についてのヒントを得ることもできる。もしくは，第11章を読んでみるのもいい。第11章では，自己決定を尊重し，自分のペースで行動を変えることに役立つ支援を見つける方法を紹介している。

思い出してみよう…

> 自分自身の人生だ。
>
> 自分で自分の問題を決めるのが最も効果的だ。
>
> 上手に変化するには，自分で進めそうな道を選ぶことだ。

第2章

なぜ薬物を使うのだろう……？

ありとあらゆる場所において，極めて普遍的に薬物が使用されているという事実は，それが人間の基本的な欲求を表しているということに他ならない。
—— ANDREW WEIL（薬用植物研究のパイオニアであり，統合医療の提唱者）

　人は薬物を使う。酔っぱらい，ハイになり，トランス状態になったりしようとする。実に好奇心旺盛だ。何千年もの間，ビールを醸造してきたのと同じように，何千年もの間，薬草や幻覚作用のある植物について吟味し続け，茶葉やコーヒー豆の栽培に莫大な努力を捧げてきた。人は，この惑星に初めて降り立ったときからずっと薬物を使い続けている。勝利を祝うため，ストレスや病気を和らげるため，楽しい時間を過ごすため，宗教的な儀式を盛り上げるため。そして，それは今でもほとんど変わっていない（動物だって薬物を使用している）。もともと人間の脳には，快楽を追い求めたり，痛みを解放させるための仕組みが備わっている。ドーパミン，エンドルフィン，ノルエピネフリン，アナンダミド —— これらはすべて脳内の自然物質（神経伝達物質／脳化学物質）で，快楽や癒し，痛みの緩和，注意力，満足感に関与している。

　薬物はこういった脳化学物質に似た働きをしたり，もしくは脳化学物質を刺激したりすることで，すでに存在する正常な脳機能のプロセスの一部を強化している。ただし，喜びを与え，対人関係を円滑にし，恍惚感をもたらし，感覚を変え，研ぎ澄まし，痛みを和らげ，不快感を軽くし，集中力を高め，パフォーマンスを向上させるのは，薬物に限らない。とても美しい景色や，マッサージ，ヨガ，エクササイズ，スポーツ，美味しい料理，素晴らしいセックス，倒れるまで円を描くようにグルグル回ることだってまた同じだ。

　しかしながら，不運にもアルコールを含めた薬物の優れた側面は極秘にされている。たとえどんなに良い効能があったとしても，200年以上米国に存在するタブーを破ることになるからだ。考えるのを止めたり，痛みから解放されたり，快楽を味わったりすることは，重労働や悪戦苦闘す

ることこそが進歩や成功，さらには救済のカギだと主張する英国植民地時代の米国内に広まった
ピューリタンの倫理観に，真っ向から反するものなのだ。「苦労なくして利益なし」が好まれる社
会なのだ。今日でもなお，快楽や何かしら極端な精神状態になること自体，まるで経済的，社会
的，倫理的な責任を果たしていないような気がして心配になってしまう。そのため，飲んでいた
ときは楽しんでいたはずなのに，二日酔いを打ち明けるときにはばつが悪くなってしまう。

　これがいつも当てはまるわけではない。大半の文化において，神秘的な体験もしくは精神世界
への旅といった重要な儀式があり，多くの場合，薬物がそれを可能にしていた。しかしながら，
米国はこのレールから次第に逸れていくことになった。ネイティブアメリカンはタバコとペヨー
テ［訳註1］を使っていたし，植民地開拓者は，今よりもはるかに大量のアルコールを飲んでいた。
それが宗教儀式であろうと，食事のスタイルであろうと，両者はともに文化的な慣習に位置づけ
られていたし，問題になるようなことはまずなかった。ところが，アメリカ独立戦争，産業革命，
アメリカ西部開拓運動を経て，街中で泥酔している人を見かけるようになると，飲酒を根絶しよ
うとする禁酒運動が起きたのだ。

　この倫理モデルは，アルコール・薬物使用による酔い／中毒（intoxication）に対する米国内の反
応を表す最も初期のものである。19世紀初頭，飲みすぎる人は貧しい道徳観のせいで苦しんでい
る，と決めつけられた。そうして禁酒運動が立ち上がり，20世紀には本格的な麻薬撲滅戦争へと
発展していった。ついに1914年に，アルコールに関しては13年間，他の薬物についてはほとん
どが全面的に禁止された。それから2世紀が経つが，今日でも禁止という考え方に由来する道徳
観は，米国人の心の中に根付いている。現在，（多くの場合）薬物使用で逮捕されると，スティグ
マ，差別，刑罰，刑務所などのリスクが待ち構えている。多くの人が飲酒するのに，酔っぱらっ
ていることを自慢する人などまずいない。薬物使用と聞けば無意識のうちに，犯罪，反社会的行
為，無価値なもの，ホームレス，貧困，怠惰，その他の何かしら“悪い”ことが想起されてしま
う。雇用主や学校，スポーツの団体は薬物検査を義務付け，警察は逮捕し，拘留し，裁判官は判
決を言い渡す。そして一度でも薬物で重大な有罪判決を受けると，学生ローン（それこそが薬物使
用から抜け出すのを助けるのに），選挙権，基本的人権が奪われる。だから誰も薬物に関する話をし
たがらなくなるのだ。

　たとえ害になりえるとしても，それがどんな助けをもたらしてくれるのかを理解しないで，取
り除こうとするのは注意が必要である。

　しかし，第1章で述べたように，誰でも何か理由があって薬物を使う。アルコールを含む薬物
は，犯罪や反社会的な行為などに関連しているというより，むしろ安心できたり，楽しんだり，
リラックスしたり，気分を変えたり，ハイになったり，そして喜びと密接に関わっている。それ

> たとえ害になりえるとしても，そ
> れがどんな助けをもたらしてく
> れるのかを理解しないで，取り
> 除こうとするのは要注意。

なのに，くつろいだり気分転換するためにスイーツを食べ
たり映画を楽しむことは良くて，薬物やアルコールで痛み
やストレスを和らげようとすることは悪く，より重く罰す
るべきだ，といまだに主張されている。さらに，自己治療
のため自ら摂取する薬物と処方薬はくっきりと分断されて

［訳註1］ウバタマ（球形サボテン）から得られる幻覚剤。

しまう。前者の薬物の使用では害悪にだけ焦点が当てられ，その効能が排除されてしまう。こうした認識が，次ページのボックスに示すような混乱を引き起こし，長引かせているのだ。

なぜ使うのか

誰でも理由があって薬物を使用する —— その理由は理解されるべきもので，批判されたり，抑圧されるべきものではない。

神経心理学者のAllan Schoreによれば，とりわけ人間という生き物は，喜びを求め，痛みを避けるようにできている。あらゆる薬物はそれを可能にしてくれる。人類学者や文化史学者らは人間の歴史のなかで，気分を変えたいという欲望もエネルギー源であった，と付け加えている。現在，マインドフルネスの分野で著名な精神薬理学者のRonald Siegelは，ハイになりたいという人間や動物の欲望について多くの研究をしてきた。この章の後半では，薬物ごとの効能について簡潔に説明するが，薬物使用に至るさまざまな理由のほとんどが，これから述べるそのカテゴリーのなかに分類される。

> 誰でも理由があって薬物を使用する —— その理由は理解されるべきもので，批判されたり，抑圧されるべきものではない。

酔い／中毒（intoxication）

世界中の歴史の至るところ —— 自己の探求，物質世界との交わり，精神世界における神秘的な探索，俗世の雑事を超えるような意識の広がりを目的とした儀式において，薬物が使用されてきた。イヌイットを除いて（アルコールが登場するまで，植物との接点がなく，そのため薬物を持っていなかった），世界の歴史において，精神に作用する薬物を使用してこなかった社会はない。精神に作用する薬物に関する学問は中毒学（intoxicology）と呼ばれる。中毒学は文化史学者が人間社会の栄養や美食の習慣に関心を持ち始めた頃に始まった。Andrew Weilは1973年に本章の冒頭で引用した文を世に出した。Weilは，めまいを起こして倒れるまで円を描いて回る子どもたちは，飲酒しようとする10代の若者や，幻覚体験を求める大人と大差ないと指摘した。Michael Pollanは，食の歴史家，栄養アドバイザーとして有名になる前から，処方薬と，自家製もしくは自ら処方する薬物との間の奇妙な矛盾について研究していた。*The Botany of Desire*（邦題：『欲望の植物史』[八坂書房]）という彼の著書の中で，人間と精神作用を持つ植物，特に大麻との密接な関係について論じているのだが，何千年にもわたり相互依存的な関係が存在したと結論付けている。

> 酔っ払い，ハイになり，心を空っぽにしようとすることは，人類の歴史のなかで自然な現象なのである。

散らかったものを整理すると……

"薬物"というラベル

ただ違法であるせいで，"薬物"は純真な若者を堕落と犯罪にまみれた生活に引きずり込む大きな脅威とみなされてしまう。しかし，多くの人はそうした物質が実際にどういうものなのか，物質ごとの固有の使用方法，歴史，文化について正確に知ろうとしたり，考えたりしようとしない。違法なものと決めたことで，薬物について，その効能と害を公平に詳しく勉強することをしない。一方で，アルコールは合法だから例外となった。「手作り」のビールや，「高級」なワイン，「職人技」のウイスキーの精製に励み，カクテルを作る技術を高め，お酒に関するたくさんの本や雑誌が愛読される。そのうえ米国国立衛生研究所のお墨付きの適量基準も開発されている。

使用と乱用との混同

薬物を使用する動機を理解するとき，難しくさせていることのひとつに，乱用やアディクションという用語を使い続けていることが挙げられる。飲酒と「アルコール依存症」の区別はできているのに，同じことを薬物でやろうとすると無茶な闘いを強いられることになってしまう。そもそも違法なので使用すること自体が間違いとみなされ，薬物使用は逸脱した行為となる。**あらゆる違法薬物の使用が乱用（abuse）とされている。**

乱用＝アディクション＝病気

問題ある物質使用をアディクションだとするレッテルがすでに貼られているため，あらゆる違法薬物の使用を乱用とみなせば，すべての違法薬物使用者がアディクトであると一括りにされてしまいかねない。例えば，ハームリダクションの分野外でヘロイン「使用者」と言っているのをほとんど聞いたことがない。あたかもヘロインとアディクトという言葉が，切っても切れない関係かのように思える。さらにアディクションは病気とみなされてしまうので，薬物使用者はみな病気ということになってしまう。しかし，National Institute on Drug Abuse によれば，ヘロイン使用者のうち「アディクト」になるのは23％ほどである。決めつけや過度な単純化のせいで，多くの人が飲酒や薬物使用をするなかで，実際に困ることになるのはその一部だという事実に，なかなか目が行かなくなっている（第4章でも触れている）。

文化的，宗教的儀式

産業革命よりも前から，宗教に関する神聖な儀式ではアルコール・薬物が利用されていた。アルコールの入ったどんちゃん騒ぎからエレウシスの秘儀[訳註2]（幻覚剤が使用されていたかもしれない），アヤワスカ[訳註3]とペヨーテの祭式，ラスタファリアン教の儀式[訳註4]で使われる大麻，キリスト教で使われる葡萄酒まで，多くの薬物がスピリチュアルな啓蒙活動を促進するために利用されてきた。同時に，非宗教的な社会においても，社会的な慣習のなかでアルコールや薬物が利用されていた。

[訳註2] 古代エレウシスで毎年行われたデメテル（ギリシャ神話の農業，結婚，社会秩序の女神）の祭。
[訳註3] ブラジル産キントラノオの一種で，その蔓の表皮から作る幻覚作用を持つ飲み物。
[訳註4] 元エチオピア皇帝 Haile Selassie を神と信仰するジャマイカ人の宗教。

娯楽／快楽

　娯楽目的の利用が一般的となっている地域もたくさんある。祭典とはまったく無関係なときもあれば（仕事の後にリラックスするためのカクテル），イベントと祭典の中間のような場面もある——結婚式でのシャンパン，野球観戦しながらのビール，音楽イベントでの大麻，パーティーでの覚せい剤やコカイン。レイブやパーティーでのエクスタシー，LSD，ケタミン，その他の幻覚剤によるぶっ飛んだ薬物体験もいまだに人気がある。ほとんどの場合，スピリチュアル，もしくは宗教的な関連性は失われつつあるが，薬物体験は何千年経ってもまったく変わらない。それなのに，薬物を経験して得られるものなど，まるで見えていないかのように扱われてしまう。

食事

　植民地時代までさかのぼると，ビールは娯楽目的の飲料というよりは食糧に近かった。穀物からとれる豊富な栄養素が含まれているので，当時は水よりもビールのほうが清潔であり，質素な食事をしている人への栄養源となった。コカの葉はアンデス山脈の高地で懸命に働く人にとって，スタミナを維持するために必要不可欠であった。モルモン茶はユタ州の初期のモルモン教で必需品となった。モルモン茶はエフェドリンを含んでおり，カフェインを含むすべての薬物を禁止した文化においては，勝るとも劣らぬ刺激物となった。ワインは食べ物には該当しないだろうが，地中海文化において多くの人は食事からワインをなくすことなど考えもしなかった。ワインで必須な栄養素を摂取することができるかどうかは微妙だが，ワインを抜きにして食事が成り立つことはないのだ。

医療

　大麻の医療行為としての使用は，中国の医学書で5,000年前に登場している。ヨーロッパの各国では1,000年も昔の墓から，パイプの中に詰まったケシの実が見つかっている。いかなる薬物も，自然界から発見されたか（あへんや大麻），または天然物質から抽出されたり（モルヒネ），化学的な改変が加えられたか（ヘロインやメタンフェタミン），あるいは人工的に合成され（エクスタシー）登場した。そして，それらは耐えがたい痛みから，関節炎，緑内障や喘息に至るまで，多種多様な身体疾患を治療するために用いられてきた。薬物は情緒的な痛みや不快感も取り除いてくれる。19世紀には上流階級の女性たちが，処方されたオピオイドは月経痛による社交上の不安を和らげたり，退屈を紛らわしてくれることを偶然見つけ，そして1950年代になると，主婦たちがバルビツール酸薬剤にそうした効果があると発見し利用していた。統合失調症がある多くの人は，アルコールやニコチンで精神病症状が軽減されることに気づき利用している（一般集団よりも喫煙率が3倍高い）。また，第1章で言及したように，子どものときのトラウマ体験と成人の物質誤用（substance misuse）との間には強い相関がある。そのような人だけでなく多くの人にとって，アルコールは対人関係への不安を乗り越えるのに役立っていると言えないだろうか。

ストレス対処

日常生活のストレスへの対処方法はさまざまだ。10代の頃は，まさに不器用で，自意識過剰な年頃だ。人間関係，勉強，スポーツでよほど秀でている，もしくは寛大で優しく支えてもらえる環境のなかで暮らしていない限り，10代は人生において少なからず痛みを経験する時期となるだろう。なかには素晴らしい相談相手に出会う人もいる。バンドを組んだり，スポーツを好んだり，読書に没頭したり，政治や環境問題に対する抗議活動に参加する人もいる。そして，薬物を見つける人もいる。なかには多才でマルチタスクをこなし，何でもやってのける人だっているだろう。見つけたものが何であれ，探し求めるありとあらゆるものは当たり前に存在し，薬物もそのなかのひとつに含まれる。

選択

薬物使用は，その他の選択肢がないときの選択肢であることが多い。

誰もが多様な理由で，薬を使うという選択をしている。社会的なプレッシャー，興奮と好奇心，不快なものから逃れたい気持ち，違う世界を見てみたいという願望など。それらは時にはより明白なものかもしれないし，より曖昧なものかもしれない。もしくは，ただそこに薬物があっただけなのかもしれない。意図的で計画的な薬物使用もあれば，そうでないものもある。最初の薬の経験を思い起こしてみたとする。最初の一杯に手を出したのはなぜか，初めてタバコや大麻を吸ったのはなぜか，なぜ覚せい剤を吸引し，ヘロインを注射し，処方薬を飲んだのか，そのときの理由が思い出されるだろう。ときには薬物の選択が，入手可能性や価格面に制約される。身近になかったり，買う余裕がなかったりすれば，おそらく薬物を使うことはないだろう。少なくとも，習慣化するには十分ではないはずだ。またそのときの状況にも基づいて選んでいる。ある薬物は他の薬物より特定の活動にうまく結びつく。新しい恋人とまったりと過ごしたいときは，アッパー系のものは選ばず，むしろ大麻を吸うだろう。もし，人見知りをするのにパーティーに行くことになれば，前もってアルコールを飲みたくなることもある。口からアルコールのにおいがしないように，ベンゾジアゼピン（ロラゼパム）にしたとしても，きっとうまくいく。

Bruce Alexanderは「嗜癖行動」の専門的研究と理解の促進に人生を懸けた人物で，他の選択肢がない状況における薬物使用という選択肢について考えた。彼のラットパーク（ネズミの楽園）の研究では，典型的な研究用の檻の中で隔離されたネズミよりも，自然の生活環境と同様の環境で暮らすネズミのほうが，モルヒネの使用量ははるかに少なかった。

> 薬物使用は，その他の選択肢がないときの選択肢であることが多い。

選択に関する社会的な影響

人は社会的な動物であり，薬物の選択はある程度，自分自身の文化や集団に所属したいという欲求によって決まることが多い。

所属集団があるのかないのか

薬物は他者との関係を深めたり，連帯感を生んだり，薬物を使用する仲間の絆を作ったりする潤滑油として機能する。薬物使用を促進するのは，所属欲求だけではなく，所属していない，と

いうことも含まれる。ゲイ，レズビアン，バイセクシュアル，トランスジェンダー，クィア（既存のアイデンティティやカテゴリーにとらわれない性）や，自分のセクシュアリティや性自認に違和感を抱いている人で，アルコールや薬物を使用する人は極端に多い。スティグマ化され，しばしばいじめの対象となる集団に属していれば，恐れや恥の意識が生まれ，それらに対処する唯一の方法がハイになることもあろうと想定できる。恐怖を抱えながら中学校や高校に通い，アルコールや大麻，処方薬によって解放感や多幸感を味わうゲイの若者も多くいる。

しかし，本来はある集団に属しているからといって，スティグマ化されるべきではないし，プレッシャーを感じたり不快に感じたりする必要がないはずだ。誰もが十分に頭が良くて，痩せていて，美しくて，それかハンサムで，健康的で，お金持ちで，たくましいだろうか。ちゃんとした町で，ちゃんとした家に住んでいるだろうか。流行にきちんと乗れているだろうか。流行りの音楽を聴いて，映画を観て，服を着ているだろうか。周囲から押し付けられた規範に従わなければならないというプレッシャーに直面したとき，十分でないということやちゃんとしていないということは，まるで悪夢のようだ。それを宗教やカウンセリングで乗り越える人もいれば，自然に年を重ね，成長していくことで乗り越える人もいる。なかには薬物に出会う人もいる。

ソーシャルネットワーク

薬物に特化したグループやネットワークが形成されることもよくある。そのなかでもイケてるとされるドラッグとイケてないドラッグに区分されたり，自分のグループはクールで他のグループは最低だと思っていたりする。アルコールはどちらにもなりうる。多くの文化においてアルコールはお祝いやセレモニーの重要な要素となっているし，単に日々の食事の一部としても位置付けられる。お酒しか飲まない人からは，覚せい剤を使うことは人生が終わっていて，希望もないような場所にいるかのように見えるかもしれない。一方で，特に若い人にとっては，アルコールが人をだらしなくする薬物で年配の人が好んで使うもので，それに比べてエス（覚せい剤）のほうがクールで，衛生的に適切に使えば身体的な害は少ないと思っているかもしれない（そして，それは正しかったりする）。そうした仲間や集団との関係が強くなればなるほど，アルコールにしろエス（覚せい剤）にしろ，使うのをやめると言い出しにくくなることがある。

選択している，というよりもただそういう流れになっている，と感じることもあるかもしれない。大学でサッカーチームに入って，そこの仲間と遊んでいたら，大麻を吸うことになった，ということもあるだろう。けれど，果たしてチームの誰もがそうしているだろうか？　そうしないチームメートもいるはずだ。誰とつながって，何をするか，いろいろな選択があるのだ。

忘れてはならないのは，薬物には効果がある，ということ

人は快楽，安らぎ，その他の気分の変容に対する必要性や欲求に応じて，それに最も合う薬物を選ぶ。どのタイプの薬物も化学的なプロフィールがあり，特定の神経伝達物質（脳内化学物質）を標的にしていて，その薬物特有の効果を発揮する。これらの神経伝達物質は，特定の気分や感情をもたらしてくれる。多幸感と快楽，興奮と覚醒，リラックスと癒し，夢見心地，そして眠り。そうやって"娯楽"のために使用される薬物の多くは，医療目的の使用が認められているものでも

ある。以下にその例をあげる。

●ADHD に対する向精神薬
●痛みに対するオピオイド
●関節炎，多発性硬化症，緑内障，嘔気，エイズやがんに伴う体重減少に対する大麻

　多くの"娯楽"のための薬物は，思考，気分，行動を変えたいという理由で選択される。

●落ち込んでいたり，元気がなかったり，退屈していたり，自尊心の低さに悩まされていたとすれば，おそらくアンフェタミンやコカインのような刺激作用のある向精神薬に引き寄せられることがあるだろう。
●イライラしていたり，不機嫌だったり，ストレスを抱えていたとすれば，オピオイドや大麻に興味を惹かれるかもしれない。
●トラウマ経験がある人もまた，大麻のリラックス効果や記憶を和らげる効果，オピオイドやジアゼパムのような鎮静剤の効果，またはアルコールのリラックス効果や脱抑制効果にほっとするかもしれない。もしくは幽体離脱を体験させてくれたり，自意識過剰を減らしてくれる解離作用のある麻酔薬に切り替えるかもしれない（解離とは心と現実が切り離されている状態で，例えばPTSDの苦しみから一時的に守ってくれる）。

```
薬物は効く。
```

　ここでは，人がなぜその薬物を選ぶのかということに焦点を当てて，少し掘り下げていく。

アルコール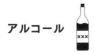

　アルコールは，人をリラックスさせ，刺激し，また脱抑制させる（自分自身を制御して，きつく縛りつけているものを緩めてくれる）ので，内気で，不器用で，または不安が強い，特に人付き合いに不安があるときに選択される薬物である。統合失調症では幻聴の音量がアルコールによって小さくなる人もいる。

大麻

　カンナビス／マリファナは，時には医療として，時にはリラクセーション，娯楽，あるいは幻覚作用を与えるものとして，世界中で古くから豊かな歴史を刻んできた。心地よい気分になれる人もいれば，誇大妄想を抱く人もいる。しかし，不安を抱える多くの人は大麻を使えば気分が落ち着くのだ。許認可されたことで，今では医療のため，娯楽のための効果を持ち合わせた豊富な種類の大麻が手に入り，常に最新の情報が更新され続けている。

オピオイド

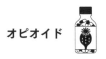

オピオイドは疼痛緩和において世界で最も優れた薬である。同時に多幸感や温かさ，安心感をもたらす。うつ病を抱える人は，暗然たる思いや，痛みの感覚から解放される。

精神刺激薬

カフェインを含む精神刺激薬は，何世紀もの間，活力，注意力，パフォーマンスの増進のために使用されてきた。言うに及ばずかもしれないが，覚せい剤とコカインはセックス時の効果も大きい（そうでなくなるときが来るまで）。世界が広がっていく感じや，エネルギーに満ちる感覚やパワーアップする感覚はほとんど誰にとってもすごいものであるが，なかでも落ち込んでいたり，服用中の向精神薬により感情が平坦になっている人にとっては，より良い効果をもたらす。

鎮静剤／睡眠薬

合法的な医薬品を含むこの種の薬は，不安を解消し睡眠を助けたり，ストレスを和らげたりするために用いられる。例えば，ジアゼパム（セルシン®），アルプラゾラム（ソラナックス®），ゾルピデム（マイスリー®）などがそうである。適切に使用すれば大変素晴らしい薬であり，副作用が少なく大きな安心感をもたらしてくれる。

ニコチン

ニコチンは注意力，集中力に関係する脳の部位の活動性を上昇させる —— 例えば，ADHDに対して効果的に作用する。また，不安を抱える人の助けにもなる。深刻な精神疾患を抱えた人の47％はニコチンを使用している（精神疾患を持たない人では22％）。

幻覚系ドラッグ

サイケデリック系のものや，エクスタシー，解離性麻酔薬などは，幅広い幻覚系のドラッグというカテゴリーに分類できる。幻覚系のドラッグ（entheogens）は"内なる神を生み出す"という意味のギリシャ語に由来する。これらの薬物は宗教的なセレモニーをはじめさまざまな祭礼で使用されてきた長い歴史を持っている。

サイケデリック系 —— 例えば，シロシビンのキノコ，ペヨーテ，LSD，ときどき大麻（特に食べたとき）—— は幻視，不思議な感覚，広い宇宙とのつながり，深い瞑想状態などをもたらす。現在進行中の研究では，幻覚剤以外の薬物の「アディクション」と心的外傷後ストレス障害（PTSD）に対する治療への可能性を探っている。

同様に，**エクスタシー**は多幸感，温かさ，愛情，連帯感をもたらす効果で有名である。感情的なつながりや共感を生むため，しばしばエンパソーゲン（empathogen）と呼ばれる向精神薬として，特にカップルセラピーなどの場面で，治療の一助として，1980年代に禁止されるまで長年使用されてきた。これもPTSDの治療薬として最新の研究が期待されている。

解離性の薬物は，文字通り解離するために開発されてきたもので，覚醒していながら夢の中にいる感覚をもたらす。ケタミンは特に有名で，他にもフェンシクリジン（PCP）や亜酸化窒素などが該当する。ケタミンはパーティードラッグやスピリチュアルな体験をするときの薬としても使われるが，外科的な手術において意識のある状態での鎮静が必要なときに，小児科医や獣医が子どもや動物を鎮静するために現在も使用されている（馬用の痛み止め，と呼ばれたりすることもあった）。

揮発剤／吸入剤

このカテゴリーの薬物のほとんどは吸入するものである。吸入剤には亜硝酸ブチルや亜硝酸アミル，ラッシュなどがあり，パーティーやセックスで使われる。家庭用や工業用の溶剤や接着剤，ガソリンなども含まれる。なぜそうするのか？　例えば，ナイロビ，カラチ，リオなどの都市の路上で暮らす，親のいない子どもたちは，生き延びるためのストレスから解放されたくても他に入手できるものがない。8割以上の子どもたちが吸入剤を使用している。南米では，中学生の間で大麻に次いで2番目に多く使用される薬物である（ブラジルでは1番目）。アメリカやヨーロッパの子どもたちの2割は吸入剤の使用経験があり，ほとんどとは言わずとも，多くの子どもたちは貧しく，社会から取り残されている。流し台の下にもぐったり，ガスボンベに鼻をくっつけたりする子もいるが，くらくらする感覚に魅了されているのだ（くるくる回ったときの感覚といえばわかりやすいかもしれない）。子どもによっては，それが唯一お金をかけずに手に入れられるものだったりする場合もある。結局のところ，使える薬物がそこにあるし，誰かに見つからずに使うことができるし，そして子どもたちはそもそも好奇心旺盛なのだ。

それぞれの選択のなかで奮闘する3人

シェリル，タイラー，ルーベンはアルコールや薬物を使用している。使用の動機は，何かしらこれまでに挙げてきたものがあてはまる。本書では，この3人と薬物の関係性がどのように展開していくのかを見ていくことにしよう。

シェリル

シェリルは46歳の弁護士である。自ら事務所を立ち上げ，経営も順調だ。湾岸エリアに暮らす仲良しの友達がいて，シェリルの両親のこともよく知っている。その両親は，彼女が育ったジョージアの小さい町に今も住んでいる。彼女はいくつかの美術関連団体の役員にもなっていて，周囲

から厚く信頼されている。ワインが大好きで，友人たちとワインの試飲会にもよく参加する。そんな彼女のプライベートな悩みは，男性と長く付き合うことができると思えないことである。デートを重ね親密になるものの，性的な関係が始まって数カ月する頃には，喧嘩が始まる。そして大小に関係なくどんな衝突でも激怒してしまう。こうした経験を繰り返しているのだが，実は毎回共通する特徴がある。

　1980年代に南部の小さな町で，アフリカ系アメリカ人として育ったシェリルにとって，彼女が手にした周囲からの尊敬のまなざしは彼女の誇りである。けれども彼女は，結婚と出産という成功をいまだ達成できていないと恥じている。飲酒することで恋人との喧嘩がますます大きくなりやすいことは承知している。けれども，恋人とセックスすることに対して極度な緊張があるため，アルコールなしでできないというジレンマを抱えているのだ。彼女は恋人に性的な親密さを求めていたが，同時に怖さも感じていた。誰にも話さずにきたのだが，8歳の頃から3年間，実の兄から性的虐待を受けていた。そして加害者にはよくあることだが，「殺されたくなければ誰にも話すな」と兄は彼女を脅した。虐待は兄が18歳で家を出るときまで続いた。兄は常に問題を起こしてきたが，大人になった今もトラブルを繰り返している。両親はそんな兄のトラブルに心底苦しんでいる様子だったので，兄から何をされているか，シェリルは両親に話そうとはとても思えなかった。だから，恋人との関係性の問題についてセラピーを受けるまで，彼女はこのことを誰にも話さなかったのだ。

　シェリルには他にも秘密にしていたことがあった。1年前に歯科治療を受けたときに，オピオイド系の鎮痛薬であるヒドロコドンが処方された。服用してみると，これまでに感じたことがないほど穏やかで楽な気持ちになった。どんなに大量にアルコールを飲んでもこんな気分になることはなかった。最初のうちは，それほど必要と感じることもなく，仕事の後に1〜2錠摂取するくらいで，そうすれば飲酒もいつもより少なくすむこともあった。けれど，ここ数カ月は毎日服用するようになり，薬が飲めないと昼間からイライラするようになった。一日の終わり頃には，汗をかくほど不安になって，"この1回だけ"と，繰り返し手にしてしまうのである。

　今のシェリルはあまり気分が優れず，食事も運動も十分にせず，そして友人たちと一緒に過ごすこともあまりしていない。少し前に高血圧と診断され，主治医からは治療を受けるよう勧められた。周囲の人たちは，アルコールが彼女の健康や人間関係にダメージを与えていると捉えていた。しかし，実は飲酒量はむしろ減っていて，鎮痛薬を摂取するようになったことやアルコールのおかげで彼女が孤独を紛らわすことができていることを，周りは知る由もないのだ。友人たちは，AA（アルコホーリクス・アノニマス）に行くことを助言しているが，彼女はそのアドバイスに腹を立てている。彼女は決してアルコールに依存しているわけではないのだ。彼女は仕事をこなしたり，友人と出かけたりする日常を過ごしているし，飲酒時に飲みすぎるようなことにはならない。そのうえ，彼女がこれまでに苦労して築き上げてきた今の生活が，アルコール依存症とラベリングされることで崩れてしまうことも望んでいない。ただし，鎮痛薬を使用していることは絶対に友人たちに話せない，と彼女は思っている。

タイラー

　20代後半のタイラーは，パーティー好きで有名である。彼は誰にも勝る大酒飲みで，誰よりもスピード（覚せい剤）をたくさん使っていた。それにもかかわらず，彼は見事に大学を卒業し，そのうえ地元の新聞社に就職した。たとえ時折欠勤することがあっても，それが許されるほど編集の仕事をやりこなすことができた。しばしば（覚せい剤を）"一発"キメてから一日をスタートさせ，時には午後にもう1回使って活力を持続させることもあった。仕事が終われば，地元のバーで友人たちとお酒を飲むのが彼の日常だ。ときどき寂しさを感じるものの，これまで誰かと真剣に交際することはなかった。彼はそういう感情が表れるようなことから逃げていた。週末はクラブや友人たちの家で覚せい剤を吸ったり，ラムコークを飲んだりして過ごしている。もともとは学生時代に夜遅くまで勉強するため，覚せい剤を使い始めた。ラムコークは10代の頃に初めて飲んだのだが，今では覚せい剤の効き目とのバランスをとるのに役立てている。女性と性的な関係を持つことがあっても，数回でその関係を終わらせるし，月曜日は彼にとっていつもあまり楽しい日ではないし，そして彼は年の割には，やつれて見える。

　25歳の誕生日を迎えてすぐ，タイラーの親友が結婚した。その親友の独身最後の夜に開いたパーティーで，昔みたいなどんちゃん騒ぎがあるものとタイラーは期待していた。けれど，若かった頃いかに自分たちが愚かだったか，ということを仲間たちが語り合いながら食事をする集まりとなったことに，タイラーはショックを受けた。もちろんタイラーにもかなりの数のエピソードがあったが，その晩の話題は，そのときから自分たちがどれだけ成長したか，そして今は成熟した人付き合いを楽しんで，やんちゃな時間を過ごすのはもう卒業したというものだった。タイラーは「人生の楽しさをあきらめたのか？」と仲間たちをからかったものの，その夜のことが頭から離れなかった。

ルーベン

　ルーベンは31歳のラテン系のゲイの男性で，マーケティングの専門家としてIT企業で働いている。そんな彼には，ここのところずっともがき苦しんでいる悩みがあった。彼はHIVに感染していたのだが，その事実を知ることに抵抗があり，何年も検査を受けずにきたため，治療を開始するのが遅くなってしまった。今は治療を受けているが，主治医の期待に反してウイルス量がすぐには下がらず，彼は強い疲労を感じていた。そのうえ，彼の薬物の使用スタイルが病状を複雑なものにしていた。ルーベンはコカイン，大麻，エクスタシー，ラッシュ，アルコール，その他の錠剤も含めて，たいていのものは使っていて，そんな自分のことを"クズのヤク中"と呼んでいた。

　ルーベンの人生は決して楽なものではなかった。両親はメキシコから移住してきて農場で働き，彼はその家庭の6人兄弟の真ん中に生まれた。小さい頃から彼がゲイだということは周囲に明らかだったので，いじめられたり，脅かされたり，ひどい扱いを受けてきた。そのなかで彼が身につけてきたことは，怒りを隠すこと，ひどいいじめに遭わないように逃げること，大麻をたくさん吸うこと，ユーモアで女子たちを楽しませ，女の子に囲まれながら人のぬくもりを感じることだった。学校では落ちこぼれ，大人になってからは短期間の仕事でさえ，ひとつも続けることができなかった。ところが，20代の終わりになったところで状況は一変し，今では2年間しっかり

と仕事を続けている。

　彼は長い間ずっとうつ病と不安症を抱えており，時にはイライラや妄想で周囲の人を驚かせるようなこともあった。しかし，サンフランシスコに引っ越してくると，彼の人生は一夜にして変わった。彼は生まれて初めて人気者になり，多くの男性からの注目を集めた。ただ，それでも彼は一度も親密な人間関係を築くことができず，アルコールと薬物を燃料にしてやりこなしていた。たとえどんなに注目を集めても，彼は強い孤独を感じていた。いつか"完璧な男"と出会い子どもを持ち，落ち着いた家庭を築くことを夢見ている。

薬物もいろいろだし，使う理由も移り変わる

　シェリル，タイラー，ルーベンはそれぞれ異なる理由で異なる薬物を使用している。そしてその理由も時間とともに変わってきている。なぜ彼らが使い始め，なぜ今も使い続けているのかを考えることは重要である。理由がずっと同じである場合もあるし，変わることもある。

シェリルの選択

薬物	使い始めた理由	最近の使う理由
ワイン	社会的な営みとして，質の良いワインを楽しみたい	人間関係の難しさや孤独感への対処として
オピオイドの錠剤	歯科治療の痛みを軽減するため	お酒に比べるとイライラしない。飲酒量を減らすことができる

タイラーの選択

薬物	使い始めた理由	最近の使う理由
覚せい剤（スピード）	夜遅くまで起きて勉強するため	夜遊びして女性と肉体関係を持つため
ラムコーク	一番最初に出会ったお酒	今でも好きなお酒だし，覚せい剤の強すぎる効果を和らげてくれるから

	ルーベンの選択	
薬物	使い始めた理由	最近の使う理由
エクスタシー	踊ったり，誰かと仲良くなったりするため	理想の交際相手と出会うため
アルコール	不安を落ち着かせるため	人前で不安になったときに役立つ
大麻	いじめられていることを気にしないようになれる	つらい記憶を封じ込めるのに役立つ
コカイン	あまり恥ずかしがらないでいられる	クラブで夜更かしするときにお酒がいっぱい飲めるようになる

自分自身の選択を振り返るワーク

あらためて，誰もが唯一の存在であることを強調したい。みんなが他の誰とも異なる経験を持っているはずだ。同時に，薬物の使用は，多かれ少なかれドーパミンが分泌されたりして，いい気分にさせてくれるものである。どの薬物を使うかは一人ひとりが選択している。少なくとも最初のうちは，気分を良くしてくれたり，他にも楽しい経験ができるから，それが自らの選択であったと思える。そこで，どんなメリットがあってその薬物を選んだのか，それを振り返るワークを，

> 一人ひとりが唯一の存在。

次ページの表を使って考えてみることができる（209ページにダウンロード用の特典URLを掲載）。

次は？

シェリル，タイラー，ルーベンがそれぞれのスタイルで薬物を使用するのには理由がある。誰でもそうだ。もしかしたら，彼ら自身が問題を大きくしているように見えるかもしれない。ドラッグ・薬物のうち少なくとも一つについては，自分にもあてはまる，そう思ってこの本を手にしている人もいるかもしれない。次の章では，さまざまな薬物に伴う潜在的なハームと，体験的なハームについて，詳しく探っていく。ここはまさにハームリダクションが複雑化するポイントでもある。害を減らし，感情に振り回されるのを避けるためには，自分の薬物使用について，より正確に捉える必要があるだろう。パニックに陥ることなく，何を変えるのか，いつ変えるのか，落ち着いて理性的に判断するのに役立つことができれば幸いだ。

思い出してみよう…

> 当たり前のことだが，薬物使用は人間社会のほとんど至るところに存在する。
> 薬物使用が必ずしも間違いとは限らない。

私の選択

薬物	使い始めた理由	最近の使う理由

From *Over the Influence, Second Edition*, by Patt Denning and Jeannie Little. Copyright © 2017 The Guilford Press.

第3章

薬物使用はどこから
ハームになるの？

毒かどうかは量による。

——16世紀のスイスの医師 PARACELSUS の格言から

　薬と毒との間には明確な境界線がある。適切な量なら，植物由来の薬物（アルコール，オピオイド，マッシュルーム，大麻など）や，化学的に製造される薬物（メタンフェタミン，エクスタシー，ケタミン，LSD など）は生活を変えてくれるような治療効果や，気分を高めてくれる経験をもたらしてくれる。一方で摂取しすぎると，死に至ったり慢性的な病気へと進展したり，人の命を奪うことになったり，自分だけではなく家族の人生を台無しにするようなことも起きる。では，いったいどこからが過剰と言えるのだろうか？　それは時と場合による。本章では自分にとってどこからが多すぎることになるのか，それを分析する方法を紹介したい。

　ハームは物質そのものからだけでなく，特定の薬物に対する社会の反応によってももたらされる。Drug Policy Alliance の Ethan Nadelmann がよく言明しているが，"薬物使用よりも麻薬撲滅戦争によってより多くの被害がもたらされた"。米国では，特定の薬物は違法であると思われてきたが（その多くはアルコールやタバコといった合法のものより害は少ない），そのことによって何百万人もの米国人が家族を失い，生活を失い，そして多くの場合，自由をも失った。

　違法薬物の使用にまつわる事実が秘密にされてしまう状況も，ハームをもたらしている。品質管理が行われず，有毒物質を含む可能性のあるような工場で作られているという事実，しばしば衛生的でない方法であっという間に消費されているという事実，効き目のある成分がどのくらい含まれているかわからないため，使うたびに多くの使用者が深刻なリスクを背負っているという事実だ。薬物使用がある人たちがハームを受けるのは，ある薬物がその通りのものとは限らないからだ。世界中の工場で製造されているのは，エクスタシーの錠剤だけではない。最近ではヘロインのなかに大量のフェンタニル，強力なオピオイドが含まれていて，何千件ものオーバードーズの原因となっている。また，例えば K2 やスパイスと呼ばれる合成大麻，バスソルトのような「デザイナードラッグ」は重篤な精神病症状の原因となる。

結局，「アディクション」や断酒・断薬にしか注意を払っていないことこそがハームをもたらしている。その結果，特に10代の若者を中心に，リスクとメリットの両面を組み入れた薬物に関する，真の科学的な情報を提供する機会が失われている。こうした情報が無視されてしまうと，ほとんど何も知らないまま実験的に使うことになり，かえってトラブルになりやすい。

薬物は複雑である。薬物にはハームだけではなく，メリットも含まれる。それなのに通常フォーカスされるのはハームばかりである。飲みすぎることや，他の薬物のいかなる使用も依存症またはアディクションとみなされてしまう。だから，前の章ではまずメリットについて取り上げた。なぜ薬物を使うのか，そこには自分なりの理にかなった理由があるのだ。ほとんどの場合，ハームは後から現れる。ときには，メリットを十分楽しんだずっと後になって現れることもある。有

> ハームは，薬物使用によるメリットを経験した後に現れることが多い。

害な影響が出現した後でさえ，薬物は役に立ち続けることができる。ハームリダクションは個人の薬物とその人の置かれた状況とのユニークな関係のなかで，微妙なニュアンスを読み取ることに注意を払う。

ハームは相対的なものでもある。一様ではない。この章では個人にとって薬物使用がハームになりうるかどうかの整理を試みる。そのなかで，これまで避けてきた情報に出会うかもしれない。知りたくなかった何かを見定めようとすることを怖く感じる場合もあるだろう。自分の薬物使用を詳細にじっくりと見ていくことは決して簡単ではない。だからこそ，ゆっくりでかまわない。もし，今直面している困りごとに焦点を当てる準備がまだできていないと感じるなら，いったんこの本を閉じて，後でまた戻ってきてもいいのだ。

アル中・ヤク中だからハームがあるの？

そうではない。この古くて陳腐な言葉は，非難とスティグマに満ちている。使い方が有害であるかどうかにかかわらず，使用と誤用とを分断させ，さらに依存症または違法使用のどちらかしかないように思えてしまう。同じ薬物を同じ量だけ使ったとしても，ある人には有害で，他の人には有害にならないこともあるし，またいずれの場合もアル中・ヤク中とは限らないし，また有害なだけでなくそこにはメリットも共存していることなど，そうした事実が排除されてしまう。最終的には，本人が自分はダメな人間だと感じ始め，自分自身を正直に見ることができなくなるところまで追い込んでゆく。

本当のところ，いかなる薬物やアルコールの使用でもハームは生じるし，ただ単に“依存的”な使用だからハームが生じるというわけではない。大学の飲み会の席で（主に）若い男性が命を落とすことが起きてしまう。そういう場合，恐らく本人はアルコールに依存してはいない。その場でかなり大量に飲んだのかもしれないが，だからといって慢性的な，もしくは重度の酒飲みではなかったはずだ。実際，もしふつうに大酒飲みであったなら，死ぬことはなかったのだろう。いわゆる「酒に強くなる」ということは，アルコールへの耐性がどんどん増していくものであるはずだからだ。中枢神経系が許容しうるよりもたくさんの量を飲みすぎたことが死因なのだ。

他にも，大学の飲み会で（主に）若い女性が性暴力被害に遭うことが起きる。この場合も，お

そらく本人は"アルコホリック"ではないだろう。彼女たちが参加した酒の席では，アルコールの中に薬物がミックスされていることがある。薬物はアルコールの影響下で，よく使用・乱用されている。

ハームは，単に「依存的な」使用だから生じるのではなく，いかなる薬物・アルコール使用でも生じうる。

同じように，最初のヘロインが最後の1回になることもある。それほどのダメージを受けるなんて思ってもいなかったはずだ。ただ単に耐性を持っていなかったのだ。耐性は薬物を使用すればするほど上昇する，薬物の影響に適応しようとする身体機能だ。「酒に強い」というのは，耐性があるということを意味している。使い回しの注射器を使って1回でもドラッグを注射すれば，HIVやC型肝炎に感染する可能性があることを今やほとんどの人が知っている。その1回の経験が，深刻で一生涯続く可能性のあるハームのリスクをはらんでいる。他にも，一般的にエクスタシーは，"中毒"的に何度も使用するというより，ときどき使われるようなものである。けれど，それでも離脱時にうつ病を引き起こすことがある。あるいは，ほとんど水分を摂取せず，大量のアルコールを飲みながらエクスタシーを使ってクラブで踊ったりすれば，血圧が劇的に上昇して致命的な腎不全を引き起こすことだってある。

要するに，アル中・ヤク中だからハームがあるのではない。自分が何を使用しているのか，どのように使用すべきなのかを知ることによってハームを予防することができる。ハームは個別的なものである。決して一様ではない。

薬物使用の連続性

ほとんどの人はアルコールや薬物を，重大な害を受けたりすることなく，ときどきまたは日常的に使用している。私たちはメディア，専門家，家族，政治家たちから，薬物使用は危険で，人生を台無しにするための第一歩だと言われてきた。しかし，この使う・使わないしかない分断は，すべての使用が危険であると思わせるための詭弁である。この考え方は正確でないうえに，仮にそうやって脅すことで使用しないようにすることを目指しているのなら，それもうまくいっていない。そして，薬物使用がありうる人に，薬物に関する正確な情報を提供しないことを引き起こし，当事者を必要以上に甚大なリスクに晒してしまう。

ハームリダクションでは，薬物を"使う"か"使わない"かの二択ではなく，イレギュラー，レギュラー，ヘビー，カオス（コントロールできていない）という連続体として薬物使用を捉える。何を使うか，どのくらい使うか，考慮すべきリスク因子 ―― 病気，感情的な脆弱性，他の悪化因子（ほかの人にとってはちょうどいいものであっても，その人の薬物使用を重症化させる因子） ―― を持っているかどうかに焦点を当てる手助けをする。使っている薬物ごとの個別のリスクを同定し，自らアセスメントできるようになり，最終的にはそうした情報をまとめて，自分の薬物の使用パターンを見出すことを支える。どのパターンにおいても関連するハームがあるが，通常は次のページのイラストにある階段を登れば登るほど，ハームに遭遇する可能性は高くなる。

薬物使用がありうる人に，薬物に関する正確な情報を提供しないことは，当事者を必要以上に甚大なリスクに晒すことになる。

この薬物使用の連続体については National Harm Reduction Coalition やハームリダクション分野のさまざまな専門家たちからの情報を統合することで，年々発展してきている。

連続体におけるステップ

ゼロ

精神作用物質を使用しない。ただし，その人の文化や健康状態によっては，コーヒー，紅茶，チョコレートなどを精神作用物質と捉えるようなこともある。

トライアル

薬物の効果に興味を持っていたり，薬物を使用してハイになることを教えてくれるような人と一緒にいたりすることがある。1回〜数回程度は使用している。ただその場限りの使用で，手持ちのものがあるわけではない。

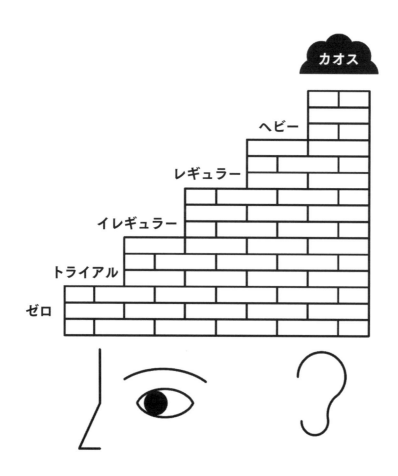

イレギュラー

特定の使用パターンを持っているかもしれないし，持っていないかもしれない。パーティーや休日にときどき使用がある。仕事終わりのワイン，フットボールの試合を観戦しながらビールを飲む，セックスのとき"ラッシュ"（亜硝酸アミル）を使う，クラブでエクスタシーを使う，他の人からタバコをもらう，といったように。あるいは誰か他の人がいるような場合は，使う気になれなくて使用しないこともある。例えば，SF小説の世界観にどっぷり浸るために大麻を吸いながら読書する，そうした特定の効果を求めて一人のときに使用することもあるだろう。

レギュラー

使用することがより予想しやすくなる。パターンが確立されている。例えば，毎週末飲みに出かける。仕事のストレスから，だいたい1日おきに大麻を吸う。人によっては，月に1回かもしれない。あるいは，パーティーで仲間と一緒のときに大麻を吸う。親に会うとき以外は，ほぼ毎週末友達と覚せい剤をあぶってダラダラ過ごしている。毎日ヘロインの錠剤を飲むか，注射する。気晴らしに使っていることもあれば，1種類または複数の薬物が感情面の"松葉杖"（コーピングと専門的には表現される）として役立っていることもあるだろう。

ヘビー

この状態にはさまざまな要素が関係してくる。「ヘビー」という状態は，健康状態や帰属する集団や文化の規範に依拠している。もしくは，その人がよりリスクの大きい薬物を選択するに至るような感情的・医療的な合併症の問題を抱えているかどうかにも依拠する。簡単に言うと，「使用してもいい量」を超えた使用のことである。これを評価するのは難しく，非常に主観的な評価となる。C型肝炎を合併しているとしたら，ビール2杯はきっと「飲むべき量」よりも多い。もし，所属する集団には毎日のように大麻を吸う人がいないのに，ある人が毎日吸っていれば，大麻のヘビーユーザーだと思われるかもしれない。毎日のヘロイン使用が「レギュラー」か「ヘビー」かどうかだって，その人の生活において他の活動に支障をきたしているかどうかによる。

カオス

ハームリダクションの枠組みでカオスと表現しているが，これは多くの人が「アディクション」と考える状態を指し示している。かなり多くの量を使用し，薬物に支配され，生活が破綻し，精神的・感情的・肉体的なハームを被っている状態である。

安全な・適度な・コントロールされた使用

これはハームリダクションのなかで最も重要な概念である。多くの人が到達しようと努力している目標である。カオスの状態を除いて，上述したどの使用パターンもコントロール可能である。ただしカオスの状態でさえ安全になりうる。イレギュラー・レギュラーの状態は中等度である。中等度のアルコール使用の基準としては，Moderation Management と呼ばれる団体によって開発された基準や，米国政府が公表している適正飲酒の基準（Rethinking Drinking）などがある。他にも，馴染みやすく，サポートしてくれるリソースとして Responsible Drinking / Guided Self-Change

/ Check-up and Choices / HAMS network などが挙げられる。

　薬物を使う人の場合も，これらのガイドラインから適度な使用となる基準を推論することが可能であるし，実際に実践している人が多くいる。適度な使用とは思えないヘビーな使用であっても，計画的にコントロールして，安全なものにすることができる。例えば，祝いの席で大量に飲んで泥酔したり，コンサート中にがっつりハマったり，LSDで強烈にハイになったり，パーティーでぶっ飛ぶということがある。確かにヘビーな使用には医学的・心理学的リスクや人間関係のリスクを伴うが，メリットとデメリットを分析することが可能である。望み通りに楽しむことはあっていいはずだ。使用パターンが何であれ，自分自身と他人の安全を守ることができる。これからも本書のなかで，安全な・適度な・コントロールされた使用について繰り返し取り上げていく。

物質使用障害と物質誤用

　米国精神医学会は，これまで物質乱用（substance abuse）や物質依存（substance dependence）と呼ばれていた障害について，物質使用障害（substance use disorders）と改名し，さらに軽度・中等度・重度に分類した。これは段階的に変化することを考慮に入れており，乱用や依存よりも優れた分類である。4つのカテゴリー（コントロール障害，社会的な障害，危険な使用，薬理学的な基準）と11の症状があり，該当する症状が多ければ多いほど，物質使用障害はより重症となる。症状の例は，以下のようなものである。

- ネガティブな影響（例えば，物質使用の影響下にある運転，欠勤，喧嘩，貯金を使い果たすなど）があるにもかかわらず使用し続ける。
- 身体依存の疑い。薬物に対する耐性が増大していて（身体が薬物に適応していて），使用を中止すると離脱症状が起こる。
- 薬物への渇望が起こり，薬物を入手するために探索する。
- 薬物使用を中心に生活が回っている。
- 減量しようと試みたり，中止しようと試みたりするが，できない。

　ハームリダクションでは，問題に発展しそうな薬物使用を表現するときに物質誤用（substance misuse）という言葉を用いる。一般的に使われている乱用（abuse）という言葉よりも中立的であり，物質による問題をより的確に捉えていると考えられる。同時に，医学用語の障害（disorder）という言葉の使用も避けている。前述の連続体のステップの説明でも，使用（use）・誤用（misuse）と現状を率直に示す言葉を用いることで，より的確に表現することが可能になる。例えば，ヘビーもしくはカオスな使用は，基本的には誤用がパターン化していると言えよう。レギュラーな使用においても，何らかのネガティブな影響があるような使用をしたときは，その1回は誤用とみなすことになるだろう。イレギュラーに使っている場合でも，事故やオーバードーズを招く方法で使用されれば，そのときは誤用だ。

　これまでの内容から，自分の薬物使用が連続体のどこに当てはまるか，考えてみることができるかもしれない。ただ，2種類以上の薬物を使っている人も多くいる。その場合はどうだろうか？実は「クロスアディクション神話」（次ページのボックスを参照）に反して，連続体のどこにいるの

クロスアディクション神話

　ある1つの薬物に問題を抱えている人は，ほかの薬物でも問題になる，それがクロスアディクションの考え方である。しかしながら，使用する物質によって薬物使用の連続体の位置づけが異なると解釈できるようになってきた。ほとんどの治療プログラムでは，薬物を選択することなく，「依存性のある」すべての物質を断つように求められる。これはクロスアディクションに対する恐怖に起因している。実際には，物質誤用に関する大規模な研究の分析によると，1種類の薬物の使用障害を克服した人のうち，他の物質による使用障害が出現した人はごく少数（13％）だった（他の物質使用障害が進行する脆弱性として，男性で，若年，未婚，薬物の問題がより若い年齢で開始する，併存する精神疾患がある場合が挙げられる）。それゆえ一部の人においては，事実に反して，他の薬物でも問題になるのではないかという思い込みこそが，実際の行動に影響を及ぼしてしまうと推測できるのである。これは「1回でも飲めば，1,000回飲酒することになる」と信じ込むことで，本当にそうなる可能性を高めている，とする断酒・断薬の失敗による影響の研究結果と一致する。

かは，薬物ごとに異なることがわかっている。

連続体のどこに当てはまるか

　例えば，アルコール・コカイン・大麻・カフェインの4種類のドラッグを使っていると仮定する。

- **アルコール**——付き合いで軽く飲むことがあるけれど，1週間に多くて数日，1回に2杯以上は決して飲まない。これはイレギュラーの飲酒である。毎日飲むわけではないが，飲むときはかなりの量を飲んでしまい，ブラックアウトしたり，飲酒運転をしたり，たいていは暴力沙汰になる。そうであれば，カオスな飲酒といえる。
- **コカイン**——使うのはときどき（月に1回くらい）だけど，そのときは週末中ずっとパーティー状態で，たまに月曜に仕事を休むほどになる。この場合はヘビーな使用に分類される。
- **大麻**——より複雑である。リラックスするのに必要だからと，毎日ちょっと吸っている。けれど，そうすると夜にしようと思っていた予定ができなくなるとする。例えば役所から届いた書類に記入する，来週が締め切りのレポートを書く，物置の片付けをする，といったことだ。もし吸う量を減らそうとしてるのに，実際にはできていないのなら，「ヘビー」な使用となり，物質使用障害と言えるかもしれない。
- **カフェイン**——朝出かけるときに大きなコップに2〜3杯を必要としているなら，身体依存かもしれない。連続体の中では「レギュラー」の状態であり，そこに身体依存が含まれることもある（ただし，アディクションという表現は選ばない）。

　ここでは，自分自身の薬物使用が連続体のどこにあてはまるかを考えるワークを用意した。49-50ページには同じワークシートが2部あり，使用する薬物ごとにシートを埋めてみることができる

（209ページにダウンロード用の特典URLを掲載）。「こじらせ要素」というのは，この章の最初の「ヘビー」のところで解説しているように，例えばC型肝炎を抱えながら飲酒することだ。またこの要素には生活全般において，薬物使用に影響を与えたり，反対に薬物使用により影響を受けたりするすべてのものが含まれる。参考までに，シェリル・タイラー・ルーベンのワークシートを例示する。

薬物・アルコール使用の連続体ワークシートの例

シェリル

薬物	量	頻度	こじらせ要素	使用レベル
アルコール	ワイン4〜5杯	1週間に5回	トラウマ	ヘビー
痛み止めの処方薬（オピオイド）	2〜4錠	毎日		レギュラー／ヘビー（身体依存）

タイラー

薬物	量	頻度	こじらせ要素	使用レベル
覚せい剤	0.1g,週末は0.5gまで	毎日	孤独	レギュラー／週末はカオス
アルコール	平日は4杯,週末は12杯まで	毎日	長年の習慣孤独	レギュラー／週末はカオス

ルーベン

薬物	量	頻度	こじらせ要素	使用レベル
エクスタシー	2錠	1週間に1回	孤独	レギュラー
アルコール	5〜10杯	1週間に3〜4回	HIV	ヘビー
大麻	パイプ4〜5回	毎日	長年の習慣	ヘビー
コカイン	1gまで	1週間に3〜4回	うつと不安	ヘビー／カオス

次に，51ページのワークに移りたい（209ページにダウンロード用の特典URLを掲載）。49-50ページのシートに記入した各薬物の情報をもとに，書き込むことができる。ゼロからカオスの各ステップに，当てはまる薬物の名前と，量・頻度・こじらせ要素を記入する。これで一目で連続体のどこに位置するか把握できる。状況が変化すれば，その都度，書き換えることも可能だ（今後，さらに情報を書き加えていくこともあるかもしれないので，209ページの特典URLからワークシートをプリントするのが便利だ）。

薬物・アルコール使用の連続体ワークシート

薬物	量	頻度	こじらせ要素	使用レベル

From *Over the Influence, Second Edition*, by Patt Denning and Jeannie Little. Copyright © 2017 The Guilford Press.

薬物・アルコール使用の連続体ワークシート

薬物	量	頻度	こじらせ要素	使用レベル

From *Over the Influence, Second Edition*, by Patt Denning and Jeannie Little. Copyright © 2017 The Guilford Press.

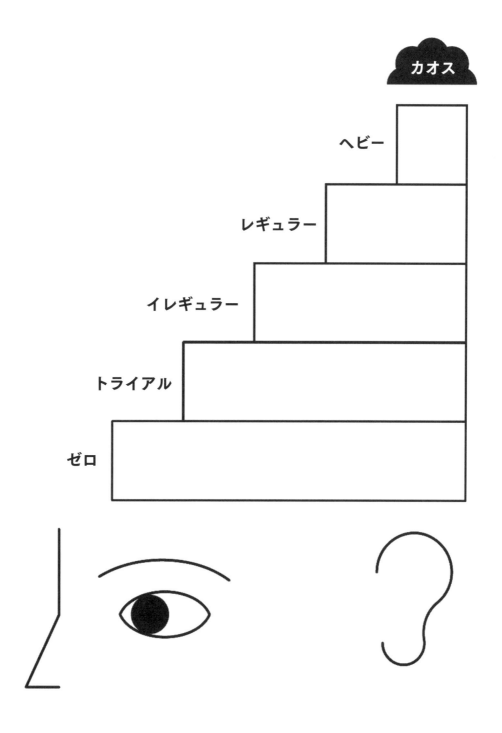

From *Over the Influence, Second Edition*, by Patt Denning and Jeannie Little. Copyright © 2017 The Guilford Press.

ハーム

薬物使用にリスクが伴うのは間違いない。リスクがあるため，薬物やアルコールを使用するどんな人にもハームがもたらされる可能性がある。だからといって薬物を使用する人だけが批判されるべきではない。そもそも，多くのものごとにはリスクが伴うものだ。スキーや登山，長時間労働，偏食，車の運転，妊娠など幅広い。では，薬物使用は有害なのだろうか？　そうとは一概に言い切れない。第2章で考えたように，最初はたぶん何かに対する解決策としての薬物使用だったのに，今ではおそらく使用自体が問題になってきている，ということがある。

では，ハームをどう定義すればいいのだろうか。まずは単純化せずに，むしろ複雑なものだという視点で捉えたい。ハームの定義を単純化してしまうと，重要な悪化因子を見落としてしまう場合がある。リスクを実害に変えてしまう力のある「不確定要素」があるからだ。例えば，アルコールに依存していなくても，糖尿病を有する人がビールを1週間に2回飲む場合，安全と言えるだろうか。必ずしも安全とは限らないし，命にかかわることもあるかもしれない。他にも，高血圧の人が，たった1度だけとはいえコカインを使う場合，安全だと言えるだろうか。おそらく，高血圧でコカインを使用すると脳卒中のリスクが高まるだろう。1週間に1回くらい大麻を吸う大学生がいるとしよう。大麻は記憶に影響することがある。では，大麻に依存していないのであれば，大麻を吸うことは果たして有害になるのだろうか。そうかもしれないし，そうじゃないかもしれない。おそらくどのくらいの頻度で，どのぐらいの量を吸うのかということに関係してくるだろう。大麻を吸うこと自体，いい考えなのだろうか。そうではないこともあるだろうが，これもやはり時と場合による。

> 多くのものごとにはリスクが伴う。薬物使用は有害か？　それは時と場合による。

どれをとっても確かなものはない。もし薬物やアルコールの問題を単純化しようとすれば，複数の異なる要因に潜む不確定要素を見落としてしまうだろう。そして，誤った解決策をあてはめてしまったり，いくつかの解決策を見逃してしまったりするかもしれない。

> ハームを引き起こす状況を作り出しているのは「不確定要素（ワイルドカード）」である。

リスクとハーム

ハームとリスクはよく混同される。リスクは潜在的なハームを含んでいるからこそ，ハームを最小限にとどめられることも示している。例えば，シートベルトやヘルメットを使用する，登山前にグッズの安全確認を行う，1時間ごとにデスクから離れて5分間のストレッチをする，食生活を変える，妊婦健診を受ける，といったようなものがある。確かに薬物の使用は，健康問題，社会的または職業上の問題，さらにはオーバードーズのリスクをもたらす。しかし，リスクを冒すことが必ずしも問題に結びつくとは限らない。むしろリスクを無視することや用心を怠ることこそハームを引き起こすと言える。同時に，ハームはまったく予期せぬ事故によって生じることもある。

> リスクを冒すことが必ずしも問題に結びつくとは限らない。リスクを無視することや用心を怠ることこそハームを引き起こす。

隠れたハーム

　言わずもがなのハームもあれば，ワインを飲むことがC型肝炎に与える影響や，大麻が学習に与える影響のように，薬物について詳しく知ると明らかになるハームがある。ただし，必ずしもすべてのハームが明確であるとは限らない。二日酔いの激しい頭痛や，配偶者に別れを告げられた後の絶望感，子どもがまったく話さなくなってしまったこと，親に勘当されたこと，こうしたハームならわかりやすい。一方で，はっきり目に見えないハームを受けていることもあるかもしれない。これを「隠れたハーム」と呼ぶ。なぜならこのようなハームによって苦しんでいる人は，それが起こっていることにすら気づいていないからである。

　例えば，人間関係に不器用な10代の若者がいたとする（そうじゃない若者はいないだろうけど）。お酒を飲んでみたら，なんだか自信が湧いてきて，頭がよくなったような気がして，誰かと一緒にいるのが楽しいと感じられることを発見するかもしれない。普段は踊りが下手だと思っていたとしても，エクスタシーを使えば自由きままに踊れることを知るかもしれない。では，この場合のハームとはいったいなんだろう。飲酒した後に運転するわけでもないし，エクスタシーの離脱時の影響も，それほどつらいものではない。ここで考えられる隠れたハームとは，素の自分で誰かと一緒にいる練習ができないこと，格好良くない自分でも悪くないと思える機会を持てないこと，不安で死ぬことはないと学ぶ機会がないこと，どんなにぎこちなくても踊ることが楽しいと気づけないこと，なのだ。たとえそうありたいと望んだとしても，こういった経験を逃しているために，飲酒や薬物への結びつきが長く続いてしまう可能性がある。

　例えば，ミュージシャンやアーティストが，大麻でリラックスできればアイデアがスムーズに浮かんだり，音楽が指先で踊るように生まれたりすることに気づくかもしれない。大麻も使うし，創作活動もしている。隠れたハームは数年経った後に現れるかもしれない。例えば，自分としては気に入っている作品を作ってきたが，売り物になるものはまったくなかったことに気づくかもしれない。あるいは，作品は仕上がったが，代理人を見つけていなかったため，誰にも鑑賞してもらうことができないということもありうる。大麻を吸うようになって，体形にキレがなくなったことや，ときどき記憶を失くすことや，そうしたことに対して恋人に文句を言われる，そうした明らかなハームには耐えられた。けれど，仕事におけるこの隠されたハームは，不意をついて襲ってくる。

　子どもの頃に性被害に遭ったことがあるとする。自分に起きている恐ろしいことから逃げるため，精神が身体から解離するようなことが，大なり小なり起きることがあるかもしれない。ただ，それがいつ起こるか自分でコントロールできず，結果として大事なこと，例えば教師が話したことやミーティングの重要な部分を聞き逃してしまうなどのトラブルが生じてしまうこともある。やがてヘロインやアルコールでも，現実感を消失することが可能になることを発見する。ヘロインやアルコールにリスクがあるのは明確であったとしても，襲いかかってくる悪魔を黙らせておいてくれるのだ（虐待の被害者がサバイバルするために役立っているというメリットは，社会的に十分に認識されていない）。十分に明らかにされていないが，数年間に及んで現実感を消失していると，その期間に経験するべき情緒的な成長の機会を逃してしまうことが起きる。何千人もの人たちと薬物との関係を調査するなかで，彼女・彼らが「いまだに自分が15歳のような気がして，通常の感情のもとに成長できなかったように思う」と話すのを聞いてきた。

ヒステリックな感情に基づかないハーム

　ここからは，「知らないと，ダメ。ゼッタイ。(Just Say Know)」の理念に基づいて，主な薬物の
リスクとハームについてまとめていきたい。

　まず，さまざまな薬物に起こりうるハームを取り上げる。恐怖に基づくハームではなく，事実
に基づくハーム，つまりヒステリックな感情に基づかないハームである。それぞれの薬物に関す
るハームの情報を，身体・行動・心理面に分類している。

　一般的な注意事項：複数の薬物を混ぜて使用することは，より危険になる。2種類の鎮静剤な
らオーバードーズの危険がある。複数の刺激薬を同時に使用すれば心臓発作や脳卒中のリスクが
増す。鎮静剤と刺激薬を混ぜて使用した場合，それぞれの薬物の効果は打ち消し合うが，危険性
は残る。

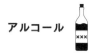 **アルコール**

身体面

- アルコールは他のどの薬物よりも臓器に大きな影響を与える。肝臓，心臓，脳，すい臓，腎臓，
  そして消化器だ（栄養の吸収を妨げる）。
- 一度に大量に摂取すると，アルコール中毒になる可能性がある。時に致死的となる。
- 急に飲酒をやめると，心臓発作や振戦せん妄などの危険な離脱症状が出る可能性がある。
- 正常な睡眠のサイクルが乱れる（眠るためにアルコールを使用する人も多いのだが）。

行動面

- アルコール使用によってもたらされる最も多いハームは事故と暴力である。そして，米国では
  逮捕案件の50％はアルコールに関連する。
- アルコールによって抑制が効かない状態になることで考えられる影響としては，判断の誤り，
  後で後悔するようなことを口走ってしまう，酔った状態でメールを送る，望んでいない・安全
  ではないセックスをすることなどがある。これらは特に記憶がないときに起こる。

心理／認知面

- 不安と抑うつ（本人の感情的な苦しみは軽減されることが多いのだが）。
- 最後には，アルコール性認知症となる。

 大麻

身体面

- 身体感覚の不調。
- ヘビースモーカーの場合，肺にダメージを受ける可能性がある。

行動面

●大麻の影響下では，自分が思うほど運転がうまくできない。

心理／認知面

●使用後，被害妄想が出現する人もいる。

●統合失調症の発症と10代における大麻のヘビー使用に相関関係があるという研究があるが，見解が割れている。なぜなら，そもそも統合失調症の素因を持つ若者が，自己治療として大麻をより多く使用するようになることも考えられ，見極めるのが難しいからである。

●集中力と記憶力の不調。

> 薬が効いているときの運転のほうがうまいと思うなら……きっとハイに違いない。

オピオイド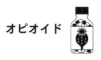

身体面

●オーバードーズのリスク。

●身体的な耐性と依存。これらは深刻な離脱症状とも関係する。

●ヘロインを静脈注射で使用することによるHIV，肝炎などの感染症。

行動面

●事故とケガ。

●「陶酔している」ときの暴力。

心理面

●危険で隠しごとの多い暮らしと「ジャンキー」に対するスティグマに起因する不安，抑うつ，自尊心の低下。

中枢神経刺激薬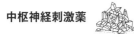

身体面

●高血圧や脳卒中，心臓発作。

●神経過敏。

●歯肉炎や虫歯の原因となる唾液分泌の低下。

行動面

●避妊・予防をしないセックスなど，ハイリスクな行動。

●強迫的に行動を繰り返す（窃盗，掃除，数を数える）。

心理面

●不安。

●離脱症状としての抑うつ。

●長期間の使用による幻覚や妄想。

鎮静剤／睡眠薬

身体面
- 身体的な耐性と依存。急な断薬による危険な離脱症状（心臓発作など）。
- アルコールと一緒に使用することによるオーバードーズのリスク。

行動面
- 運転が障害される。
- 転倒や何かにぶつかることによるケガ。

心理／認知面
- 短期記憶や新しく学習する能力へのダメージ。

ニコチン

身体面
- ここに挙げる身体へのネガティブな影響は，ニコチンそれ自体ではなく，タバコの「使い方」（吸うのか噛むのか）に由来する。
  - ■肺気腫や肺がんなどの肺疾患
  - ■口腔や咽頭のがん
  - ■高血圧
  - ■皮膚の早期老化

行動面
- 近年は好ましくない行動とみなされる。喫煙者であることで仲間はずれにされるリスク。

心理面
- 喫煙者であるというスティグマによる自尊心の低下。

幻覚剤

　幻覚剤に分類される薬物に関して起こりうるハームは，それぞれのグループごとによって異なる。

幻覚誘発性薬物・サイケデリクス

　LSDやマジックマッシュルーム，ペヨーテ，アヤワスカなど。

身体面
- 特になし。

行動面
- 特になし。

心理面

●バッドトリップとして知られている不安やパニック。

●フラッシュバック。

エクスタシー

身体面

●水分を摂らずに激しい運動を行いながら使用する場合，体温の急上昇や脱水症状。

行動面

●パーティーで激しく踊ったり，水を飲まずに飲酒する。

心理面

●セロトニンの欠乏：ハイの後の抑うつや無気力。

解離性麻酔薬──ケタミン，PCP，デキストロメトルファン

身体面

●外傷。

行動面

●周囲に対して不注意となり被害に遭う。

●攻撃性（PCP）。

心理面

●パニック，身体から抜け出る感覚。

●現実感の回復困難。

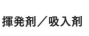 **揮発剤／吸入剤**

　このカテゴリーの薬物には家庭用溶解剤，ガソリン，接着剤，亜硝酸ブチル，笑気ガスなどが含まれる。

身体面

●酸素欠乏による脳損傷。

●窒息死（急激な吸引による死亡）。

●転倒や事故の原因となる筋力コントロールの喪失。

●異物による肺損傷。

●脳の運動系への不可逆的な損傷。

行動面

●極度のハイリスク行動。

● 攻撃性。

心理面

● 妄想。

● 重い認知機能障害：記憶，集中力。

● 予測できない気分変動。

デザイナードラッグ／合成ドラッグ

　薬物関連法の取り締まりから逃れるため，新しい薬物は常に開発され続けている。そのリストに終わりはない。最近では，バスソルトやスパイス，2CBがそれにあたる。幻覚剤，合成大麻，刺激薬に分類されるものなどがある。合成カンナビノイドの場合，何が混ざっているのか不明であり，脳卒中のリスクや呼吸抑制作用により命を落とすリスクがある。

　最近の"錠剤"も何でもありだ。薬物市場向けに外国の規制されていない工場や民家のラボで多くの薬物が製造されている。それらは本物のバイコジンやバイコディン®，オキシコドンではないものの，ユーザーが求めている薬物になっていることが多い。最近の検査結果で，1つの錠剤から最大で12の物質が検出された。その薬物の正体がわからない以上，どのような影響が出るのか予想することはできない。

　自分が使う薬物に関して役立つ情報が得られたら，次のワークに進んでみよう。以前に取り組んだ薬物・アルコール使用の連続体ワークシートをもとに，また次の3人の例を参考にして，自分に起きたハームとリスクについて，60ページのワークシートに書き込むことができる（209ページにダウンロード用の特典URLを掲載）。

シェリル

薬物	量	頻度	こじらせ要素	使用レベル	ハーム／リスク
アルコール	ワイン4～5杯	ほぼ毎日	性的虐待の経験	ヘビー	彼氏とのケンカの原因　月曜日仕事に行くために起きるのが大変

タイラー

薬物	量	頻度	こじらせ要素	使用レベル	ハーム／リスク
覚せい剤	一日中あぶっていて，どれくらい吸っているかわからない	毎週末	仕事のストレス	ヘビー	覚せい剤を使うと飲酒量が増える　月曜日に仕事に行けないことがある　次の日，落ち込む

ルーベン

薬物	量	頻度	こじらせ要素	使用レベル	ハーム／リスク
アルコール	5～10杯	1週間に3～4日（夜）	HIV	ヘビー	HIV治療薬と同時に飲むことで肝障害の可能性がある
大麻	パイプ4～5回分	毎日	長年の習慣	ヘビー	仕事中の集中力に問題が生じる

　ハーム／リスクに関する情報は，49-51ページの薬物・アルコール使用の連続体ワークシートに書き足す方法でもかまわない（209ページにダウンロード用の特典URLを掲載）。

薬物	量	頻度	こじらせ要素	使用レベル(推定)	ハーム／リスク

薬物やアルコール使用のハーム／リスクのワークシート

From *Over the Influence, Second Edition*, by Patt Denning and Jeannie Little. Copyright © 2017 The Guilford Press.

メリット・デメリット分析 ── すべてをまとめて

　ハームは自分が背負うデメリットだと考えることができる。しかし，前章で明らかになったように，それぞれの薬物からはメリットも得ている。そこで，すべてを合わせて薬物の使用パターンやメリット，そしてデメリットを確認してみたい。メリットとハームのせめぎ合いのなかで，もがき苦しんでいる葛藤について理解することが重要だと考える。

　次に用意したワークでは，第2章で書き留めたメリットと本章で取り上げたハームを，63ページのワークシートに両方書き込んでみる（209ページにダウンロード用の特典URLを掲載）。まずはシェリル，タイラー，ルーベンの例を見てみよう。

薬物・アルコール使用のメリットとハームのワークシート：例

シェリル

薬物	使用レベル	メリット	リスク／ハーム
アルコール	レギュラー	素晴らしいセックス 仕事終わりのリラクセーションとしてこれ以上のものはない	彼氏とのケンカの原因 月曜日に仕事に行くために起きるのが大変

タイラー

薬物	使用レベル	メリット	リスク／ハーム
覚せい剤	ヘビー	社交的な場面で気まずい思いをしなくてすむし，より楽しめる	飲酒量が増える 仕事ができないときがある 次の日，落ち込む

ルーベン

薬物	使用レベル	メリット	リスク／ハーム
アルコール	ヘビー	リラックスして人付き合いできる	HIVの治療薬も服用しているので肝障害の可能性がある
大麻	ヘビー	つらい記憶を追い出すことができる	仕事に集中しにくくなる

　49-51ページの薬物・アルコール使用の連続体ワークシートにすべてをまとめて書いてみるのもいいかもしれない。良くも悪くも，薬物がどのように自分の生活に影響しているのか理解するのに役立つことができれば何よりである。

次は？

　ここでは使用レベルや使用のメリットとリスク，それぞれの薬物の潜在的なハームについて取り上げた。続く2つの章では，自分自身と薬物とその使用をめぐる状況の相互作用に焦点を当てる。第4章では，「ドラッグ・セット・セッティング」と呼ばれるモデルを紹介し，薬物使用をめぐるあらゆる複雑さについて考えてみたい。一人ひとりの暮らしは異なるので，描かれる現実的な複雑さもその人の生活によって異なる。だから，もし変わりたいと思うなら，変化はその人自身により個別にデザインされるものとなろう。

　繰り返しになるが，読むのをやめたくなったり，すぐに誰かに支援を求めたくなった場合は，この本を閉じてもいいし，すぐに第11章に進んでもまったくかまわない。

思い出してみよう…

> ある薬物からのハームはあるが，別の薬物からのハームがないこともある。
> 有害な影響が出た後でさえ，薬物は役に立ち続けるかもしれない。
> リスクを取ることが問題なのではない。ハームへの予防策を怠ることが問題になるのだ。

薬物・アルコール使用のメリットとハームのワークシート

薬物	使用レベル	メリット	リスク／ハーム

From *Over the Influence, Second Edition*, by Patt Denning and Jeannie Little. Copyright © 2017 The Guilford Press.

第4章

なぜ問題になる人と
ならない人がいるの？

薬物からじゃない，現実から逃げなきゃいけないんだ。

── 匿名（アノニマス）

　飲酒したり薬物を使ったりしても，まったく問題なく暮らす人がいる一方で，どうして毎回問題が起きてしまう人がいるのだろうか。そもそも，問題というのは何のことだろう。「あまりにも多く，あまりにも頻繁に」使うから問題が起こる。あるいは，精神，心理，身体の状態や，そのときの状況に適さない薬物を使ったときに問題が起きる。したいことやしなくてはならないことに取り組んでいるときに，薬物が絡んでくると問題が生じる場合もある。

　この章では，なぜ薬物で問題が起きてしまう人と起きない人がいるのか，さまざまな理論を紹介したい。薬物にまつわる問題に対して，唯一の「真実」はないが，現在最も注目されている3つの主要な理論がある。疾病モデル，学習理論，そして自己治療仮説だ。その他にも，決して有名ではないが重要な理論もあるので，それも紹介する。そしてハームリダクションの基礎となっているもので，薬物との関係性をあらゆる側面で包括的に捉えるモデルについても取り上げたい。

　いろいろな理論に触れることで，薬物との関係性を理解する最適な方法を見つけることができるだろう。もちろん，自分のオリジナルな理論を持つのもよい。納得できる，あるいはそう思えそうなものを選んでいくことが，やがて問題から抜け出すのにきっと役立つはずだ。

3つの主要な理論

疾病モデル

　アメリカ疾病モデル（American disease model）と呼ばれるものがあり，その基本的な考えは，アルコールや薬物を誤用する人は身体的な病気にかかっている，というものだ。19世紀以前，米国精神医学の父とされる Benjamin Rush という医師が，それまで罪とされていた「慢性酩酊」を解

明しようと試みた。Rushは，酩酊はまるで病気であるかのような行為だ，と語り，アルコール問題を「節制・禁酒」（現代でいう節酒を含む）と「不節制・暴飲」の2つに区分した。彼により，100年以上に及んだ治療施設への収容・冷水を浴びせる・側頭葉ロボトミー手術などに代表されたアルコール中毒の治療が，少しずつ前に進み始めた。19世紀から20世紀初頭にかけて禁酒運動が起こり，節制は断酒と再定義されていった。当時の英国と米国では（家庭内暴力と収入減による貧困に苦しんでいた）女性や宗教家たちにより，禁酒運動が女性参政権・宗教運動・反移民感情などと複雑に絡み合いあって展開されていった。

　米国では合衆国憲法修正第18条により，宗教および医療行為を除き，アルコール飲料の製造・輸送・販売が（奇妙なことに飲酒は含まれず）禁止された。だがこれは大失策となる。というのも，犯罪組織がアルコールの違法輸入や違法販売で暗躍し，米国経済に参入する基盤ができ上がってしまったからだ。もともとビールやワインを飲んでいた人たちは，禁酒法のもと，警察の手入れを恐れ，もぐり酒場で強い酒を素早く飲むスタイルにシフトした。結局13年後の1933年に禁酒法は撤廃された。そこで，米国人は再び，「アルコホリズム」の解明と治療法の探求ができるようになった。治療の中心になったのは，Bill Wilsonによって人気を得た宗教的対話だ。彼は自身の宗教的対話の経験から，1935年にアルコホーリクス・アノニマス（AA）を創立する。そして，アルコール中毒（alcoholism）は宗教的対話を必要とするスピリチュアルな病気として捉え直されることになった。

　1940年代，アルコール研究者のE. M. JellinekがAAのメンバーによって雇われ，アルコール中毒の研究を行った。彼の「アルコール中毒の疾病概念」により，18世紀にはイメージ上の表現だったものが，20世紀に実態のあるものへと変貌を遂げた。Jellinekの研究の対象者は，AAのニュースレターに掲載された質問紙に回答した少人数のAAメンバーだった。飲酒問題を抱える人の代表的サンプルとは言えないため，このような形式の研究は妥当ではないとされるものの，それでもやはり，「アディクションは刑務所で，施設で，そして死で終わる，進行性で治療不可能な病気だ」という彼の表現は今日でも生きている。ただし，その精神作用物質を生涯断薬すれば，病気の進行はもちろん阻止できるのである。

　1990年代以降，薬物の誤用も含め，情緒面・精神面の状態に関することは神経生物学の分野であると主張されるようになり，今や脳の疾患とみなされることになった。うつ病や統合失調症のような状態は，心理学ではなく医学的な介入を必要とする疾患となった。精神作用物質による問題も同様である。米国国立薬物乱用研究所（NIDA）の「アディクション」の定義は，「有害な結果が生じるにもかかわらず強迫的な薬物探索と使用を繰り返す慢性・再発性の脳疾患である。薬物が脳の構造と機能に変化を生じさせるから脳疾患とみなす。こうした脳の変化は，長期間残存し，多くの有害でしばしば自己破壊的な行動につながりうる」というものだった。特に注目されているのが，脳内の報酬系である。つまり，精神作用性のある薬物が，快感や多幸感などを感じる機能を持つドーパミンという脳内物質を活性化させ，「これは気持ちいい，またやろう」というメッセージが伝達される，という考えだ。この理論によれば，継続的に薬物を使用することで，ドーパミンによって活性化する脳の報酬系回路と，その他の記憶や学習に関する領域に変化が起こるため，脳が薬物に徐々に「ハイジャック」されていくのである。この変化により，薬物を繰り返し使用し，依存が進むとされている。

遺伝・個人の選択・環境はすべて物質誤用の要素である――それらの重要度は相対的で，個人差がある。

疾病モデルの別の側面として，薬物誤用に対する遺伝的特性がある。薬物誤用に対する個人の感受性において，遺伝的要素が何かしら関与していることがデータから読み取れる。B. C. McLellanらは，遺伝的要因・個人の選択・環境因子は共通して，物質使用障害を含む多くの慢性疾患の原因と経過に関与していることを発見した。つまり，依存症とは糖尿病・高血圧・喘息などと何ら変わらない慢性疾患ということである。いまだ物質誤用を解説できる最良の疾病概念には巡り合っていないものの，彼らのことをとても尊敬しているし，「依存症」の形成における遺伝・個人の選択・環境の影響を示したことに感謝している。経験上，これら3つの要素の重要度は相対的であり，個人差があるものと考える。

ただ，脳の病気という捉え方は，単純化しすぎていて，因果関係と相関関係が混同し，問題の複雑さを完全には説明しきれていないと考える。その欠点について以下のボックスのなかで説明している。ところが，多くの人（および機関）は疾病モデルに安住してしまいやすい。疾病モデルは問題を単純化し，問題を個人のコントロールや責任から切り離し，その問題は自分が暮らす社会から影響されないものとして，定義してくれるからだ。つまり，誰でも病気にかかることがあるし，悪化する人もしない人もいる，とまとめてしまうことが可能になる。

追加情報

薬物誤用・薬物依存における疾病モデルへの違和感

不可避モデル

メンタルヘルスの中でも依存症の説明を独占していた神経科学の脳疾患説に対して，精神科医のSally Satelと心理学者のScott Lilienfeldはこう反論する。薬物は脳の報酬系におけるドーパミンの放出を刺激するが，報酬系は食事・性行為やその他の生存に不可欠な活動に対しても反応する。これらの活動を通して，ドーパミンによる快感や多幸感を得られるから，人類は同じ行動を繰り返してきたし，生存，繁殖してきたのだ。そうなると，薬物が性行為や食事と同じくらい重要な位置づけになっていき，やがて行動を抑制する脳の機能が弱まることになる。この考え方で問題となるのは，ほとんどの「中毒者（アディクト）」は常に使用しているわけではない，ということだ。薬物以外のことにたくさんの時間を費やしているし，薬物をやめようと決意することもある。実際は，自然と薬物をやめていくのであり，それを「卒業」と呼んだりする。つまり，強迫的な薬物使用として，ただ突き進むだけではないのである。

病理モデル

Marc Lewisは，いわゆる依存症は，脳が正常に機能しているからこそ起きると主張している。つまり，快楽を感知し，その活動を維持させる機能だ。不運なことに，生活のなかでそうした報酬を得られないのならば，薬物が与えてくれるだろう。そして，脳は過剰に使用したくなるほどの欲求を盛んに生み出すようになる。このような脳の変化は，神経可塑性――経験を通して変化する脳の機能――によって生じる。そして，まさにこの神経可塑性があるからこそ，治療薬を用いずとも，暮らしていくうえで必要な喜びや充足感が高まるような経験，技術，日常生活により，「依存症の脳」を再度組み

替えることが可能になるのだ。

相関関係か因果関係か

薬物が脳に作用し，快楽・安らぎ・刺激・知覚の鋭敏化・多幸感・幻覚などを引き起こす脳内物質を放出させることに反論の余地はない。そこがポイントなのだ。薬物が血液脳関門を突破し，こうした体験と感情をもたらすからこそ，薬物を使うのだ。脳疾患説は脳画像に，より正確に言えば，脳画像の解釈に基づいている。脳画像は脳活動（神経細胞の発火）と，形成されたグルコースのエネルギーを測定している。そこで問題となるのは，いかなる精神，感情，身体的体験であっても，脳活動と脳へのエネルギーの流入が起こることである。さらに，脳は繰り返される活動によって変化する。子どもの頃の（対人的・環境的な）つらい経験や，栄養失調，刺激の欠如なども，脳の発達に影響を与える。つまり，脳への影響が薬物使用によるものなのか，それ以外の繰り返される活動によるものなのか，その人が初めて薬物を使用したときより前の脳を観察していない限り，区別できないのである。

非論理性

多量飲酒するからといって肝臓の病気であるとは言えないのと同様に，薬物が脳に影響するからという理由だけで，薬物誤用が脳疾患であるとは言えない。確かに多量飲酒は肝疾患を引き起こす要因のひとつではあるが，それ自体が肝疾患の本質ではない。Stanton Peele はこの非論理性を30年以上指摘してきた。

遺伝学によれば

依存症を「選択の障害」として研究してきた行動経済学者の Gene Heyman によれば，あらゆる行動には遺伝的根拠がある——例えば，支持政党や宗教の選択など，自発的な行動も含まれる（生後すぐに別離した一卵性双生児に多くの共通点があることが発見されている）。「自発的な行動を執行する器官が脳なのである」。

生物学だけの問題ではない

脳疾患モデルでは，神経プロセスが人間の行動の主たる駆動要因とされる。一方で，環境・対人的ストレス，快楽の追求，医療目的での使用，その他多くの薬物を求め使用を続けるための理由には，ほとんど着目しない。

脳疾患モデルはラットパーク（ネズミの楽園）研究（次のボックスを参照）の結果も無視している。ラットパーク研究では，環境的ストレスが強迫的な物質使用において重大な役割を果たしていると指摘されている。Johann Hari は，自著『麻薬と人間—100年の物語』［作品社］のラットパーク研究の章で次のように論じている。「薬物問題を暴力，貧困，トラウマに関連づけて捉えようとしたくても，米国政府の政策的な関心が欠落しているなかで，解決法を追求しなければならない」。

依存症が病気だというのなら，どうしてほとんどの「解決法」は処罰（留置所や刑務所）だったり，神やハイヤーパワーに基づいたものかしかないのだろうか。

依存症は脳疾患だと NIDA が宣言しているにもかかわらず，現状の不寛容な司法制度，態度，治療は古い道徳モデルを引きずっている。物質使用障害のある人は日常的に「嘘つき」と言われ，その「否認」に直面することを強いられるか，さもなければ刑務所送りとなる。

ラットパーク（ネズミの楽園）

　1970年代後半，ブリティッシュコロンビア州バンクーバーのSimon Fraser大学にて，Bruce Alexander教授と同僚たちは，ただの水かモルヒネ入りの水かを選択できるとき，ネズミはモルヒネ入りの水を選び依存症になるだろう，そうすれば依存性の薬物がその依存症を起こしていることになる，という仮説を立てて研究をすることにした。Alexanderはこの研究を行うにあたり3つの仮説を示して挑んだ。

　まず，研究用のネズミは元来とても社会的で性欲もあり，活動的な動物である。そのような動物を独房で監禁状態に置くことは，人間に対して同じことをするようなものだ。独房での監禁状態は人間を狂わせる。孤独な状態の囚人が，もしも心を麻痺させるような薬を使う機会を与えられたなら，もちろん使うだろう。ネズミは独房で監禁されても，人間と同じ理由で心を麻痺させようとする必要がないと言えるものだろうか？　ふたつ目は，研究用のネズミは努力することなく薬物を入手できて，他にやることもないような実験用の箱のなかで薬物を使って過ごしている。その状態はたくさんの選択肢のなかから，毎回何かを選んで生活している人間とはまったく異なる環境ではないだろうか？　3つ目は人間とネズミは異なる。依存症のような複雑で，おそらくスピリチュアルな経験について，ネズミの実験から結論を出すことが本当に可能なのだろうか？　ネズミと共通する社会的欲求があるとしても，人間はネズミよりも複雑で感情豊かなはずだ（www.brucekalexander.com/articles-speeches/rat-park/148-addiction-the-view-from-rat-park）。

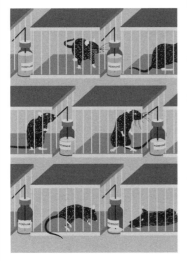

　そこで，Alexanderたちは，従来とはまったく異なる実験を行った。ネズミの通常の生活に近似した環境にするため，トンネルやおもちゃ，そしてオスとメスのネズミでいっぱいの大きな木箱を用意した。ネズミは遊び，セックスし，出産する。研究者たちはこのラットパークでの薬物使用行動を，従来型の実験用ケージにいたネズミと，さらには従来型のケージで生活を始めた後ラットパークに移されたネズミとも比較した。ラットパークのネズミたちは，実験用ケージのネズミよりもモルヒネの消費量がはるかに少なかった。そして

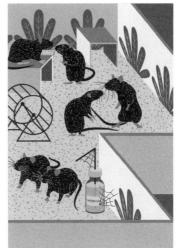

Alexanderは，薬物そのものよりも環境のほうが依存症の決定因子として重要だと結論づけた。

　ラットパークに関して，とても役立つ興味深い資料がStuart McMillenの漫画（http://www.stuartmcmillen.com/comic/rat-park/）と，Johann HariのTED talkスピーチ（https://www.ted.com/talks/johann_hari_everything_you_think_you_know_about_addiction_is_wrong）で見られる。HariはAlexanderへのインタビューと研究成果から，「アディクションの反対はしらふではない，人とのコネクションだ」と結論づけた。

ラットパークの中のネズミは，実験用のケージ内のネズミよりもはるかにモルヒネの消費量が少なかった。つまり，薬物そのものよりも環境のほうが，「依存症」の決定因子として重要であるということだ。

学習理論

　薬物使用の研究者や専門家たちのなかには，薬物の誤用は学習された行動が習慣化したものであると考える人たちがいる。学習理論とは，いかに知識・行動・スキルが獲得され維持されるかについての心理学的な理論だ。学習理論において重要な概念は，モデリング（他者の観察と模倣），強化（ポジティブフィードバックや報酬），条件行動（習慣やパターン），そして認知（考え方や信念）だ。

　例えば，ある人が同僚から前日の超盛り上がった飲み会の話を聞いた後，今度は自分も仲間に加わってその目で確かめようと決心したとする（モデリング）。そして，彼はお酒を飲むことで日々の仕事のストレスが解消されると知る（強化）。何回目かに，彼はリラックスできることを期待するようになり，仕事後に毎晩バーに立ち寄る習慣ができる（条件付け）。お酒を飲むことは楽しさとストレス発散を毎回もたらしてくれるため，これが唯一のストレス解消法であると信じるようになり，ひたすら続けるようになる（認知）。やがて，お酒を使って楽しみたいという側面と，仲間とつながっているという組み合わせによって，習慣化していく。習慣は何も悪いものではない──歯磨き，ランニング前のストレッチ，朝に子どもたちにお別れのキスをするのも習慣だ。問題となるのは，彼が飲酒以外のこと（ジム通い，友人との会話，家族との食事など）をしなくなり，その日のストレス解消を仕事後の飲酒のみに頼るようになったときだ。アルコール耐性が高まり，同じ効果を得るのによりたくさん飲酒しなければならなくなり，やがて，働けなくなるほどの二日酔いを経験し始めることになったときである。

習慣は何も悪くない！
　学習理論に関する最新の文献は，Maia Szalavitz によるものだ。彼女は，キャリアの多くを神経科学，依存症，治療システムの乱用に関する調査と執筆活動に費やしてきた。彼女の著書 Unbroken Brain では，依存症はタイミングと学習のコンビネーションであるという理論を提唱している。薬物使用を促すように脳が変化して依存症を引き起こすのではない。依存症とは，生活状況，生育歴，文化，傷つき，喜びの個人史のなかで定着した発達プロセスである。何かのきっかけで薬物に出会い，薬物が癒してくれる，問題を解決してくれると学習していくなかで，依存症になる。Szalavitz にとって，慢性的な薬物使用に伴う脳の変化はプロセスの一部にすぎない。すべての新しい体験に対して脳が反応し適応するのと同様に，ただ薬物に反応し適応しているだけだ。依存症にさせてしまう行動だとみなされているようなものは，薬物使用以外の日常的な場面ならばいたって普通で，役立つものだったりする，と彼女は指摘している。例えば，「待ち望んでいるとき，恋に落ちたとき，子育てのとき，たとえ悪い結果になったとしてもやり通すこと──それは依存行動の本質とされるのに──は，欠点ではなく，個性になる」。やり続けられることは，強さ

依存症はタイミングと学習のコンビネーションであり，生活状況，生育歴，文化，傷つき，喜びの個人史のなかで定着した発達プロセスなのだ。

という個性を示すのだと言っていい。問題を解決してくれるとわかっているなら，それを追い求めるものではないか？

自己治療仮説

　ハーバード大学の精神科医Edward Khantzianは，1980年代に自己治療の概念を提唱した。Khantzianは，感情的問題に対処しようとして人は薬物を使うのだと捉えた。彼の患者に共通していたのは，セルフケア，自尊心，人間関係，怒り・愛情・恐怖などの激しい感情への対応に苦慮していたことだった。また，人は薬物を無作為に選んでいるのではなく，自分の直面している苦しさをちょうど癒すようなものを選んでいるのだと考えた。例えば，オピオイド系の薬物を使う人は怒りや攻撃的な感情を麻痺させようとしている。また，覚せい剤は抑うつ状態からの解放，ADHDの症状改善，双極性障害や精神病性障害の治療薬の副作用である感覚鈍麻の中和のために好まれている。ただし，たとえ特定の感情とさまざまな薬物の間に明らかな薬学的関係があったとしても，その人がどの感情に困っているから，どの薬物を頼るだろうと予測することはできない。実際は，感情よりも文化的習慣や規範，薬物の入手可能性などが，使用薬物の決定に関与していることが研究により示唆されている。

　薬物使用がある人たちと関わってきたこの40年間で，人が薬物関連で困難な状況に陥るのは，薬物を使いたいからではなく，使わなければならないから使う場合であると気づいた。精神疾患のある人はそうでない人よりも，はるかに薬物を誤用する人が多いという事実からも，説明がつくだろう。12歳以上でアルコールか薬物のいずれかまたは両方を誤用している人の割合は，一般人口では8.6%であるのに対して，うつ病・不安障害・統合失調症・双極性障害といったメジャーな精神疾患のある人では，25%を占めている。そして，薬物使用障害を持つ人のほぼ半数には併存する精神疾患がある。この章の後半で触れているが，トラウマの既往がある人の物質誤用の割合は，こうした数値よりもはるかに高い。つまり，多くの「ストリート」ドラッグはもともと治療薬として誕生したものだし，ほとんどは今もそうである。薬物は人を元気づけ，癒し，逃避させてくれる。薬物がいつかは悪影響を及ぼすかもしれないという事実があったとしても，薬物がもたらしてくれる効能を打ち消すことにはならない。

内なる批判から逃れる

　Khantzianが痛みの感情を薬物で治療していることに気づいたのと同様に，精神分析家のLeon Wurmserは，20世紀後半に薬物を使用していた患者が，薬物使用に対するコントロールを欠いているというよりむしろ，過度に批判的な内なる声の支配から逃れるために薬物を必要としているのだと捉えた。例えば，アルコールは自分自身に向かう内在化した批判を抑制するのにとても役立つ（たとえ二日酔いとともに目覚めた翌朝に，その批判が復響してくるとしても）。また別の精神分析家Otto Fenichelは，「超自我は，アルコールで溶解可能な心的装置の一部である」と提言した。超自我のことを，"こまかいうざい委員会"（itty bitty shitty committee）と呼ぶ者もいる。

　次のセクションでは，幅広い個人の体験をより包括的に捉えたモデルを取り上げている。

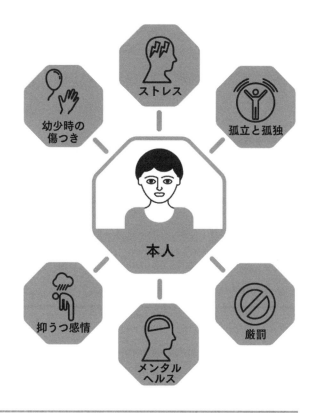

物質誤用に関するその他の重要な理論

選択の障害

　心理学者のGene Heymanは行動経済学を用い，「一貫した自己破壊的な薬物使用」に対して病気以外の説明を試みた。依存症にまつわる多くの主要な調査・研究に基づき，自発的な行動だけに起因する病気や，自発的な行動によって完全に取り除けたとする病気など，他にないと結論づけた。最も衝撃的なのは，ほとんどの依存症者は30歳までに問題のある使用を，専門的な援助を受けずにやめているという事実だ。このような病気が他にあるだろうか？

> 依存症は病気ではない。自発的な行動だけに起因する病気や，自発的な行動によって完全に取り除けたとする病気など他にない。

頑固な薬物問題を抱えている場合，「グローバルな最適化戦略」よりむしろ「ローカル」な選択をする傾向があるとHeymanは発見した。つまり，将来のことや，他人のこと，自分自身の名誉などを意識した「グローバル」な選択にはほとんど関心がなく，現在の状況や望ましい結果（ストレスの解消，遊び，出会いなど）に集中しているのだ。だとすれば強迫的に見える薬物使用も，将来を見据えたものではなく，むしろ現在のニーズを踏まえた選択の結果なのかもしれない。

　Heymanが発見した依存症を乗り越えられる人とそうでない人との違いは，選択が強迫的なものではなくなってきている状態にあると考えられた。使用をやめられる者は，結婚していたり，より多くの教育を受けていたり，経済的に安定していたり，精神医療的問題が他になかったり，法的な問題や家族関係への影響を気にかけている傾向がある。おそらく，問題的な使用を続けれ

ば多くを失うような現状にあるか，あるいはよりグローバルな視点を意識する傾向が強いのだろう。反対に，30歳を超えても依存的な使用が続く場合，より多くの心理的問題が同時発生していたり，病気や危機的な状況，ホームレス，生活支援・金銭・教育・就業機会の不足などが高率にみられる傾向がある。おそらく，短期的な効能と長期的には絶望的な状況に陥る可能性を天秤にかけ，合理的な選択を行っていたのだろう。しかし，実際は選択肢などほとんどないように思える。Bruce Alexander は，ネズミがモルヒネを使用するかしないかを選択するうえで環境とストレスが重要であることを発見した際に，依存症は「他の選択肢がない選択」ではないかと語った。これはクライエントたちの実体験を通しても身近なことと思える。

> 薬物を使う人，誤用する人は非常に多様だ。なかには使用を自覚し，その選択に満足している人もいる。むしろ，「他の選択肢がない選択」をしなければいけないような人たちにこそ着目すべきであろう。

脆弱性とストレス

　脆弱性とは，心理学的なものであれ物質使用障害であれ，何らかの障害が生じる道を開く，心の弱い部分や隙間のことである。脆弱性は遺伝子や，生物学的なこと，心理的なこと，境遇に起因する。ストレスとは，バランスが崩され正常に活動できなくなるような強い圧力のかかった出来事や状況である。どんな人も固有の脆弱さがあるため，同じあるいは似たようなストレッサー（ストレスを引き起こす出来事）から受ける影響は人によって異なる。脆弱性と生活上のストレスが組み合わさることによって，薬物による問題をはじめ，精神の不調が深刻化していくリスクが生じるのである。

子ども時代の逆境体験

　子ども時代のトラウマと成人後の有病率との関係に関する最大の調査研究が，小児期逆境体験（Adverse Childhood Experiences : ACE）であり，その要約は次ページのボックスのとおりである。米国疾病予防管理センター（National Centers for Disease Control and Prevention）出資のもと，Kaiser Permanente 社の研究員によって行われたこの研究では，17,000 人の成人が調査に参加し，ACE が米国の死亡原因の上位 10 位と高く関連していることが明らかになった。そのなかで，依存症は慢性閉塞性肺疾患（COPD）に次いで 2 番目の「病気」だった。著者の一人である Vincent Felitti は，「依存症の発生源」に注目した。当該研究内の彼の分析結果のデータも次ページのボックスに掲載している。

　ACE 調査を見れば，単に薬物が及ぼす脳内化学物質への影響以上に，家族・コミュニティ・社会的ストレスが，物質誤用につながる脆弱性に大きく寄与していることを認めざるを得ない。Felitti は，薬物が生体システム内に取り入れられることで必然的に生じる脳の変化が，薬物の反復的・継続的使用の原因であるとする仮説に異議を唱えた。薬物が脳に影響を与え変化を起こしたからといって，それ以前に何も障害がなかったということにはならない。トラウマ体験のある子どもの脳はそうでない子どもの脳と明らかに違いがある，という Bessel van der Kolk に代表されるトラウマの専門家による脳研究からも，この反論は支持される。

小児期逆境体験調査研究

　調査では，8タイプの小児期逆境体験（身体的虐待，性的虐待，ドメスティック・バイオレンスの目撃，重度の心理的虐待，ネグレクト，親の重度な薬物問題，親の受刑，親の重度な精神疾患）のうち，1つの因子につき1点を付与した。なお，フォローアップ調査では心理的ネグレクトも追加された。

- ●喫煙：ACEスコア6点以上の人は，小児期逆境体験がない人に比べて2.5倍喫煙率が高かった。

- ●重度のアルコール問題：ACEスコア6点以上の人は，小児期逆境体験がない人に比べて5倍重度のアルコール誤用率が高かった。

- ●注射による薬物使用：ACEスコア6点以上の人は，小児期逆境体験がない人に比べて46倍注射による薬物使用率が高かった。

　この研究では小児期逆境体験が依存症の原因と考えられるかどうかを検証するための分析も実施された。その結果，注射による薬物使用全体のうち67％（女性の場合は78％）が小児期逆境体験に起因していると判定された。

　スコアが高くなるほど，心理社会的問題，ハイリスク行動パターンの形成（薬物使用など），慢性的な健康問題，早期死亡の増加がみられた。

　ACE調査によって，子ども時代の体験が社会・認知・感情面で機能障害を引き起こすというモデルが考え出された。これらの機能障害は薬物を使うことである程度または相当に緩和されるのだが，その結果，脳に影響を及ぼし，さまざまな問題が生じるにもかかわらず使用を続ける傾向が固定化されてしまう。例えば，Felittiは多くの研究を引用して，ニコチンが怒り，不安，空腹を和らげることを指摘している。もし，小児期のトラウマ体験によりエンドルフィン（脳内オピオイド）作用が阻害されたとしたら，それをオピオイド系の薬物で埋め合わせようと試みたとしても何も不思議ではない。ACE調査は薬物誤用における学習理論と自己治療仮説の両方を後押しするものである。充足感，快楽，または心の痛みが和らぐような機会がほとんどない人にとって，薬物は重要な役割を果たしているという，Bruce AlexanderとMarc Lewisの主張も合点がいく。さらに，同調査はトラウマが脳に与える影響と，薬物使用に駆り立てる脳内化学物質のさらなる変化についても認めている。

> ACE調査は，臨床現場で何十年にもわたり関わってきた，当事者たちの現実を説明するあらゆる文献と密接につながっている。

アタッチメントの問題

　薬物使用を理解するためのひとつの解釈として，人間関係と同じように，薬物に対しても愛着が形成されることが挙げられる。それが永続的あるいは一時的であれ，満足できるものか不幸なものであろうと，情熱的あるいは退屈であろうと，さまざまな関係性がある。ハームリダクションでは，使用者である本人と，本人が選択する薬物との間には関係性があり，そのなかで薬物は主たる愛着対象の多くの要素を帯びているという捉え方をする。

1950年代に始まったJohn Bowlbyの研究では，人間は他者への愛着形成を求め，それは誕生後の最初の養育者に対してから始まるように組み込まれていると示された。そのときのアタッチメントの質は，大人になって他者と関係を結ぶスタイルにも関わってくる。着実に保護・世話・養育を受けることで関係性における安全が育っていくのに対して，ネグレクト，虐待，育児放棄などで人生早期にアタッチメントが阻害されると，不安，回避，混乱といった不安定な関係形成がパターン化し，それが成人になっても継続する。心配性でべったりして内気で回避的で——つまり不安定で——振り回すことで人を遠ざけてしまう。Bowlbyの実績は多くの人に引き継がれ，アタッチメント理論は心理学領域の中心的存在となった。対人神経生物学（interpersonal neurobiology）の第一人者であるDaniel Siegelは，Bowlby研究を後継し，脳画像研究でアタッチメント不全が悪影響を及ぼす特定の脳内構造を示した。

　人間関係に基づくさまざまな経験と，その経験が及ぼした脳への影響の両方で，薬物誤用をしやすくなる。そして，人間関係形成のパターンが薬物使用・誤用のスタイルにさえも反映されることがある。

　アタッチメント理論に詳しいセラピストのKaren Walantは，いかにしてアタッチメントのスタイルが物質使用問題につながるかについて説得力溢れる説明をするとともに，アタッチメントが関連した薬物問題に対する治療法を提案している。依存する必要性よりも自立する必要性に重きを置く社会では，子どもが求めるアタッチメントは満たされることがなく，安全基盤の形成に失敗し，人ではなくモノ——例えば，薬物——に対してアタッチメント形成されることがある，と彼女は指摘している。

> 依存することより自立する必要性に重きを置く社会では，子どもが求めるアタッチメントは満たされることがなく，人ではなくモノ——例えば，薬物——に対してアタッチメント形成されることがある。

　アタッチメント理論によって，人は薬物と関係性を持つという捉え方が立ち上がる。40年にわたる臨床を通して学んだことは，薬物使用のパターンは人間関係と同様に，健康的な状態から深刻な問題的状態までの連続体であるが，深刻な問題の多くは，明らかに早期発達時に満たされなかった欲求の表出であった。アルコールが唯一の頼れる友人，大麻は抗うつ剤や抗不安薬，コカインやスピードは精力剤で，オピオイドは暖かな毛布，そしてどんな薬でも相当量あれば逃避行できる，そう話すクライエントたちから学んできた。本人の過去に丁寧に視線を向けると，かつて積極的に解決法を求めようとするなかで，薬物へのつながりに至った明瞭な心理的・社会的な問題が表れてくることがある。本人または本人の周囲にいる人にとって，薬物が少なくとも少しの間は何かしら役に立ったと認識することが重要である。こうした捉え方は，一度説明を受ければ，いたって常識的な考え方だと思えるものだ。誰だってうまくいくのであれば，それをやり抜くはずだ。自滅したいわけではなく，セルフケアが主たる動機づけなのである。

　シェリル，タイラーそしてルーベンも，薬物とのトラブルに巻き込まれる何かしらの脆弱さがあった。シェリルはトラウマ経験により，親密な関係を維持することができない。アルコールは彼女の緊張を緩和し，セックスできるようになるのに役立った。彼女は自分で自分を厳しく非難するため，親友にさえもオピオイド使用に対する不安を打ち明けることができないのだ。タイラーは学習により習慣化した状態に身動きがとれずにいる。仕事に支障をきたしているにもかかわら

ず，薬物使用を調整できない。彼はパーティ好きであることをよく自覚しているし，彼の行動がそれを証明している。同時に，彼は孤独だし，心の隙間から目を背けようともしている。ルーベンは子ども時代のいじめのトラウマと現在の孤独のなかでもがいている。

厳罰とスティグマ

　厳罰とは，薬物使用により受刑に至らしめる法制度のことである。受刑させることは，本人にとっても，その人なしでの生活を強いられる家族にとっても明らかに有害なのだ。例えば，米国でアルコールが違法薬物になった1920年代から1930年代初頭までの13年間に，多くの人が刑務所に収容され，それでも飲み続けたい人は闇営業の酒場で飲むか，自家製の酒を密造し，それが非常に深刻な健康問題を引き起こすことにもなった。1980年代以降は，違法薬物使用で膨大な人数が刑務所に収容され，その結果，何千もの子どもたちが，親や親族からの養育を受けられずにきた。それだけにとどまらず，厳罰は内在化もしていく。間違いや違法だと言われていることをすると，社会からのスティグマに直面することになるが，同時に，内在化されるスティグマ――羞恥心と罪悪感――によって傷つきやすくなるのである。

　スティグマによって殺されるのだ。腫れもの扱いされ，辱めを受け，追放されることで，心が崩壊していく。そんな状況で向上なんてできない，むしろ麻痺してしまう。腫れもの扱いされ，追放されるということは，つまり排除だ。羞恥心は自分自身に向けられた感情である。罪悪感とは異なる。罪悪感は，自分の行いに対する負の感情であり，そして，そこに被害者がいることに焦点が当てられる場合もある。羞恥心は，自分という存在に対する負の感情であり，それは自身の人種や障害，あるいは家族など，変えることができないようなものに対して向けられることがある。あるいは自分自身がとったとても恥ずかしい行動に対する場合もあるかもしれない。いずれにせよ，その感情は自分自身についてであり，また自らの行動が自分をどのように形成しているのか，ということに対して向けられるものだ。根本的に欠陥があると捉えてしまうような非常にネガティブな感情だ。それは，相当な量のクラック，スピード，ヘロインで，自分を消し去りたいと泣きつきたくなるような感情なのだ。

　ある女性は調子を崩してスピードでハイになるたびに，何度も「恥かいたって，別に何も変わらないじゃない！」と叫んでいた。薬物使用をめぐる羞恥心が与えるインパクトの大きさと，何も変えることができない困難さについて，彼女は何か重要なことを伝えようとしていたのだ。彼女をはじめ，彼女のような何千人もの人たちがいるから，ハームリダクションは徹底して，その人をありのままで受け入れることにしている。どんな人であろうと，どんな選択をしてこようと，どんな薬物を使っていようと，そのままで迎え入れるのだ。

　Stuart McMillenのコミック「War on Drugs（www.stuartmcmillen.com/comic/war-on-drugs/)」には，厳罰主義とはどのようなことかがきちんと描かれている。麻薬撲滅戦争の不完全な論理的根拠と，それが薬物を使用する人と社会全体の健康と福祉に与える影響について説明しているのだ。

> 処罰とスティグマによって，ハイにならざるを得ない理由はむしろ増えていく――恥と罪悪感の痛みを消し去るために。

なぜ問題になる人とならない人がいるのだろう……

卒業，セルフチェンジ，自然回復

　薬物誤用における卒業とは，済ませるということである。先に進むために立ち去り，人生のあらたなステージに突入するという意味だ。前述したとおり，ほとんどの場合は30歳になるまでに，問題のある薬物使用状態から卒業する。Heymanによれば「アディクションが治る割合はあらゆる精神障害のなかでもっとも高い」。さまざまな薬物を見ると，コカインに依存していた人の半数は4年後には治っており，大麻に依存していた人の半数は6年後に，アルコールに依存していた人の半数は16年後に治っている。そして，この統計は実は治療プログラムや自助グループにつながらなかった人に関するものなのだ。

　特に専門的な支援につながることなく変化することを，セルフチェンジという言葉で表現する研究者もいる。こ

> アディクションが治る割合はあらゆる精神障害のなかで最も高い。

れは役立つものがまったくなかったという意味ではない。大事な人をがっかりさせたり，不仲になってしまったり，仕事に悪影響が出たり，新しい仕事を任されたり，結婚したり子どもができたり，ほかにも特定できない —— 無意識の領域にあるような —— 何かがあって，そうしたことで，深刻な，あるいは問題的な薬物使用状態から移行することがある。つまり，薬物を誤用すると，自分自身の生活上の役割や責任と両立できなくなってくるのだ。自然回復と表現する人もいる。しかし，自然といってもまったく努力が不要というわけでもない。変化のなかに，集中力，努力，失うことに対する我慢，新しいことへのチャレンジ精神などが含まれているからだ。

レジリエンス

　レジリエンスとは，困難な状態からからさっと立ち直り，復調する力である。レジリエンスがあるということは，力強く，かつしなやかな（柔軟性がある）のだ。石を投げつけたときのガラスとゴムの違いに例えよう。ガラスなら割れるが，ゴムなら石は跳ねかえる。レジリエンスの主たる源は保護因子の存在だ。保護因子とは，物質使用問題を増進させにくくする内部・外部的な特徴である。ACE調査では，逆境にあっても子どものレジリエンスが生じるのを支える保護因子は何であるか，それを特定するための質問リストが開発された。レジリエンスを生み出す体験のなかには以下のものが挙げられる。

- ●両親のうち少なくともひとりからは愛されていたと感じている
- ●調子が悪いとき，いたわってくれた親や身内がいた
- ●家庭内のルールが合理的なものだった
- ●自分の強みを支持してくれた教師や大人がいた
- ●学校でどう過ごしているかを親が気にかけていると知っていた
- ●家庭内の状況が悪いとき，相談できる大人がいた

すべてを包括するもの —— 生物・心理・社会モデル

物質誤用は複雑なものであり，ハームリダクションにはこの複雑性が組み込まれている。この本では，あらゆる側面 —— これまでに取り上げてきた内容も，それ以上のことも含め —— を考慮に入れて生物・心理・社会モデルを取り入れた。これは，生物的（脳を含む身体）・心理的（思考，信念，感情，期待，動機）側面と，薬物を使うことも含め日常的な生活を送る社会的な状況との絶妙な相互作用によって，薬物使用を経験するという捉え方である。このモデルは，Norman Zinbergから採用したものである。彼は精神科医で，ハーバード大学の研究者であるが，著書の *Drug, Set, and Setting : The Basis for Controlled Intoxicant Use* においてある枠組みを考案した。

1970年代後半と1980年代初頭に行ったヘロイン使用者を対象とした研究で，Zinbergはヘロインを娯楽的に使用するという現象に気づいた —— つまり，何年間も使用しているのに依存していないのだ。これは，「依存性のある」ヘロインを使うと自ずと依存症になっていく，という常識を覆した。広範にわたるインタビューを通して彼は，アディクションは単に「依存性」のある薬物に依存しているわけで

> バランスのとれた薬物使用とは，社会的な抑制によって調整可能となるが，アルコールやタバコに関するものばかりで，違法な薬物に関するものはほとんど存在しない。

はないという理解に至った。また，単に「病気にかかった」というものでもないことも理解した。ヘロイン（やコカイン）を娯楽的に使う人は，人付き合いで飲酒する人と同様に，分別のある選択をしている。つまり，毎回，時と場所を選び，ほどほどに使っている，ということに彼は気づいたのだ。Zinbergは，バランスよく薬物を使用するのに重要なのが，社会的抑制の存在であることを発見した。社会的抑制とは，社会的な取り決め（行動ルール）と社会的な習慣（パターン）の組み合わせである。例えば，飲酒する人のほとんどは，社会的抑制による調整のもとで飲酒している。つまり，「朝から晩までは飲まない」「マイペースで」「自分の限界を知っている」「飲酒運転はしない」といった飲酒をめぐるさまざまな取り決めと習慣が存在している。

薬物（物質そのものの薬理学的作用 —— 興奮，鎮静，幻覚など）と，セット（使用時の気分，精神状態），セッティング（使用者の身体的・社会的環境）の相互作用によって，薬物使用を，娯楽として楽しめることもあるし，問題になることもあると，Zinbergは提言した。

さまざまなセットとセッティングが，薬物体験に影響を及ぼす。例えば，夕食時にワインをグラスで一杯飲むのと，それが友達と賑やかに一本のボトルを分けあって飲むのと，あるいは離婚して自宅に一人きりで，しかも空腹時に飲むのとでは，それぞれが異なる。最初の例では，ワインは食事の一部であり，食事の味も楽しさも高めてくれる。次の例では，ワインでリラックスしたり，酔っぱらったりして，そして友人と過ごす楽しさ広がっている。3つ目の例では，ワインは怒りと悲しみをもたらしながら，痛みを和らげるか，強めるか，あるいはその両方の役割を果たしているのだろう。薬物によって問題だけが起こるのではなく，相互作用によってさまざまな薬物体験がもたらされるのである。最高のマッシュルーム体験は学生時代に仲のよかった友達と一緒のときで，最悪のトリップは残念な彼氏と一緒のときだったかもしれない。徹夜で勉強しなければいけないときに欠かせないスピードを，土曜の朝からレストランでバイトするために使っ

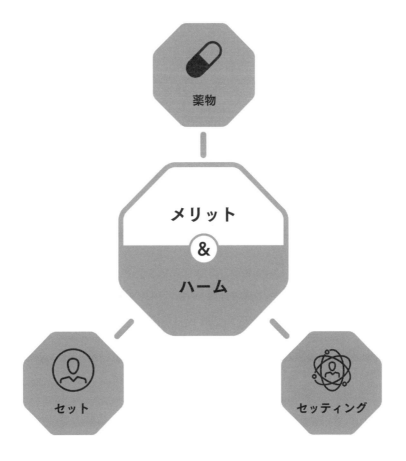

たら，歯ぎしりしながらただうろうろ歩き回ることになった。そして，その晩にもう1回キメた
ら，超イヤな奴になって，友達から「帰れ」と言われたこともあったかもしれない。つまり，同
じ人が同じ薬物を使った場合であっても，時と場合で違う
経験をする。

この本のなかや実際の臨床場面では，このZinbergのモ
デルを改変している。つまり，各薬物の使用量・頻度・摂
取方法・違法性の有無，さらには他の薬物や処方薬・市販薬と併用しているかどうかも付け加え
た。さらに，セットを理解するうえで，生育歴（特にトラウマ），セクシュアリティ，民族，その
他のアイデンティティ，性格，精神状態・心理状態，精神疾患として診断されたもの，健康状態
も考慮している。使用のセッティングについては，家族の存在，社会的な支援，地域社会やさら
に大きな社会経済と文化に関わること，そしてストレスを引き起こす要因にまで拡張して捉える
ようにした。この方法なら，薬物体験ごとのニュアンスを特定し，その原因をたどっていくこと
で，適切に問題を見定め適切な方法で取り組むことができる。

> たとえ同じ人が同じ薬物を使っ
> た場合であっても，時と場合で
> 違う経験をする。

最後の分析……

　これまでにわかったことは，薬物使用は単純ではないということだ。疾病（病気）説は，病人かそうじゃないかという誤った分断を生み出してしまった。人がいかにして薬物と関与し，巻き込まれるのかについて，たとえ脳が現代科学と現代思想において最上位に位置するとしても，脳だけに限定することはできない。薬物やアルコールを使用する理由は単純ではない。問題が起こる理由も複雑だ。トラブルを避けられるかどうかは，暮らしのなかにどれだけ選択肢を持っているかによるだろう。ハームリダクションでは，個別の事情があるなかで使用される一つひとつの薬物に関連する問題を，ひたすら柔軟に理解しようとする。

次は？

　次の章では，使用する薬物一つひとつに対して，自分なりの理解を深められるようなモデルを紹介している。その過程で，それぞれの薬物との個別な関係性を分析し，薬物に関連する問題を生み出すあらゆる要素を，より詳しく理解することを目指す。

思い出してみよう…

　「アディクション」は病気ではない ―― それは生物・心理・社会的状況の複雑な相互作用によるものである。
　自分にとって最も納得のいく方法で，薬物との関係性を見出せるようになっていく。
　多くの人が薬物問題から卒業している ―― この本を読んでいる人もそうかもしれない。

第5章
困りごとに気づくためには

どのくらい飲んだかは，どのように飲んだかほど問題で
はない。

—— MALCOLM GLADWELL (*Drinking Games*より)

　Gladwell は文化に注目した。2010年の *New Yorker* の記事のなかで彼は，1950年代にボリビアで研究に従事していた，ある人類学の学生の発見について記述している。その学生と彼の妻が暮らしていた村では，毎週末のように強いアルコールを多量に飲む宴が開かれていた。そのしきたりに参加したほとんどの村人が酔っ払い，気を失っていたにもかかわらず，喧嘩になったり暴れたりするようなことは起きず，「陽気な会話」だけがあった。夫妻はコネチカット州のニューヘブンへ戻ると，イェール大学アルコール研究所に連絡した。すると，彼らの発見と一致する研究があった。それは，イタリアのある地方出身の移民に見られる飲酒に関する研究で，そこでは毎日，しかもたいていは一日に何度も飲むことがあるのだが，アルコール依存症になる割合が極めて少なかった。記事のなかで導かれた結論とは，アルコールに関する問題は，アルコールそのものとの関連性より，文化との関連性のほうがずっと高いということであった。

　自分自身が困っているのかどうか見定めようとするなら，その使用をめぐる状況 —— 場所，時間，そして行為 —— に注目すればよい。どの状況に問題があり，どれがそうでないのか，そこに視線を向ける。自分の薬物使用が原因で，自分自身または周囲にいる人たちは悪影響を受けているだろうか？　そうかもしれないし，そうじゃないかもしれない。ある薬物に関してはやっかいなことになりそう，ということもあれば，そうでない薬物もあるかもしれない。アルコールを飲みすぎたときは，下品になったり暴れたりするかもしれないが，覚せい剤を使ったときは，はつらつとして，軽妙になり，人気者になるのかもしれない。あるいは何かの錠剤を，オーバードーズになりそうなリスクのある方法で使うかもしれないのに，大麻なら，多幸感に満たされニコニコ笑う程度の緩やかなハイを楽しめるかもしれない。直面している問題が何であれ，その問題の原因がひとつだけということはまずない。薬物だけ，自分自身だけ，環境だけのせいだけじゃな

い。これら3つの絶妙な組み合わせ，しかも人それぞれに異なる絶妙な組み合わせなのだ。

　前章では，自分自身と薬物との関係性について考えるいくつかの切り口——病気，学習，自己治療，トラウマ，そして脆弱性——を提示した。そうすることで，自分にとって，薬物との関係性に最もフィットする理論がどれなのか，メニューから選べるように整理した。さらにドラッグ・セット・セッティングモデルを紹介した。そこでは，自分自身，使う薬物，薬物を使うことがある生活状況，そのすべてを結びつけて捉えることが可能になる。ドラッグ・セット・セッティングモデルは，異なる薬物ごとに，その薬物のどの側面が役に立ったか，どの側面が悪影響を及ぼしたかを紐解く手助けをしてくれる。例えば，覚せい剤を使うことで，レストランでの仕事をやり切ることができるようになっているとする。ただし，過活動になって休息はとらず，しかもハイになって休む必要があることに気づけず，やがて疲れ果ててしまう。そんなことになってもおかしくない。一方で，覚せい剤を使って羽目を外してセックスするときには，コンドームのことなどどこかへ吹き飛んでしまうことがあるかもしれない。HIV，肝炎，その他の性感染症に感染する健康へのリスクを考えると，仕事で疲れ果ててしまうリスクより何倍も考慮すべき点である。ベンゾジアゼピン系や鎮痛剤などの処方薬は，不安や痛みに対して大きな効果をもたらす治療薬であるが，もし服薬しないと生活が送れないくらい習慣化しているとしたら，それも問題である。処方薬は，家族の問題，仕事の問題，自尊感情に関わるようなことなどを解決してくれるわけではない。とはいえ，そうした問題の影響を受けるような体験は，処方薬によっていくらかマイルドなものになるかもしれない。手元にある処方薬・市販薬は，成分や用量が不明瞭なものではないはずだから，そうした薬物は，生活上の難局を乗り切るための乗り物のチケットのようなものと言えるだろう。

　この章では，ドラッグ・セット・セッティングモデルを使って薬物使用の詳細を整理する。そうすることで，自分自身と薬物との関係性のあらゆる側面を，一度に眺めることが可能になる。どの側面が悪影響を強めていて，どの側面が特に役立っているのかを気づくことができる。そして，実は薬物のせいではない場合もある。破綻した夫婦関係のせいかもしれないし，適切な治療を受けられないでいる抑うつ症状のせいかもしれない。あるいは，大麻が魂を救っているのではなく，自分を愛してくれる人と一緒にいることで気分が高揚するのかもしれない。そこから，（もし自分に何か困りごとがあると思っているのなら）母親やパートナーやセラピストにとってではなく，自分自身にとって，まずどの困りごとに焦点を当てるのがいいかを考え始めることができる。この章を終えるまでに，薬物に関連する困りごとがどこにあるのかということについて，たくさんの役立つアイデアを手にするはずだ。ドラッグ・セット・セッティングモデルにより，何から取り掛かるべきで，そして何を後回しにすべきか，優先順位をつけられる知識と力を身につけることができればなによりである。

　自分が使う薬物，自分自身，そして自分の置かれている状況について掘り下げていく作業をしようとするとき，自身の薬物使用のパターンは長い時間をかけて形成されてきたものであるから，それを紐解いていくことに時間がかかったとしても何も不思議ではない。たじろぐこともあるだろう。必要なだけ時間をかけてかまわない。休みをとりながら，無理をしない範囲で自分自身について考えてみよう。

ドラッグ・セット・セッティング ── さらに詳しく

　ドラッグ・セット・セッティングとはいったい何を意味するのか？　そもそもそれは何のこと
か？　自分自身の薬物使用とどのように関係して、どうしてそれが困りごとに結びつくのか？　こ
の章では、それぞれについて詳しく説明していく。そして、それらがどのように影響し合ってい
るのかを、再びシェリル、タイラー、ルーベンのケースをもとに描き出していく。

　ドラッグ・セット・セッティングモデルにより、自分自身の薬物使用について細かく分解して
いくことが可能になる。それは、好きなサッカーチームが試合に負けた翌朝に、うじうじと引き
ずっているようなものだ（すぐに次の試合があるから、実際にはいちいちそうならないのだろうけど）。
あんなによくやれてたのになぜ負けたのか、納得がいかないまま翌朝を迎えたとする。前日の試
合を振り返り、どこが悪かったのかを探し始める。後半開始直後の攻撃のとき、監督の采配ミス
があった、そのせいだ、と。あるいは、10代の娘と言い争いをした後に、なぜそうなったのかを
分析するようなものかもしれない。門限を決めることに娘が同意しなかったことが、言い争いの
真の原因でないことはわかっている。原因はその前からあった。娘は数学のテストが全然できな
かったため、成績が下がれば奨学金を受けられるチャンスを失うかもしれないと動揺し、そうなっ
たら学費を支払えるか不安になってしまった。娘はいっそう気まずくなり、時間通りに帰宅する
ように、という（余計な）小言にキレたのだ。

　では、ドラッグの場合だとどうだろう。

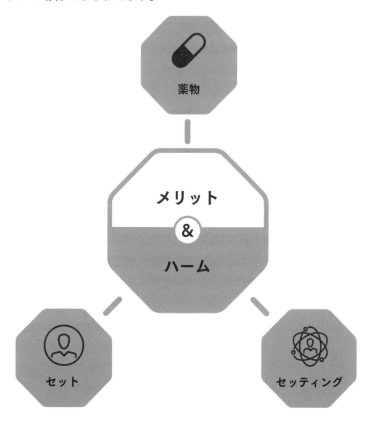

ドラッグ

ドラッグはタイプごとにそれぞれ異なる化学作用があり，幅広い効力がある。そして，どのように使ったか，どのくらいの量をどのくらいの頻度で使ったかによっても，その効果は変化する。

ドラッグの種類

まず重要なのが，薬の作用である。アッパー系，ダウナー系，オールラウンダー（薬剤師 Darryl Inaba による見事な呼称である）などと表現される。これらは学術用語ではないが，意味は通じるだろう。ここでは，薬物がもたらす体験ごとに，4つのタイプに分けている。

● 覚せい系 —— カフェイン，コカイン，覚せい剤，ニコチン，チャット（khat），バスソルト状の合成カチノン
● 鎮静系（中枢神経系の抑制）—— オピオイド，ベンゾジアゼピン，バルビツレートなど。アルコールは中枢神経系を抑制するが，少量であればその脱抑制効果により，覚せい効果も生じる。
● 知覚変容を主作用とする**サイケデリック系** —— ハルシノゲン，エクスタシー，大麻，ケタミン
● 感覚まひ系 —— フェンシクリジン（PCP），シンナーやガス，ラッシュ

この分類は，すべてを表しているものではないし，人によってそれぞれの薬物に対して，顕著に異なる反応が出ることもある。大麻に鎮静効果を感じる人もいれば羽目をはずす人も，さらには被害妄想的になる人もいる。今や多様な効果をもたらす何百にも及ぶ品種が開発されており，さまざまな目的に応じて自分が望むものを買い求めることが可能な状況にある。

最後に，とても重要なことだが，薬物はそれが何であると名乗っている通りのものではなくなってきている。錠剤にしても，合成カンナビノイド，ヘロイン，エクスタシーにしてもリスキーな賭けなのだ。世界中で製造されているが，複数の物質が混入されていて，そのなかには人体への摂取に適さないものも多くある。すでに述べたように，多くの人が入院していることがニュースの見出しになっている。もし，この本を10年後に読んでいるのであれば，ニュースの見出しはきっと変わっていることだろう。薬物使用が法律で規制認可され，薬物は米国食品医薬品局（FDA）の承認を受けた研究所や工場で製造されているかもしれない。

> 薬物は，名前通りのものではなくなってきている。

使用方法

どのように薬物を摂取するか —— 使用方法 —— は，薬物が脳に到達する速さとインパクトの強さに影響する。次の4つが主要な方法である。

● あぶり —— 最速の摂取方法である。薬物は肺の中で血流に吸収され，酸素とともに即座に脳へ運ばれる。早ければ早いほど強烈になる。そのため，クラックのあぶりのほうがコカインを鼻から吸引するよりもずっと大きな問題と言われたりする。
● 注射 —— 静脈注射（IV）と筋肉注射（IM）がある。静脈注射は，脳に最大限の薬物を送る方法として最も効果的である。筋肉注射はケタミン以外ではあまり一般的ではない（ケタミンを静脈

注射で使いこなそうとするのはかなり難しいため）。

● **鼻からの吸引** —— 鼻腔内または他の粘膜からの吸収（例えば，直腸粘膜からの摂取）

● **経口摂取（飲み込む・食べる）** —— 薬物が血流に吸収されるのに最も時間がかかり，効果の薄い方法である。なぜなら，薬物が消化システムによって処理（代謝）・分解されるまで，血流に吸収されないためである。とはいえ，アルコールは通常，経口摂取されるし，そうあるべきだ。大麻についても，さまざまな効能があるが，大抵の場合は経口摂取が望ましいと言える。

摂取量と使用頻度

いつ，どのくらいの量を，どのくらいの頻度で使うのか？ 少量であれば，多幸感が生じるかもしれないし，量が多くなれば，「泥酔」やオーバードーズになるかもしれない。薬物が，自然由来の植物性のものか，植物から有効成分を抽出したものか，あるいは研究室で作られたもの（合成物）か。それは摂取量にも影響を及ぼす。抽出されたものや合成されたものは，はるかに強力なのだ。薬物の法的な位置づけもとても重要である。違法薬物はその品質管理などまず見込めないし，適正な使用量や純度をチェックするのが困難だ。さらに，逮捕されないよう急いで使用することもある。そうすると，注射で使う際に効き目を確認するため少量で試すのをやめてしまう。だから，ドラッグを急いで使おうとすることは危険な場合があるのだ。

使用頻度は薬物に対する耐性（オーバードーズのような重篤な悪影響が出ることなく，薬物を体内に吸収する能力）とも関係してくる。もし使用を維持できているのであれば，一定の頻度で，酩酊状態も安定的で，劇的な浮き沈みもなく使用している，ということなのであろう。だからといって，必ずしもオーバードーズや他の悪影響を避けられるということではないが，より予測可能にはなる。けっこう使いこんでいる人の場合，一日中あるいは数日間ぶっ通しで使うことがある。定期的にそうやって使っているけれど，使用の谷間は，しっかり機能的に暮らしていることが多い。だんだんと判断力が鈍くなり，薬物使用や飲酒に伴う危うさが増していくこともあるかもしれない。ときどき嗜む程度なら，注意しながら計画的にできる —— 例えば，週末に，マジックマッシュルームや，シングルモルトのウイスキーで盛り上がるとか。ただし，単なるパーティーのつもりが２日間ぶっ通しになってしまうなど，予期せずひどいことになる場合もある。

いつ使用するかは，日常の過ごし方にも影響を及ぼす。朝一番に覚せい剤をガツンとキメることで，早朝の会議にちゃんと出席できるかもしれない。一方で，毎朝大麻を一服するのが習慣になっている場合には，それで朝の会議で大活躍するということにはならないだろう（もちろん，その会議によるのだが）。夕方にお酒を飲むのはリラックスできるし楽しいけれど，ランチタイムに飲んだら，午後の仕事に支障が出てきそうだ。そして，毎日のように一日中使ったり飲んだりするようになることがある。こうなると，もう常態化していてカオスなのだが，

> どんな使用パターンであっても，何かしらの役に立っているのだ。

それが，その人の日常になってしまったということなのだ。

薬物のミックス使用

複数の中枢神経系鎮静薬を組み合わせて使うと，オーバードーズの危険が高まる。覚せい剤などのアッパー系を混合して使えば，心臓発作や脳卒中のリスクが高まる。そして，もしダウナー

とアッパーの薬物を混ぜ合わせると，一方の薬がもう一方の薬の作用を隠してしまい，効果を感じようとしてさらに量を増やして使おうということになる。

セット

　セットとは，パーソナリティや健康状態，気分など，つまり薬物を使う本人自身と，本人に属するさまざまな一面を意味するもので，そうしたものがいろいろと影響し合うなかで，薬物の使用が健康的になることもあれば，ならないこともある。もともとは薬物を使用する際の，本人のパーソナリティや気分だけを意味することが多いのだが，ここではより広く，その人をありのままで丸ごと捉える。

属性（年齢，性別，人種，セクシュアリティ，民族性，アイデンティティ，文化，社会経済的状況）

　年齢が上がると，薬物（治療薬も含め）の効果がより表れやすくなる傾向があるため，期待する効果を得るのに必要な量は少なくなっていく。女性は男性に比べて，アルコールを代謝する消化酵素が約50％少ないため，少量でも酔いやすい。アジア人に代表されるように人種によっては，半数近くがそもそも肝臓におけるアルコール代謝酵素がないという場合もある。飲酒すると顔が"紅潮"したり頭痛が起きたりするのは，アルコールを毒とみなした身体反応である。また，性別違和やセクシュアリティも関係してくる。歴史的に，ゲイおよびトランスジェンダーコミュニティにおける薬物使用率はかなり高く，それは恐怖，拒絶，脅威，秘匿性，そしてスティグマによるものと考えられる。

　自分自身の文化的アイデンティティと，帰属集団に対する帰属意識がどのくらい高いか，その集団にどのくらい安心感を持てるのか，ということも重要である。その民族のなかで，あるいはその地域では薬物使用がどのように見られているだろう。当然に何かしらの見られ方があって，同時に，本人はそこに葛藤を抱いているかもしれない。自分自身が帰属する文化に対して疎外感を抱いていることもある。なぜなら，その集団のことを好きになれないから，あるいは，そこから拒絶されたからかもしれない。本人にはもっと馴染む他のアイデンティティがあるのかもしれない。よくある例として，若者（場合によっては成人でも）がゲイであるとカムアウトする，民族が異なる人と交際する，そして自分の家族や出身地域とは根本的に異なる政治的見解を主張するような状況などがある。その結果，ドラッグが馴染むサブカルチャーに身を置くようになる場合がある。拒絶と疎外感によって自尊感情が大きく傷つけられ，抑うつや怒りの感情が生じやすくなっていても不思議ではない。

　社会経済的なステータスにも着目する。特に金銭またはその他の資産との関連が強いからである。非正規なのか正社員なのか，役員レベルなのかなど，その人の雇用形態や役職なども視野に含めて考えることが多い。資産力はリスクの重要な要素である。あまりお金がなくて路上で薬物を購入するのであれば，質の悪いドラッグを手にするリスクが高まる。一方で，たくさん購入できるくらいの金持ちであれば，元締めに近い人からより純度の高いドラッグを購入することが可能になる。どこで使うか，清潔な水が使えるのか，プライバシーが守られるのか，きちんとした食事がとれるのか，などもお金をどのくらい持っているかと関連する。ホームレス状態にありながら注射で薬物を摂取する人のほうが，立派な家に住んで使う人よりも心配なことが多い。

パーソナリティ

　リスキーなことに挑戦するのが好きな人がいる。こうしたパーソナリティの人は，慎重な人に比べて，いろいろな薬物を試してみようとなりやすいかもしれない。普段から用心深かったり，保守的なところがある人は，薬物を使うなかで，慎重に考えながら，リスクが高そうな状況を避ける傾向があるかもしれない。そして，そういう人は，経験のある仲間に習いながら薬物使用を覚えていく傾向にある。人生の新しい意味や新しい視点を追求するタイプの人は，意味や洞察を求めようとして，LSD や他の幻覚剤に惹かれるかもしれない。反逆精神が強く，権力者は嘘ばかりついていると考える人もいる。そういう人は，権威を仰ぎ見るタイプの人に比べて違法な薬物を使うことへの抵抗感が薄いかもしれない。仲間とつるむのが好きな人なら，エクスタシーを気に入るかもしれない。

きっかけ，欲求，気分

　そのときの気分だったり，何かしらのきっかけや，欲求の入り方によって，使ったときの体験は左右される。大麻や LSD のような幻覚剤を嗜む人にはピンと来るかもしれない。どのくらいハイになるか，リラックスするか，ふらふらになるか，多弁になるか，眠くなるか，不安にかられるか，そして「グッドトリップ」あるいは「バッドトリップ」になるかは，気分や欲求の入り方によって影響される。この現象は，アルコールで研究されてきた。アルコールを含んでいると言われてノンアルコールドリンクを渡されたときに，実際にアルコールを飲んだときと同じような酔いが顕著に表れたのだ。言い換えると，ほとんどの場合，期待通りになるということである。このことは，「リラプス（再使用）」についてもあてはまる。「1 回でも飲んだら，何千回飲んだも同然」と信じ込んでいると，消極的な考え方に支配され，その通りになってしまうのである。「もうどうでもいい！」，つまり，完全断酒・断薬の失敗によって引き起こされるのである。

健康（身体・精神・感情）と治療薬

　肝臓病，高血圧，肺疾患や糖尿病など，何かしら身体の調子が悪くなりやすい健康状態の人がいる。特定の薬物の効能が強く出やすい精神／心理状態にある人もいる。例えば，コカインはノルエピネフリンを活性化させ，急性ストレス反応が生じることもある覚せい系ドラッグなので，心配性の人がコカインを摂取すると，病的な疑い深さが症状として表れることがある。また，娯楽で使うクスリと治療のために服薬する薬が影響し合うこともある。感情面で不安定になりやすいところがあって，なかなかそのことに目を向けられないような場合でも，自分が気に入っているクスリが何か（ダウナー系か，アッパー系か，あるいはサイケデリック系か）に着目すると，どんな精神・身体・感情面の重要なポイントが根底にあるのか，あるいは混在しているのかを捉える手がかりが見出せるかもしれない。

セッティング

　何の薬物を使うのか，自分が何者であるか，そうしたことと同様に，どこで薬物を使うのか，さらにそこはどのような環境的な影響を受ける場所なのか，ということも重要となる。

　セッティングは，飲酒や薬物を使用する状況について表している。状況とは，使用する仲間内

の文化であり，その仲間内で守られているルールでもあり，そしてその場所が安全なのか危険なのかということも含んでいる。よく使う場所があって，よく一緒に使う仲間がいるかもしれない。一人で，あるいは身内や友達と一緒ということもあるかもしれない。屋外で，あるいは，アパートの室内かもしれない。セッティングは，使う予定の薬物の種類だけではなく，その効き方によっても左右される。最近のハームリダクションに関する研究では，ヘロインによるオーバードーズは，たとえいつも使っているのと同じものでも，よく知らない場所や一人で使ったときのほうが起こりやすいことがわかった。屋外で隠れてヘロインを注射することは，自宅でするよりも安全ではない。自宅はより清潔だし，水道水も使えるし，隠れなきゃいけない相手がいなければ，それほど慌てる必要もなく，自分のペースで慎重に使うことができる。LSDのようなサイケデリック系のドラッグをどこで，誰と使うかということも，「グッド・トリップ」になるか「バッド・トリップ」になるかに大きく関係してくる。一人で飲酒することは，誰かと一緒に飲むことと同じではない。一人で飲むのは寂しいということもあれば，よっぽど気楽だということもあるし，いろいろだ。大事なことは，命にかかわるようなオーバードーズなどの重大な事故に関連する薬物使用になるとき――例えば，ヘロイン，アルコール，エクスタシー，ガス，ケタミンやシンナーなど――，緊急時に何かしらケアをしてくれる誰かがそばにいれば，その人の命を守ることができる（その人がそうできないくらいキメていたり，救急車を呼ぶのを怖がったりしなければ）。

　より広い規模で捉えると，その人が暮らす地域や，主流の文化における薬物に対する態度や考え方であったり，個々のアルコールや薬物に対する法的な位置付けは，薬物使用を伝える社会的な規範や慣習のあり方に大きく影響を及ぼしている。多くの人にとって，その人のコミュニティとは，家族や友人との個人的関係によって基本的に構築されている。しかしながら，コミュニティはその人の信仰から，政治的，社会的な状況まですべてを表しうるのだ。ある文化に特有の信仰，伝統や娯楽があるかもしれない。信仰が重要だったり，大切な行事があったりするかもしれない。ほとんど家族とだけ過ごす文化もあれば，友達がとても大事だという場合もあるかもしれない。結婚して子どもを持つのが当たり前というところもあるかもしれない。もし自分はそうじゃないとしたらどうなるか。多くの人にとって何がめでたくて，何が喜ばしいことなのか。あるかたちの生き方を送るのが当然だとみなされていることがあったり，より多く働いていることが評価されるということもあるかもしれない。こうした文化や慣習は，自分らしさの形成に影響を与えているのだが，同時に，そうした主流文化には馴染まないと感じていることもあるだろう。例えば，厳格なイタリア系カトリック文化のなかで育った女性だが，レズビアンであり，女性は（男性と）結婚し子どもを持つものとされる文化に身を置いていることがある。あるいは，若くして結婚し，子どもを持ち家族を養っているが，じつは大家族の一員でいるよりも，自由に旅行したいと思っている人もいるだろう。心のなかのそうした葛藤は間違いなくその人の薬物使用や飲酒の捉え方に影響を与えているし，それはその人の家族の捉え方とは異なったものになっているだろう。米国におけるオピオイドのヘビーユーザーが，深刻な心理社会的困難に直面している割合は，英国よりもはるかに高いという興味深い研究結果がある。英国のほうがドラッグに対して柔軟な考え方が広まっているため，薬物を使用する人たちの間に，薬物は乱用を最小限に抑え，仲間内でほどほどに使うものという慣習が芽生える心理的な自由さがあるのだろう，と研究者たちは考えた。

　セッティングには生活上のストレスやサポートも含まれる。仕事をして十分なお金を持ってい

る場合もあるし，反対に貧困の場合もある。養っている家族がいる場合もあれば，一人暮らしという場合もある。家族との関係性もいろいろだ。薬物使用をパートナー，子ども，両親または兄弟に隠しているかもしれない。家族は薬物使用のことを知っていて，心配していることもあるし，そのことを恥じている場合もある。さらに，その他の何かしら関係ある人たち——支えてくれる友達や，一緒の時間を過ごす人たちなど——がいるか。友達のなかには，健康的な選択や行動を後押ししてくれる人もいれば，不健全な選択や行動を後押ししてくれる人もいるものだ。

ドラッグ・セット・セッティングがどう役立つか

シェリル，タイラー，ルーベンの場合

シェリル，タイラー，ルーベンは，3人ともそれぞれにユニークな特徴と困りごとを抱えている。90〜92ページのドラッグ・セット・セッティングの図をもとに，3人の困りごとを整理してみよう。

関係性を読み解く

ドラッグ・セット・セッティングの図を用いて，個人の薬物使用に関連するすべての要素を描き出し，そして要素ごとの関係性を読み解いてみる。まず，薬物およびその使用パターンと，セットおよびセッティングに関連する困りごととの間で線を引くことができる。シェリルの場合，いくらかの飲酒によって，仕事や性的な関係からくるストレスを何とかしようとしていた。しかし，彼女は高血圧症で，過度の飲酒によりそれが悪化していた。彼女はある男性と恋愛関係になりたいと望んでいたが，彼女の生い立ちがそれを難しくしていた。飲酒すると緊張を緩和させセックスすることができるのだが，同時にイライラしやすくなり，喧嘩してしまう。バイコディン（Vicodin）はアルコールと組み合わせて使われるようになり，治療薬としてはもはや有効でなくなった。そして，ひとりでいるときは大量に飲酒するため，オーバードーズのリスクはどんどんと高まっている。

個人と薬物とさまざまなセッティングの関係は無数に存在しうる。自分自身のドラッグ・セット・セッティングの図表を，薬物ごとに書き出していく際には，何かしら影響がありそうな要素と要素の間に線を引くことができる。何が原因で何か起きたのか，ということも重要ではあるが，そこはあまり気にしなくてかまわない。ここの目的は，どこから手をつけ始めるのかを見出そうとすることである。それは手編みのセーターの毛糸を解きほぐすようなものだ。もし，はさみで切り刻みたくなければ（つまり，セーターの毛糸を無駄にしたくなければ），紐解くために必要な毛糸の先端を見つける必要がある。ドラッグ・セット・セッティングを利用することで，低いところにぶら下がった果物，つまり最も取り掛かりやすく，変化のプロセスを開始しやすそうなポイントをつかむことができる。詳しくはこの後の章で取り上げている。ここでは，まず自分自身のドラッグ・セット・セッティングを書き出してみよう。

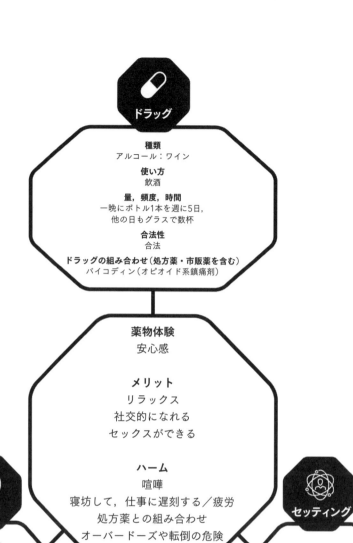

シェリル

ドラッグ

種類
アルコール：ワイン

使い方
飲酒

量，頻度，時間
一晩にボトル1本を週に5日，
他の日もグラスで数杯

合法性
合法

ドラッグの組み合わせ（処方薬・市販薬を含む）
バイコディン（オピオイド系鎮痛剤）

薬物体験
安心感

メリット
リラックス
社交的になれる
セックスができる

ハーム
喧嘩
寝坊して，仕事に遅刻する／疲労
処方薬との組み合わせ
オーバードーズや転倒の危険

セット

一般情報
46歳，アフリカ系アメリカ人
南部の小さな町の中流家庭で育った
ヘテロセクシュアルの女性

自分のこと／交友関係／仕事
成功した黒人専門職（弁護士）
地域のさまざまな活動に従事
他の専門職とよく交流する

パーソナリティ
友好的で親切，幾分控えめ
親密な関係が苦手

使用動機／効果への期待
リラックスできる，セックスしやすくなる，
いつも役に立つ

健康（身体，精神，感情，治療状況）
高血圧，幼少期の性的虐待による
PTSD，疲労

セッティング

使用環境
自宅であるいは友人と外で
デートで

周辺環境
（受容的？／孤立してる？／危険？）
友人は心配している，
処方薬については非公表，
家族と周囲の人たちにとっては
衝撃的

ストレス
ストレスの高い仕事，
男性との関係

支援
仲の良い友達，
地域住民は好意的，
両親の愛情

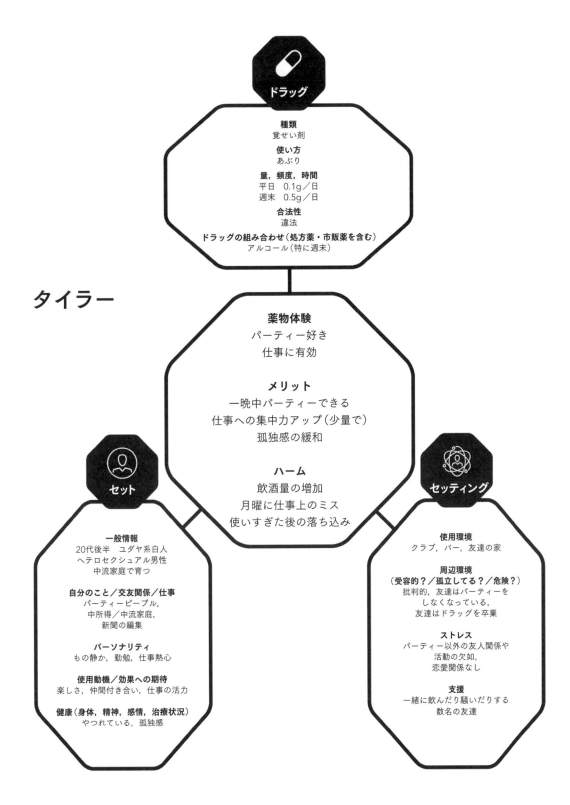

タイラー

ドラッグ

種類
覚せい剤

使い方
あぶり

量，頻度，時間
平日　0.1g／日
週末　0.5g／日

合法性
違法

ドラッグの組み合わせ（処方薬・市販薬を含む）
アルコール（特に週末）

薬物体験
パーティー好き
仕事に有効

メリット
一晩中パーティーできる
仕事への集中力アップ（少量で）
孤独感の緩和

ハーム
飲酒量の増加
月曜に仕事上のミス
使いすぎた後の落ち込み

セット

一般情報
20代後半　ユダヤ系白人
ヘテロセクシュアル男性
中流家庭で育つ

自分のこと／交友関係／仕事
パーティーピープル，
中所得／中流家庭，
新聞の編集

パーソナリティ
もの静か，勤勉，仕事熱心

使用動機／効果への期待
楽しさ，仲間付き合い，仕事の活力

健康（身体，精神，感情，治療状況）
やつれている，孤独感

セッティング

使用環境
クラブ，バー，友達の家

周辺環境
（受容的？／孤立してる？／危険？）
批判的，友達はパーティーを
しなくなっている，
友達はドラッグを卒業

ストレス
パーティー以外の友人関係や
活動の欠如，
恋愛関係なし

支援
一緒に飲んだり騒いだりする
数名の友達

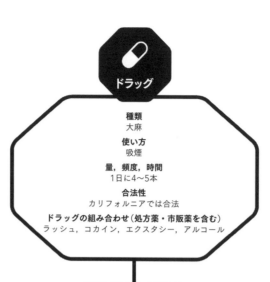

種類
大麻

使い方
吸煙

量，頻度，時間
1日に4〜5本

合法性
カリフォルニアでは合法

ドラッグの組み合わせ（処方薬・市販薬を含む）
ラッシュ，コカイン，エクスタシー，アルコール

ルーベン

薬物体験
受容的

メリット
HIVへの不安からの解放
喜びを感じられる
トラウマ記憶の消失

ハーム
不安や被害妄想的になるときがある
仕事上のトラブル
肺へのダメージ

セット

一般情報
31歳　ラテン系　男性
カリフォルニアの田舎の
厳格なカソリック家庭で育つ
移民二世
労働者階級

自分のこと／交友関係／仕事
ゲイコミュニティ，不安定な仕事

パーソナリティ
愛情深い，社交的

使用動機／効果への期待
記憶の消失，社会的な所属願望

健康（身体，精神，感情，治療状況）
抗HIV薬を服用中（まだ効果なし），
抑うつ，不安

セッティング

使用環境
バー，パーティー

周辺環境
（受容的？／孤立してる？／危険？）
所属コミュニティでは
飲酒や薬物使用は普通，
コミュニティ外では批判されやすい，
とても厳格な家族

ストレス
HIV，失業時の借金

支援
何人かの友達，
ゲイコミュニティ外では
最小限のサポート，
ゲイであることを理由に
家族から絶縁された，
HIVのことを知らない

私のドラッグ・セット・セッティング

　第2章で，薬物を使う理由を見出し，第3章で薬物使用によるダメージを考えてみた。そしてここは，自分自身のドラッグ・セット・セッティングの相互作用を捉える場面である。シェリル，タイラー，ルーベンの例を参考に，94ページのワークシートを使って，自分自身のドラッグ・セット・セッティングの図を描いてみよう。ひとつの薬物に対してひとつの図を作成する——セット・セッティングと薬物との関係は，薬物ごとに大きく異なっていることがある。次に，ドラッグ・セット・セッティングごとの要素の間にどんな関係があるかを書き出していく。この作業に数日あるいは数週間かけてもかまわない。ドラッグ・セット・セッティングは，薬物を序列のトップに置く疾病モデルとは根本的に異なり，関係性の相互作用を思考するプロセスである。慣れるには時間と練習が必要だ。ここでは作業用のワークシートを一つだけ掲載している。薬物ごとに作成するためには，このシートをコピーするか，209ページの特典URLからダウンロードすることもできる。

最重要ポイント

　この章を終える前にあらためて，ぜひ自分にとって最も懸念している困りごとに注目してみよう。そうすると，どこから手をつけ始められそうか，その優先順位が見えてくる。そして，何度でも繰り返し伝えたいことであるが，必ずしも薬物から始めなくても良いのだ。

> ドラッグ・セット・セッティングは，薬物を序列のトップに置く疾病モデルとは根本的に異なり，関係性の相互作用を思考するプロセスである。

次は？

　ここまで，たくさん学び，考え，感じ，そして自分自身の振り返りをしてきた。だから，もうさっさと次に進もう，と考えていたとしても不思議ではない。でも，そこまで急ぐこともない（もちろん，今の状況が自分自身や他の誰かの命にかかわるような場合であれば，できるかぎり早く変えていかなければいけないけれど）。次の章では，どのように変化していくのかを解説し，変化の計画とその選択について取り上げている。

思い出してみよう…

> 　誰もがユニークであり，複雑である。薬物使用も同じだ。
> 　使用している薬物だけではなく，社会的・司法的な背景も，個人の薬物体験をプラスにもするし，ダメージを与える重要な要素にもなる。
> 　必ずしも薬物が最大の問題であるとは限らない。

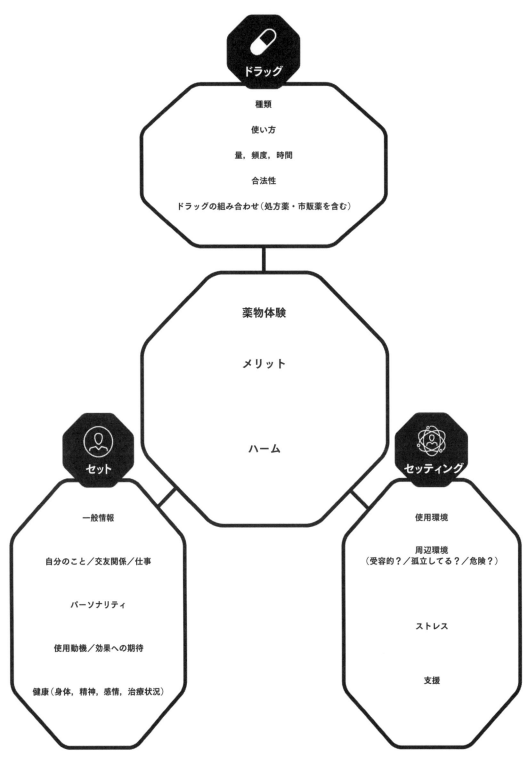

ドラッグ

種類

使い方

量，頻度，時間

合法性

ドラッグの組み合わせ（処方薬・市販薬を含む）

薬物体験

メリット

ハーム

セット

一般情報

自分のこと／交友関係／仕事

パーソナリティ

使用動機／効果への期待

健康（身体，精神，感情，治療状況）

セッティング

使用環境

周辺環境
（受容的？／孤立してる？／危険？）

ストレス

支援

From *Over the Influence, Second Edition*, by Patt Denning and Jeannie Little. Copyright © 2017 The Guilford Press.

第6章

どう変わっていくの？

「習慣は習慣だ。それは窓から放り投げるのではなく，
一段ずつ階段を降りさせていくようなものだ」

── Mᴀʀᴋ Tᴡᴀɪɴ（『二人の運命は二度変わる』より）

　習慣とは，人のなかに深く染み込んだパターンである。深く染み込んだとは，おろしたての真っ白なTシャツに付いた赤ワインの染みのように，深く取り込まれ，しっかりと定着し，そして取り除き難いことを意味する。つまり，赤ワインの分子がそのTシャツの一部になったように，その人の暮らしの一部になっているのだ。だから習慣を変えることは難しい。変化を嫌う人も，仕方なく順応する人もいれば，変化を好み，盛んに受け入れる人もいる（そういう人は，何かの習慣を育て上げているというより，次から次へと喜んで飛び移っているという感じかもしれない）。すでに述べてきたように，現代社会では，変わらないことよりも，変わることのほうに価値があるようにみなされているようだ。毎年，いくつもの新しいスマートフォンが発売され，レストランは続々と開店しては閉店し，最新のファッションにしても無数のアプリにしても，何かしら新しいことが，発展とみなされる。

新しいものは何でも崇拝するが，深く染み込んだ習慣を変えようと取り組むことに対しては，不寛容で，軽視されている傾向がある。

　それゆえ，深く染み込んだ習慣を変えようと努力することに対して，社会が寛容的でなかったり，重要視していなかったりしても，驚くべきことではない。健康に関して言えば，何かしら行動を変えようとするとき，そのために必要な時間とエネルギーに手を焼いてしまう。糖尿病という診断を受けた場合など良い例であろう。そのことを告げられると，ひどく不安になり，自分の生活スタイルをすぐにでも変えることを誓ったりする。もっと運動して，体重を減らして，食生活を見直して，そして，一日中自分の血糖値をチェックして，と思い浮かべる。最初は熱心だ。冷凍庫からアイスクリームを，棚からはチョコレートを取り除き，仕事帰りのファストフードでの食事をやめて自炊を誓ったりする。しかし，だいたい数日から数週間後には，ほとんどの人はサボり出す。実際に

は買い出しに行って料理をする時間など持てないし，チョコレートが見つからないと子どもたちの機嫌が悪くなるし，そうやって妥協し始める。運動だって楽じゃない。「週末限定アスリート」になって，いきなり運動し始めても，それが習慣化して新しいライフスタイルができあがるより，筋肉痛だけで終わることになりがちである。フライドポテトを食べているのを友達に見られ，批判を浴びてしょんぼりするのが関の山だ。

　薬物使用を変えようとすることもまったく変わりはない。なかには瞬く間に簡単に新しい薬物との関係性が築かれていくかのように見える（あくまで見えるということ）場合もあるが，ほとんどの場合は，変化はゆっくりと展開している。「ダメ。ゼッタイ。」はシンプルで，インパクトの強いメッセージだが，問題なのは，多くの人はそれでは変わらないということである。

　この章では，どのように変わるか，変化のプロセスを取り扱う。変化とは徐々に展開していくものであると示した研究がある。変化を継続させるために努力するということは，小さなステップを踏みながら，いくつかの段階を経ていくことなのだ。禁煙の中断に関する研究によると，禁煙が成功するまでには平均して7～10回の試みが必要だという。薬物を使うのをやめようとする人のなかには，初めての試みで成功する人もいるだろう。しかし，ハームリダクションを求めてくる人の場合は，変化するのに苦労している状況にあり，少なくとも薬物使用に対する従来の対応では，なかなかうまくいかなかった，という傾向がある。

　ハームリダクションは，変化のための幅広い種類の選択肢を提示し，何を，いつ取り組むかということについて，本人が自ら選択できるように促す。この章では，動機づけや変化に関して，骨太な調査研究から発展したいくつかのツールとともに，変化のモデルを提示している。ただリラックスして目を通すだけでかまわない。前の章で着目したいくつかの懸念事項を振り返るくらいの作業はあるかもしれないが（もしそれをしてみたいと思えたなら），それ以外は何もする必要はない。ゆっくりでもかわまないので，居心地のよいポイントを見つけ，そこで好きなだけ過ごし，安全だと思えたら次の一歩を踏み出せばいいのである。

始める前に

　すべての変化が大変なわけではない。あまり努力をせずに，時には自覚することもなく，自分の行動が変わっていることがあるかもしれない。多かれ少なかれ常に変化しているものだ。駅まで歩いて行くようになったり，パートナーに台所掃除のことで口やかましくいうのをやめたり，毎晩歯磨きするようになったり，あるいはウイスキーからビールに変えたり。飲酒や薬物使用に関しては，アルコールや他の薬物に問題のあったほとんどの人が，自分自身でその問題を解決することを，卒業，自然回復，自発的回復といった言葉で言い表している。身近に多くいるであろう禁煙したすべての人について少し考えてみたい。禁煙のサポート方法としてはニコチンパッチとカウンセリングなどが有名だ。けれど，何百万人という禁煙者のほとんどは特に何かサポートを受けたわけではない。同じことが，他の薬物を断薬したり，使う量を減らしていった多くの人にも当てはまる。

なぜ変わらないのか……

変化に抵抗しているとすれば，それは今の自分のままでいいという考えがあるからだ。なぜ変化したくないのだろう。これまでいろいろなことがありながらも，なんとか生き抜いてきた。変化は破壊的で，そうなるかもしれないことのために，今あることを否定するという意味合いを含んでいる。変化がもたらすかもしれないリスクに比べたら，たとえ問題があろうとも，現状を維持することのほうが簡単で痛みが少ないという場合もある。

経済学者のJohn Kenneth Galbraithによると，「変化するか，その必要がないことを証明するか，という二つの選択肢に直面すると，ほとんど全員がその必要がないことの証拠を得ようと躍起になる」。

抵抗

立ち去ることは何を意味するか。これは抵抗を知らせるひとつの方法である。何か気に入らないことがあれば，そこから立ち去るか，あるいはそもそもそこに行かない。勉強しなさい，禁煙しなさい，10キロ減量しなさい，と言われれば，まずストライキを決行するだろう。「飲酒をどうにかしなさい」「ここで一緒にやれ」「すぐにやめなければ，人生が台無しになるぞ」などと言われたら，どうしたくなるだろうか？　その人に会うのをキャンセルしたり，電話をかけ直すことをすっぽかしたり，そしてもっと飲酒したり薬物を使ったりするだろう。これが抵抗である。何かするように命じられると，たいていは抵抗するものだ。他の人から叱られたり，戒められたりすると反抗したくなる。たとえ誰からのプレッシャーもなくて，何か違うことをしたいと自分で思うときでさえ，ほとんどの人は変化が苦手なのである。抵抗と恐怖の波に突如として飲みこまれる。

これはいたって自然なことだ。けれど，なぜ苦手なのだろう？

1. そのことがそれほどに悪いことだと，なかなか信じられない。
2. 抵抗は熱量が高い。人権活動から動物保護，環境問題に至るまで，社会運動の源とも言える。つまり，自由を求めるのも，反対に保護的・保守的にとどまろうとすることも抵抗がその源泉にあるのだ。
3. 「知らぬ仏より馴染みの鬼」ということわざは，ホメオスタシス，慣性の法則といった科学がお墨付きを与えている。哺乳類は体温が急激に変化すると，耐えられずにショック状態になるか命を落とすことになる。だから，快適な体温の範囲は狭いものだが，その範囲内を維持する必要性に従っているように思える。変化することは，知っていることから知らないことへ移動するもので，その過程で何かを失っている，と捉えられる。

抵抗したがる一面がある一方で，実は自分自身の薬物使用に関しては何かしらの変化を好む人も多くいる。もし，前日の夜に飲んだことによる二日酔いを取り除くことができたら，それは素晴らしいことであろう。問題なく仕事に集中することができるし，同僚から疑いの眼差しを向け

られることもない。もしベビーシッターを雇うことができて，自分もパートナーも夜遅くまで一緒に過ごすことができたら，言い争うことにならない。もし覚せい剤をあぶるのを上手にコントロールできて，最大限に多幸感に浸れて，その後に来る被害妄想も避けることができれば，それは幸せなことだ。こうした状況は，少なくとも何かを変えたいという願望を照らし出している。そしてこの願望は，もしも飲酒や薬物使用を止めるべきだという人に囲まれた場合には，奥底に隠されてしまいがちだ（これらの変化はどれも役に立つものであり，その変化のために飲酒や薬物使用を止める必要がないことも付け加えたい）。

両価性

　変化することに対してどのように感じているか，それを最もうまく表現している言葉が両価性である。両価性とは，何かについてごちゃまぜな感情を持っているという意味であり，すなわち「揺れている」ということだ。例えば，新しいアパートはちょっとしたワークスペースや広めのリビングもあって気に入っているけれど，同時に，一人暮らしを始めてから10年を過ごしたあの部屋ほどの愛着は，二度と持つことができないかもしれない。あるいは，お酒をやめたい，もうそんなに若くない，けれどやめられるか自信がない。だってそのおかげであの超最低な上司との10年間を，なんとか切り抜けることができたから，という場合もある。

　変化があるのはよいことだ。インフルエンザが治ったり，スーパーではいつも新商品のお菓子が並んでいる。うまくいってなかった夫婦関係がスムーズになって，悲しんでいた子どもが嬉しそうになったのも変化だ。ところが，今の「Just do it（行動あるのみ）」と叫ばれる社会では，両価性を持てる経験がほとんど失われてしまう。「Just do it」は，瞬時に思考から行動へ移ることを求めているかのようだ。たとえ障害があろうとも，それを「乗り越えて」前進することをお勧めされるのだ。あるいは，「もたもたしていないで」人生の新しい扉を開いていこう，ということだ。そうなると，大きな喪失があったときに，十分に嘆き悲しむ時間を持たせてもらえなくなってしまう。悲嘆のプロセスは何年も要するものであるにもかかわらず，数カ月経てば，周囲の人はその喪失に関する話題を出さなくなるのである。

> "Just do it" な社会では両価性がほとんど失われてしまう。

　そして，両価性は新しいことをじっくり考慮していることを表す何よりもの証明なのだが，そこから先に進んだ後も，必ずしも両価性が消えるわけではないのである。例えば，朝食に揚げ物を食べることはもうしないと決心したとしても，もしまた食べることができたなら，と思ったりするものである。

　ハームリダクションでは，両価性の経験——そうしたいのか，それを実行することができるのかわからない——をその理念の中心に置き，本人と薬物との関係性の両面を尊重し，受け入れるように働きかける。両価性とは，ハームリダクションを実践するにあたって最も重要な，注意を払うべき感情である。変化することに対する「はい」と「でも」の両方が等しく重要なのだ。「わかってる，だけど……」という言葉は，本当は両サイドのことをじっくりとよく考えているのに，やめないことへの言い訳とみなされてしまいがちである。薬物がどれほどダメージをもたらしてきたのか，ということを受け入れるにつれて，どれだけそれが有難いものであるか，あるいは有り難かった時期があったか，ということも認めていくことになる。その有り難みを否定すること

は，永遠に断ち切ると約束した関係を，いつまでも引きず
り続けるようにさせてしまうのである。

　変化が必要かもしれないと認めるには正直さが必要であ
るが，変化しないことに対するすべての理由を考えるには，
凄まじい正直さが必要となる。これは，その人が暮らす主
流の文化にも衝突する。しかし，どの方向であるにせよ，
引き付ける力が強ければ強いほど，両価性は深まっていく。

両価性とは立ち往生していることを意味するのではない。否認していることを意味するものでも
ない。異なる方向に引っ張られていることに気づいていることを意味するのだ。自分自身の両価
性を意識すればするほど，約束したことはより現実的なものとして浮かび上がってくるし，その
約束をより身近なものとして感じるようになるだろう。

> ハームリダクションでは，両価性
> の経験——そうしたいのか，それ
> を実行できるのかわからない——
> をその理念の中心に置き，本人と
> 薬物との関係性の両面を尊重し，
> 受け入れるように働きかける。

努力

　Janet Polivy と Peter Herman は，変化することに挑み続ける理由は何かを研究するなかで，変化
したいと思っているのに失敗することには，主に3つの理由があると導き出した。

1. 変化するのに必要な努力量を過小評価している。
2. 変化するための努力を続ける期間を過小評価している。
3. そして多くの場合，変化することのメリットを過大評価している。

　最初の2つはわかりやすい。それがどんなに難しいことかを思い知り，壁にぶつかる。しかし，
最後の理由は難解だ。当然に何かのメリットがある——だからこそ，変化することを考え始めたわ
けである。もっともな理由があった。しかし，どこかでそれが実際には実現しないのではないか，
ということも予想していたかもしれない。例えば，健康上の理由で10キロ減量したのに，それで
もコレステロール値や血圧は依然として高いことがわかったら，嫌になってしまう。あるいは，
最近は物覚えが悪くなってきたから大麻を吸うのをやめたけれど，そうしたらちっともうまく眠
れなくなってしまうし，加えて，物覚えもそれほどよくなっていない，ということもあるだろう。

　大きな変化は素晴らしいが，想像しているほどの素晴らしい結果にはならないかもしれない。
自分の身の丈に合った変化を起こすには，その変化が現実的で達成可能なものとなるように，自
分の希望や期待，そして動機づけを何度も見返す必要がある。

では，どう変わっていくのか

動機づけ

　動機づけとは，変化に対する意欲と能力の基本的な構成要素である。動機づけには，何かを達
成するためのエネルギー，目標への方向感覚，そして持続性が必要となる。動機づけのなかには，
内発的なものがある。何かをしようと内面から湧き上がってくる衝動にかられる。努力はほぼ不

要で，求める感覚や行動――おいしいものを食べる，おもちゃで遊ぶ，セックスをする，友達と話す――は，大抵は楽しいものである。内発的に対して外発的な動機づけもある。これは，報酬が約束されていたり，懲罰を与えると脅されたりするなど，外部からの圧力により何かをするように押し付けられるものである。他の人にとっては価値があるが，本人にとってはどうかわからないことも含まれる（家を掃除する，雑用をする，宿題をする，仕事をするなど）。一般的に，外部からの圧力で引き起こされた場合，変化を起こし，それを維持することはより難しくなる傾向にある。それをしたいから実行するというとき（内発的）は，より強い自信とエネルギーを感じ，自尊感情も高まり，そしてうまくいっているという実感を持てるようになる。同様に，感情を抑制し，衝動をコントロールする能力も身につけられる。外部からの圧力によって動機づけられたことをするときには，外発的だったその動機づけを（抵抗せずに）受け入れ，自分自身の内なるものへと変換しない限り，反対のことが起きてしまう。

どのようにして，不本意な状態から合意形成へ，あるいは外発的なものを内発的な動機づけへとたどり着けることができるのだろう？　つまり，どのようにして「変わるべき」から「変わりたい」になるのだろう？

> 人の変化を手助けする方法の発展をライフワークとしてきたBill Millerによると，「誰もが何かによって動機づけられている。私たちの仕事は，それが何であるかを見つけるのを手助けすることである」。

自己決定

研究者のRichard RyanとEdward Deciは，動機づけに関する大規模な研究を行い，動機づけを促進させる主要素は自己決定であることを発見した。そして彼らは内発的動機づけの3つの構成要素を同定した。それらの3つの要素は，動機づけを内在化させ，外発的な動機づけとの統合にも有効である。

1. **親しい人からの支援と強化**――自分が尊敬する人に共感してもらったり，関心を持ってもらったり，支援されたりすると，その人の後をついていこう，一緒にやっていこうという動機づけが育つ。
2. **達成感**――自分にはできるという感覚は，強い動機づけである。得意なことをやりたがらない人などまずいない。気持ちいいものだ。達成感は自己効力感と同義である。すなわち，何か特定のことを成し遂げたときによくぞやったという感覚である。
3. **自主性**――「自分は自分の行動の主体である」という感覚は，選択肢があり，そして他者からその選択が尊重されることによって培われる。自主性とは，独立を意味するのではない。人は，相互依存的な社会のなかで，自主的な存在になれる。誰かと分かち合っているときでさえも，決定権を持っているということをシンプルに意味する。

内発的な動機づけの成長を阻むものは何か？　当然ともいえるかもしれないが，それは内発的動機づけの成長を助ける3つの要素の反対である。

1. 外的な抑圧：強制や命令

2. 疎外：否定され，孤立させられること
3. 報酬と懲罰

変化のステージを巡る

　変化することはハードルを飛び越えるようなことではない。なかには，ある朝，目が覚めると雷に打たれたかのように，「別の街に引っ越す」とか「もう夫とは一緒にいられない」，あるいは「会社に辞表を出して，20代のときのようにまた芸術に専念しよう」「もうタバコは十分だ。吸うのをやめた」と決断する人がいることも事実だ。しかしながら，たいていの場合そんなに簡単には変わらない。

　一方で，ハームリダクションは「底つきで降参する」モデルでもない。「回復」を目指すためには底つきが必要，とする捉え方をしていない。底つきして，そこから身動きできなくなってしまった人たちを，あまりにもたくさん見てきた。何も失うものがなくなるまで落ち続け，その状態に馴染み始めると，トラブルのない暮らしはますます難しくなってしまう。ホームレスになり，貧困に苦しみ，無気力になったり，命を落とすこともある。こうなることはまったく不必要なことであり，そのうえ危険である。底つきまで追い込むということは，個人的には非人道的であるとも思える。

> 変化することはハードルを飛び越えるようなことではない。またハームリダクションは「底つきで降参する」モデルでもない。

　ハームリダクションはその人の変化のステージに合わせる。行動変容のステージモデルは心理学者のJames ProchaskaとCarlo DiClementeによって発展していった。彼らの数十年に及ぶ研究によって，行動変容の過程を構成する6つのステージが導き出された：無関心期，関心期，準備期，実行期，維持期，そしてリサイクル期である。そしていずれかのタイミングで，このプロセスが終わる。ハームが過ぎ去ったところにいるのだ。完了したというステージである。それぞれのステージにおいて，次に進むためにはいくらか異なる努力を要する。それが次の通りである。

無関心期

　無関心期は，「えっ？　私のこと!?」という段階である。自分の飲酒問題について周囲の人が話しているときに，いったい誰のことを言っているのだろうかと不思議に思ったりする。受け入れるかどうかは別として，周囲からいろいろ言われることになる。どちらにしても，そうした助言や注意，あるいは最終通告があっても何をすればいいのかわからない――グラスやタバコを再び手にしながら，苛立ちやうっぷんを感じているのだ。これはよく「否認」しているとみなされる時期である。しかし，実は何も否認していない。ただ，周りの人から見えているようには，自分は見ていないだけなのだ。そして，うんざりして聞く耳を持たなくなる。

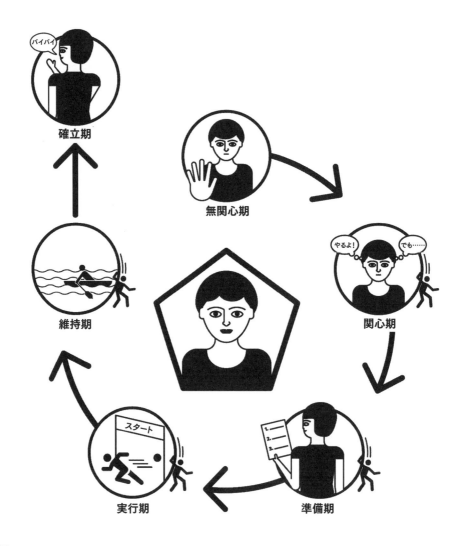

関心期

　何かが起きている。たいてい良くないことだ。飲酒運転するようになった，C型肝炎と診断された，エクスタシーでバッドになった，あるいは注意散漫な態度に同僚が不審に思い始めたかもしれない。だんだんと心配になってきた。そのなかで，誰かが飲酒や薬物使用によるリスクについて，本人に対する敬意を十分に払った姿勢できちんとした情報を提供してくれたとする。いずれにしても，本人は薬物との関係性についてすでに疑問を抱き始めていることもある。他にも，そろそろ"卒業"しようというタイミングに来ている可能性がある。年齢を重ね，職場ではより大きな仕事を任されるようになったり，恋人との関係をより真剣に考えるようになったり，あるいは子どもを持ち，親になることを決心することもある。パーティー三昧なライフスタイルや，夜遅くまで飲み歩くことをこれ以上続けようと思わなくなってきた。変化を考える時期に入ったのだ。

　関心期は，「そうだね，でも……」の段階である。「こうでもあるし」と「ああでもあるし」の間で揺れ動いている状態だ。つまり，葛藤を抱いているのである。両価性——何かについて2つ

の考えが共存している状態 —— は変化において極めて自然なものである。一方では，クラックを数回キメれば，退屈がパッと消え失せるのに，もう一方では，仕事でミスをするようになってきて，上司に注意されている。そこで，何か役に立つような本を読みたいと思い始め，薬物使用に関するものを何冊か読んだりしているかもしれない。あるいは，誰かに相談するようになったり，自助グループについて調べ始めているかもしれない。変わったらどうなるだろうかとか，どんな選択肢があるだろうか，と考え始めている。

　援助職者のグループで，初めてこのモデルについて説明したとき，参加者のなかには断薬の回復プログラムを受けている人たちもいて，そのなかの1人の男性が，涙をこぼしながら，「これまでずっと自分が狂っていると思っていた。うまくプログラムにのれない自分が嫌だった。けれど，それは関心期にいたからだったんだ」と話してくれた。

準備期

　どこかのタイミングで —— それは数週間か，数カ月か，あるいは数年先かもしれないが —— 何かをしようと決心する。しかし，たいていの場合，行動を起こすのはまだ先のことである。そのまま突き進んで何かすることは間違いではないが，そうやって飛び込んで失敗したり，そのことで心が折れることも望んではいない。そうなると準備期に入ったと言える。するべきことが見えてきたら，タイヤが回り始める。もしかすると，子どもの面倒を見ている間は大麻を吸わない，あるいは注射器の共有はしないと決心するかもしれない。しかし，どのようにして，この決心を実行し持続させることができるだろう？　大麻が家にあれば，寝ながらでも巻くことができる。その環境のなかで，自分が決めたことをどう実現させるか思案する。しかし，そんなことをしても役に立たないと不安になったり，あるいは，まだ実行できる段階ではなかったりする。そうした場合には，先に他にできること —— 例えば，うつの治療だったり，他の場所へ引っ越すことや違う友達と遊ぶことなど —— を考えることができる。加えて，これまでとは異なる暮らし方を想像し始めるかもしれない。想像し始めると，行動を起こすことへのエネルギーが湧き上がり，そして次の実行期に向けて現実的な計画を練るようになる。より安全に使うための支援がどこで行われているか調べ始めたり，大麻を他の人に預け，毎日限られた量だけ分けてもらえるように計画を立てたりする。

実行期

　ついに「やってみる」段階である。従来的なモデルにおいては，この段階は「とにかくやってみよう！」と，断薬を意味するものになる。一方で，ハームリダクションでは，行動期においてももう少し多様であり，何をどのくらい変えるかについて多くの選択肢が提供される。この本の実行期では，自分自身にとってちょうどいいサイズのステップで続けられるような計画を立て，その「自分に合ったステップ」で進めながら，同時にそれが順調にいっているかどうかをチェックする。場合によっては，自分は何に対しても打ち勝つことができる，と感じるかもしれない。例えば，薬物だけでなくアルコールも一緒にやめられるとか，あるいは，注射をやめてあぶりにすることができる，など。それがどんなステップであったとしても，大きな歩幅にしてつまずいたりしないように，無理なく歩もうとするものである。

維持期

　維持期は，「退屈な作業」の段階である。一歩ずつ着実に前に進みながら，心のなかの困りごとに対処するための支援を受けたりして，だんだんと新しい生活に慣れてきている。不慣れな感じや危うい感じも少しずつ薄まっている。世間はそれほど恐ろしい場所ではないけれど，かなり退屈なこともある。たまにはウキウキするようなこともあるけれど，日々，牙を抜かれていっているような感じがしたり，世間の怖さをちらっと感じたりすることもある。考えていることにうんざりしたり，いっぱいいっぱいでイライラしたりする場合もある。これはつまり，もう何年も気になっていた孤独感や，不安感，あるいはうつに対する治療が必要であることを受け入れるタイミングなのかもしれない。変化を継続させようと努力している自分を支えてくれる新しい出会いを求めるかもしれない。環境を変えることで行動が継続できるようになる場合もある——新しい仕事だったり，新しい友達だったり。順調でいるためには抗うつ薬が役立つことに気づくという場合もある。手持ち無沙汰を解消するためにギターを演奏することかもしれないし，あるいは地元が懐かしくなって帰郷するかもしれない。

リサイクル期（再発）

　あまりうまくいっていないと感じたり，あるいは前のステージにいたときのような考えを抱くようになったりしたら，リサイクル期にいるということである。これは，従来は「再発」とか「後退」と呼ばれていたものだ。人によっては，まるで弾丸があちこち飛び跳ねているような出来事に思えるかもしれない。再発というステージがあるわけではない。単純に，1歩か2歩くらい後ろに下がるようなもので，どの時点でも起こりうる。再発とは単に自分自身，あるいは他の誰かと交わした約束を守れなかったようなことだ。それはちょっとしたつまずき程度のこともある。必ずしも再使用した，あるいは以前と同じレベルでまた使うようになった，ということではない。つまり，どうも何か見落としたことがあったので，現実的ではない約束を交わしてしまった，という状態である。

　例えば，平日は飲酒しないと決めて，それが最初の数カ月はすごくうまくいっていた。しかし，水曜の晩に開かれた親戚のウェディングパーティーは飲み放題で，そこまで想定していなかった。あるいは，注射器の共有はしないと決めていたけれど，集まったメンバーが注射器を持参しないで来たので，回し打ちをする羽目になった。あるいは，妊娠していた妻が流産したことを知った日に，コカインを吸った。再発は，予期できずにハイリスクな状態に陥った際に起きがちである。何に傷ついてその行動をしたのかは覚えていないものの，好みのドラッグがもたらす効能ははっきりと覚えている。

　約束を破ったことで，「もうどうでもいい」という考えが芽生えて，何もかもをめちゃくちゃにしてしまいたいという欲求に駆られるかもしれない。そのうえ，失敗した自分

> 再発とは，せいぜい自分自身，あるいは他の誰かと交わした口約束を守れなかった程度のこと。

を責め立てるようになる。しかし，再発は取り組みが不十分だったことを意味するのではない。つまり，最初の計画には欠点があった，あるいは見落としていた点があったということだ。人生の複雑さを前に，すべてを想定することなどできるはずがない。だから，再び取り組めばいいのである。それを繰り返しながら，何がうまくいって，何がダメだったのか気づくようになる。成

功を喜び，ミスを恥ずかしがる必要はない。ありのままを受け入れていく。歩いていればこぶに
つまずくこともある。歩きながら随時計画を見直していけば，次のこぶでつまずかずにすむのだ。

確立期

　確立期は，「ハームが過ぎ去ったところにいる」という状態だ。作業完了，つまり，軽減しよう
としていたリスクがなくなっているのだ。薬物やアルコールとの有害な関係性が解消されたと気
づいたのである。無関心期と完了の違いは，知識がない，自分の経験を理解できていない，とい
うことではなく，自覚や意識が伴っている状態になったと
いう点だ。必ずしも断薬しているとは限らず，有害なこと
がないのである。使用が継続するほうに歩み出すことがあっ
てもよくて，その場合は，コントロールされているし，よ
り健康的な方法で使用しているのだ。

> 確立期と無関心期の相違は，知
> 識がない，自分の経験を理解で
> きていない，という状態から，自覚
> や意識が伴うようになったこと。

　次の章では，自分がどの変化のステージにいるか，そして自分を動機づけるものは何かについ
て取り上げる。しかし，まずは変化を別の角度から捉えてみよう。

準備のものさし

　長年にわたり動機づけについて研究し，動機づけカウンセリング（動機づけ面接）を発展させて
きた研究者たちは，変化のステージを簡略化し，心の準備レベルとして整理した。そして，変化
はとても流動的なので，準備のものさし（図を参照）を用いて自分がどの位置にいるかを捉える
ことが簡便で役に立つことを見出した。例えば，ある日の，あるいはある週における自分自身の準
備の度合いの強弱を測ることができる。この準備のものさしは，自分の変化の変遷を計測できる

変化の準備が，まだできていない？　すでに変化している？　どちらとも言えない？

0 1 2	3 4 5 6	7 8 9 10
準備できていない	準備しつつある	準備できている

準備できていない　　　　　　　　　　　　　　　　　　　　　　　　　　変化し始めている

便利なツールである。これまで話してきた要因すべて —— 両価性を受け入れ理解すること，動機づけ，援助関係，自己効力感，自主性 —— が，変化の準備度に影響を与えている。

変化の言葉

　自分自身の困りごとについて，考えてみたり誰かに話してみたりするときに使う言葉に着目することで，どれだけ変化の準備ができているかが簡単に把握できる。動機づけや変化の専門家である研究者やカウンセラーたちは，2種類の変化の言葉で見分けている。それがチェンジトークと維持トークである。

　チェンジトークは，変化の必要性，理由，願望，能力やコミットメントを表現するものである。

- **必要性** —— 「禁煙しなければいけない」あるいは「パーティーするのをやめなければ，仕事をクビになってしまう」
- **理由** —— 「もっと社交的になれたら，そんなに寂しくならないのに」
- **願望** —— 「浪費を減らしたい」「覚せい剤の使用を減らしたい」
- **能力** —— 「食生活を変えることならできる」「ヘロインをやめるのに必要なことがわかった」
- **コミットメント** —— 「自分にもっとやさしくなろう」「飲む量を減らし始めた」

　維持トークは，現状の維持，物事を今あるままに維持することを言い表している。自分自身に言い聞かせたり，誰かに話したりした言葉のなかに，自分が変わるべきだ，変わりたい，変わることができるということへの疑いや不信感が映し出されるのである。

- **現状維持** —— 「ひとりきりでいられる時間がなかったら，おかしくなってしまう」「いつもの痛み止めが必要」「飲む量を減らしたら，もっと緊張してしまう」「禁煙なんてできない，本当に無理」

シェリルの対話

　シェリルは自身の飲酒や処方薬の使用に関して，まだ何もしていない。しかし，だからといって，彼女が心のなかで自分自身と対話をしていないわけではない。彼女が話す言葉のなかに，変化したい思いと変化への抵抗の両方が表出されている。

　チェンジトーク：
「飲みすぎているってわかっている。適度に飲酒できるようになりたい」
「本当は仕事の役に立っていない。むしろ人間関係が悪くなっている」
「そんなに難しいことではないはず。以前はこんなに飲んでいなかった」
「処方薬の使い方に問題がある」
「処方薬をやめるための計画を考えなきゃいけない」

維持トーク：

「ワインなしでリラックスできるはずがない」

「お酒を飲まなきゃセックスを楽しめない」

「私が知ってる人たちと比べても，それほど多く飲んでるわけじゃない」

「処方薬を飲まないでいると震えちゃう」

「ストレスがおさまるまでの間，（処方薬を）飲んでるだけだから」

　今のところ，こういった会話は，彼女の変化に役立つようには思えない。しかし，彼女は，自分自身のなかにある動機づけと抵抗の両方を言語化している。変化のステージを歩んでいくためには，こうした会話を重ねていくことが役立つのである。

　大事なことは，こうした会話は自分自身でわかっていることをただ話しているのではなくて，自分自身と対話することで自分の願望や姿勢に気づいていくことだ。自分がどう話しているかに耳を傾けてみると，自分自身のなかにある両方の思いを聴くことができる。そのときの言葉の使いぶりは，変化のステージのどの段階にいるのかととてもよく関係している。両価性のバランスレベルと同様に，チェンジトークと維持トークからも，変化に対する準備のレベルを読み取ることができる。「できない」「どうしたらいいのかわからない」「どうしたいのかわからない」などは，準備のレベルが低いことを示す。「そうしなければいけない」「そうしたい」「できないはずがない」などは，準備レベルが高いことのサインである。このことは，次の章に進むための準備なのである。もし関心があれば，前章で取り上げた困りごとに対して，自分がどのような対話をするか，そこに何が映し出されるか試してみることもできる。

次は？

　この章では，選択肢のメニューを提示した。人それぞれ自分なりの好みの考え方がある。変化のステージ，準備のものさし，そして変化の言葉は3つの異なるモデルであるが，変化の過程を概念化するのに役に立つ。3つのうちのいずれか，あるいはそれらのすべてを合わせて，次のステップの基盤を築くことができる。自分にとって最も役に立ちそうなものを選んでいいのである。

　次の章では，変化の計画づくりに取り組む。もし，まだ準備ができていなければ，この本をいったん閉じてもかまわない。

思い出してみよう…

　自分の両価性を尊重しよう —— それは自然なことであるし，必要なことでもある。
　誰もが何かに向けて動機づけられている，もちろん自分自身も。
　変化はプロセスである。

第7章

変わることを
あきらめる必要はない

変わろうとすればするほど，同じ状態が続くものだ。

—— Jean-Baptiste Alphonse Karr（フランスの小説家で園芸家）

この一見矛盾しているかのようにみえる言い回しは，聞く人によって異なった意味を持つだろう。変化が劇的であればあるほど，抵抗は激しくなり，猛烈に現状にしがみつこうとする，ということをリアルに言い当てているようにも思える。とはいえ，すべてを一度に理解しようとする必要はないし，そもそもそんなことは不可能だ。

始める前に

困りごとがあるからといって，何かをしなければいけないわけではない。誰でも暮らしていくうえで，何かしら困りごとを抱えている。ハームリダクションとは，選択肢を持つことなので，何にいつ取り組むのかは自分で選んでよい。

「本人のいるところから始まる」。これはハームリダクションの第一の原則である。この本を手にしているということは，援助職者であって，使用がある当事者でもあるかもしれない。だから，誰かが（自分でも他人でも）そうあるべきと考えている場所ではなくて，自分自身が今いる場所に着目してほしい。

変化は喪失である。痩せることは，体重を失うことだ。その失ったものの中身は，おそらく子どもの頃から体内にあって，時には重荷となり時には防具として機能していたであろうものだ。また自分の子どもが成長していくということは，日々の生活のなかから，子どもたちの存在が少しずつ失われていくことを意味し，新たに素晴らしい場所へ引っ越すことは，それまでいた場所から，そこで味わったすべての経験を連れて，離れることを意味する。上司や人間関係にうんざりしたから新しい仕事に就くことにしたとしても，そこでこなしていた仕事を手放すことになる。

そして，それが薬物やアルコールである場合は，変化はいつも断酒・断薬を意味してきた。つまり，大変な時期を何度もやり過ごすことができた特効薬で，最も強烈なハイをもたらしてくれた魔法の薬を，喪失することを意味していた。

だから，無理のないステップで取り組む。最初から飛ばしすぎてしまうと大きな反動が生じてしまうかもしれない。

成功が成功を連れてきてくれる。変わる準備が最もよくできているところからスタートすることをお勧めしたい。理由はシンプルで，そのほうが心理的な抵抗が少なく成功しやすいからである。成功は，自己効力感を高め，自分にはその能力がある，自分ならできる，と感じられるようになる。そうすると動機づけもますます高まっていく。

変化は出来事ではなく，プロセス（過程）なのだ。

飲酒や薬物使用にピントを合わせる

この章は，自分なりの変化のプロセスに沿って進んでいく。何かを変えるのか変えないのか，というきわめて重要な決断から始まる。そこで，自分の薬物使用に関して変えたいことにまず焦点を当ててみたい。それぞれの薬物ごとにどんなところを変えたいのか，何を目標としたいのか，という「ウィッシュリスト」を作成してみる。続いて各項目に対して，取り組むための心の準備がどれくらいできているかを評価する。そして，変化のステージを活用して，それぞれの目標を達成するのに必要な作業を把握する。最後には，まだどちらにしようか迷っているような両価的な課題に取り組むためのツールを紹介する。この章の目的は，自分で見出した課題に優先順位をつけて，それぞれに対して目標を立てられるようにサポートすることである。

第5章では，使用するドラッグ，自分自身（セット），自分を取り囲むセッティングに関するあらゆる側面に注目してみた。実は薬物以外にもさまざまな困りごとがあった，ということに気づいたかもしれない。抑うつや，不安，人間関係，子育て，仕事のストレスがあって，それらは薬物使用と密接に関係していて，むしろ薬物使用に駆り立てたものかもしれない。変化のプロセスを進んでいくと，薬物との関係性を変えていくためのステップのどこかで，セットやセッティングに根づいた困りごとの存在に気づくことがある。例えば，仕事を変えないかぎりは，覚せい剤の使用をどうすることもできない，と決意することがある。あるいは，ある人間関係のせいで，不安や恐怖から身動きできないでいる，と気づくかもしれない。もしそうであるならば，薬物使用のことはいったん後回しにしてかまわない。これから紹介するツールを使うことで，そうした困りごとのいくつか，あるいは全部に取り組むための計画を立てることができる。

選択肢

変わるために……

　薬物との関係性に取り組もうとするとき，ジレンマを抱くことがあるとすれば，それはつまり，進路の選択肢を持っている，ということだ。選択肢は，きわめてシンプルで特別な順序はなく，深読みする必要もない。

　要するに，次のどちらかだ。

　1. 変わる
　2. 変わらない

　変わるとは，なにもかもを変えること，例えば，あらゆる薬物の使用をきっぱりとやめる場合もある。あるいは，部分的・限定的に変えること，例えば，薬物を使う頻度や使う量を変えることもある。そして，方法を変えること，例えば，注射からあぶりに変えることなどを意味する場合もある。

　なにもかもを変える。あらゆる薬物に対する完全断薬である。一気に断薬する（俗にコールドターキーと呼んだりすることがある）方法があり，プログラムのなかで，あるいは専門家や仲間の助けを借りてする場合や，自分ひとりですることもある。あるいはコールド（冷たい）ではなくウォーム（暖かい）ターキーといって，薬物を1種類ずつ，生活のなかから切り離すことができるまで，徐々に減らしていく方法もある。すべての薬物を，自分のペースで少しずつ減らしていくやり方もある。断薬するとどんな感じになるかお試しでやってみるというのもある。使用しているすべての薬物を見渡してみて，止めるものと，節制するものに分けることも可能だ。薬物の使用量が減っていくと耐性も下がるので，使う場合でも，ハイになるのにそれほどの量を必要としなくなっている。

　1つのドラッグを手放し，他のものはキープする。最も害がありそうな薬物は断薬して，他のものについては何もしない。例えば，ヘロインをやめるが，飲酒や覚せい剤のあぶりは続けるという人も多い。他にも，覚せい剤はやめるけれど，飲酒は続けるというのもよくある。最も害がありそうな薬物をやめるにしても，さっさとそうするのか，ゆっくりやめていくのか，あるいは支援を受けながらするのか，ひとりでするのか，自分にとって役立つ方法を選ぶことができる。

　最も害がありそうな薬物をいくつかやめて，他のものはキープする。例えば，貯金を使い果たしそうだからコカインはやめて，肝炎があるからお酒もやめて，だけど，大麻を吸うのはキープして，時々はエクスタシーやケタミンも楽しんだりする，という選び方もある。

　害がありそうな薬物から，害の少ない薬物へと切り替える。もし薬物のない生活に対する心の準備ができていない，あるいは関心が持てないなら，ヘロインや処方薬の代わりに，大麻を吸うことを検討するのもいいかもしれない。あるいは，不安が強くて薬物を使うのであれば，依存症の既往がある人を含めたくさんの人が，依存することなく使用している良質な抗不安薬に関して，理解のある医師を探すのもいいだろう。あるいは，SSRI（選択的セロトニン再取り込み阻害薬）を

試してみることもできる。

　使用方法と，誰と使うかを変える。使用方法を変えることもできる。注射する代わりに，あぶりにすることで注射器具の使用に伴うリスクを減らすことができる。例えば，ウイスキーをストレートではなくロックや水割りで飲むようにすれば，1杯目から酔っ払ってその後の判断が鈍るのを予防することができる。一人きりで使用するのをやめれば，たとえオーバードーズしても仲間が救急車を呼んでくれたり，呼吸が止まったときに蘇生してくれたりして，命を守ることができる。

　使う頻度とタイミングを変える。例えば，仕事の前には使わない，平日には飲まない，あるいは少なくとも毎晩飲むことはしない。飲酒・薬物使用の休息日をつくる。子どもが寝てから，あるいは，外出しているときにだけ吸う。

　要するに，変化するということは，できることを何でも，できるときにいつでも取り組んでみるということだ。他人がなんと言おうと，どれも理にかなった選択肢である。何をしてもそれは前進であり，前進は成功である。より良くなるのにゼロか100しかないわけではない。HAMS（Harm reduction, Abstinence, and Moderation Support）の同僚であるKen Andersonは「ベター（Better）がいいんだ」とよく言っている。大事なことは，ポジティブな変化を歓迎することなのだ。

……あるいは変わらないということ

　このトピックについては，これまでにも具体的に書いてきたけれど，あらためて取り上げたい。従来からのアディクション分野においては，何も変えないということは関係の破綻とみなされていた。その選択をすると，どんな治療や支援のネットワークからもほぼ確実に追い出されてしまうことになる。何も変えないことを選んだのだから，抵抗しているし，準備ができていないし，動機づけもない，というのが従来的な捉え方だ。底をついて考えが変わるまでは野放し，というのが最善の策だった。

　しかし，薬物の使用に関して変化がないからといって，何もしていないということではないのだ。そこにさまざまな意味を見出すことができる。自分の困りごとを誰かに話していたり，薬物使用を通して，自分のなかにある不安や複雑な感情と向き合ったりしているのだ。本当に何もしていないように見えるときでさえも，何もしないという選択をしていることには気づいている。自分がもともと好きなこと，例えば読書や散歩だったり，サッカーをしたりイラストを描くなど，

> 薬物の使用に関して変化がないからといって，何もしていないということではない。

そうしたことを再びするようになったなら，それも変化と言える。何か新しいこと，よくわからないことに取り組まなければいけないわけではない。そして，薬物使用に直接関係することである必要もない。

　薬物使用に変化はなくても，できることはいろいろある。

- 自分自身の薬物使用を受け入れ，変化に対する迷いを大切にする。
- 自分の薬物使用をありのままに受け入れてくれる人と出会う。批判的な人は避ける。あるいは，自分の薬物使用をとがめないように働きかける。
- より安全な薬物使用について学ぶ。オーバードーズを予防する方法やきちんとした注射の技術

を身につける。他の人に注射してもらわない。清潔な注射器具を使う。あぶるためのパイプを共有せず，自分専用のフィルターを用意する。手元にあるエクスタシーが本当にエクスタシーなのか確かめる。幻覚剤は計画通りに，そして適切なセッティングで使う。自分がよく知らない薬物を，他の人から自分に入れさせないようにする。たとえ代行運転への支払いが発生しても，車で家に帰るときは飲酒・薬物使用していない人の運転で帰るというルールをつくる。

● 薬物を使ったときの自分に注意を向ける。これはけっこう難しい。特に酔っぱらったり，パーティーで騒いだり，痛みを消し去りたいときに，そうそうできるものでもないだろう。それでも，何かしらできることがあるはずだ。覚せい剤でハイになったときに，どれほど衝動的に行動しているか，性行為のときにセイファー・セックスとなるようどんな工夫をしているのか，お酒を飲むとどうなるのか，あるいは，記憶がなくなるまで飲んだときにどんなことをしたと周りの人が言っているか，ケタミンを使ったときはよく転んだりしているか，そうしたことに注意を向けたり，あるいは周りの人の話を聞いたりすることで，薬物を使ったときの自分自身について正確にイメージできるようになる。

● 何のために薬物を使うのか。使う理由にしても，自分の生い立ちや，生活上のストレスにしても，あるいは薬物を使わずにいられない快楽を求める欲求であっても，実はすでに多くのことを知っているかもしれない。そこで，薬物を使用するときに，それぞれの薬物に求めている体験が何であるかを正確に特定してみる。お酒を2杯飲んだ後にどんな気分になるか，そしてそれは飲み始める前に求めていたことなのか，4杯，5杯，そして6杯飲むとどんな気分になるか，大麻はどんな気分にさせてくれるか，そうなるためにどれくらい吸う必要があるのか。気分が違うと，使う種類や量も変化することを観察してみる。そして，使っているときの自分を観察し，日記みたいに書き留めたりして，それを後から読んでみるのもいいだろう。

● 健康的でバランスのとれた生活のためにできること。食事，水分補給，冷え対策，運動など，ちょっとでもかまわない。他にも，素敵に思えるものを1日に1回は眺めたり，親切な人と話したり，誰かそういう人を知らなければ，馴染みのお店に行って飲み物でも買って，レジの人と少し会話したりするのもよい。

● 経済的にも，感情的にも身の丈に合わせる。貯金も良い。ちょっとした小銭をポケットに貯めるのでも，家のために，仕事のために，家族のために，友達のために，あるいは霊的（スピリチュアル）な目的でも，何でもかまわない。

変化は意図的な選択として実行される場合があるものなので，変化しないという選択も同じように意図があるはずだ。もし，ここに挙げたすべての選択肢をあれこれ検討し，考えるのを止めたとしても，それでもすでに変化のプロセスは前進しているのである。何も変化していないように見えても，もうその途上にいるのだ。明らかなハームの減少にはつながっていないかもしれないが，一歩前に踏み出し始めたのである。そしてそれは，昨日の一歩よりもさらに前に進んだということだ。それがハームリダクションである。

> 今日の一歩は昨日の一歩のさらに先。

選択肢 ── 安全な使用／コントロール使用／節制／断薬

　第6章では，どのように変化するのかを解説し，変化のプロセスに取り組むのに役立つ道具（ツール）を示した。ここでは，次に何をするのかを決定するという課題に取り組む。いくつかの選択肢を，できるだけシンプルに並べた。薬物の（あるいは他の）問題が，問題のない状況から，破滅的な状況へとステップアップしていくように，薬物使用は，より安全な使用，コントロール使用，節制，断薬へとステップダウンすることができる。

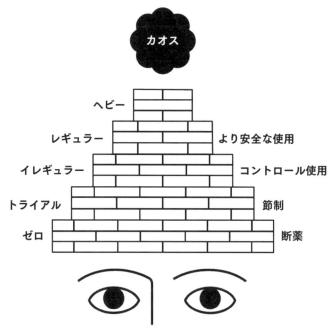

安全な使用（安全第一）

　安全とはケアすること。何をどれくらい使っているかに関しては，特に変化がない場合もある。それでも，薬物でハイになった状態で運転しなくなったり，あるいは注射するたびに新しい器具を使うなど衛生的に注射するようになったり，そうした変化が可能だ。他にも，万が一オーバードーズしたときのために，ナロキソン（拮抗薬）を投与してくれたり，救急車を呼んでくれたりする人と一緒に使うことでもある。吸引器具を共有しないようにしたり，自分自身のフィルターを持参したりすることもできる。飲酒したり薬物を使うと態度が悪くなるときがあるなら，自分にとって大切な人のいるところでは，酔っぱらったり，ハイにならないように対策を講じることもできる。中毒症状によって引き起こされる最悪の結果 ── 自分自身あるいは他の人に対して深刻なダメージを与えるリスク ── を回避することもできる。まず安全を確保することで，その後，減らしていくこと，あるいはやめていくことについて考える気力が湧いてくるのだ。

> 安全第一 ── そうすれば，減らしていくこと，やめていくことについて考える気力が湧いてくる。

コントロール使用

コントロールするということは，安全な使用と関係が深いが，より安全でより自分の思い通りの使用が実践できるような"自分なり"のルールを見出しているということである。それは必ずしも使用を減らすことや，まったく使用しなくなるということではない。もちろんそうであってもかまわない。それは，自分がどのくらいハイになりたいか，そのために手持ちのお金からいくらまで使っても大丈夫かを把握できていることである（そして銀行のキャッシュカードは持ち出さない）。また，使おうとするときにひと手間が必要になる場所に薬物を保管しておくというのもある。そうすることで，使用することをより意識化できるようになる。誘惑や渇望に飲み込まれてしまうリスクを減らすために，使う時間と場所をしっかりと決めておく。そして，過去に自分が傷ついたような状況や人間関係は回避する。こうしたルールは，薬物の使用をコントロールできているという感覚と，それを実行する自信を高めてくれるし，そして，薬物を使うことでどんな体験をしたいのかということについて，具体的に考えるのに役立つ。もし，使用を減らしたり，やめていきたいのであれば，コントロール使用は最初の一歩である。Ken Anderson の著書，*How to Change Your Drinking* では，コントロール飲酒のやり方について，とても詳しく説明されている。

節 制

この選択肢は豊富だ。自分にとっての節制は，他の人にとってはまだ多いと思われるものかもしれない。重要なのは自分自身の基準である。節制とは，普段より少ない頻度，あるいは，少ない量に制限することを意味する。節制は，頻度と量からスタートする。自分がどのくらい使っているかを把握できていることを心地よく感じるようになると，より気分が楽になって，ハームを十分に減らしたレベルで使用することが可能になる。もし，大麻を朝から晩まで吸っているとしたら，節制とは，一日中ということではなく，朝，昼食後，そして寝る前に吸うようになることとも言える。あるいは，もし晩酌するときにビールを8杯飲んでいたとすれば，それを5杯（もし男性なら）あるいは3杯（もし女性なら）に減らすことも，節制プランと言える。低リスクな飲酒や節酒に関する明確なガイドライン（Rethinking Drinking, Responsible Drinking, Moderation Management などを参照）もあるが，人によってはそうした制限は厳しすぎるものかもしれない。次の章では，アルコール以外の薬物の使用に関するハームリダクションを取り上げている（EROWIDのウェブサイトや巻末のリソースリストを参照のこと）。

断 薬

この言葉を聞いただけで緊張する人もいるかもしれないが，人によっては，やめるならすべてのものを完全にやめることがベスト，と決意することがあってもよい。そのとき，アルコールをやめたからといって，大麻を吸い始めるようになるわけではない，ということも言わずもがなである。つまり，何か代わりのものを使おうとして，過去に使ったけど役立たなかったものに手を出すことにはそうそうならない。他にも，覚せい剤をやめたら，毎日8杯のコーヒーを飲むことになった，とか，あるいは，ヘロインをやめてたくさんお酒を飲むようになったとか，処方薬をたくさん服薬するようになったとか，そういうことではない。一方で，使っていた薬物やアルコー

ルのうち，1つや2つだけをやめ，他のものは続けることに決めたという断薬もある。これは，けっこう難しい。なぜなら，マイナスになった分を，手元にある他のものでプラスにしようと考えたがるからだ。だから，もし1つだけをやめることにしたのなら，残りのものについてはただ自然に任せるということ以上に，しっかりと計画を立てることが重要になるだろう。

　これらのすべて——決断，計画，そして変化——を実行するには，相当な努力が必要となる。そのことをよく理解しているからこそ，敬意を払うのである。

　では，この辺りでひと休みするのがいいかもしれない。戻ってきたとき，この章の残りでは新たな作業に取り組んでみたい。

変化のための作業

ウィッシュリスト

　変化は願望から生まれる。これは複雑ではないし，具体的である必要もないし，いつでも心変わりしてかまわない。今の自分は一つひとつの薬物に対して，どうしたいと望んでいるのだろう？ それぞれの薬物との理想的な関係性とはどんなものだろう？　より安全に使いたいものは？　より上手にコントロールして使いたいものは？　節制したいものは？　やめることについてはどうだろう——もう手放したいものはある？　そして，忘れてはならないのが，今のままがいいというものはあるだろうか？

┌──────────────────────┐
│ 変化は願望から生まれる。 │
└──────────────────────┘
　117ページの表を使って，変化のウィッシュリストをつくることができる。まず使うことがある薬物をひとつずつリストに書いて，そして第5章で書き出したそれぞれの薬物に関する困りごとを書き加える。最後に，現在あるいは近いうちに，その薬物を使うことについてどうしたいのか，あてはまるところに○を付ける。書くところが足りないときは，ダウンロードしたものを印刷すれば用紙を足すこともできる（追加用の用紙は，209ページの特典URLよりダウンロード可能）。

　場合によっては，「私のハームリダクションの連続体」を使って目標を設定するのもいいかもしれない（118ページを参照）。それぞれのステップに空欄があるので，そこにどうやってより安全に使うのか，コントロールして使うのか，節制して使うのか，あるいはやめるのか，を具体的に書くことができる（次の章で，この目標達成について詳しく説明しているけれど，もうすでにいくつかよいアイデアが浮かんでいる場合もあるだろう）。

　まずは目標を設定してみよう。一つひとつの薬物に対して，何を目指しているのかを整理する。もちろん，いつでも考えを変えて大丈夫。この次のパートでは，その目標に向かって作業するための準備がどれくらいできているのかを分析してみる。

116

変化のウィッシュリスト

薬物	困りごと	ゴール				
		安全に使う	コントロールして使う	節制して使う	使うのをやめる	何もしない

From *Over the Influence, Second Edition*, by Patt Denning and Jeannie Little. Copyright © 2017 The Guilford Press.

私のハームリダクションの連続体

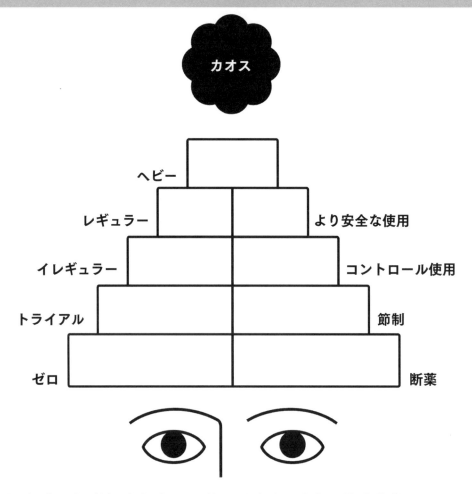

カオス

ヘビー

レギュラー　　　　　　　　　　　より安全な使用

イレギュラー　　　　　　　　　コントロール使用

トライアル　　　　　　　　　　　　　　節制

ゼロ　　　　　　　　　　　　　　　　断薬

From *Over the Influence, Second Edition*, by Patt Denning and Jeannie Little. Copyright © 2017 The Guilford Press.

変化への準備 ── 自分自身に語りかける言葉

　第6章では，変化の言葉を紹介した。一つひとつの薬物について，自分自身に，あるいは他の人にどのように話しているかで，薬物使用に対する変化の準備度合いを測ることができる。ここでは，それぞれの薬物をどのような言葉で表現しているか書き出してみる。自分自身に優しく問いかけ，自分の考えや感情を尊重し，自分にぴったりな判断ができると信じることが重要である。次のページに，自分の思考や言葉を書き出すためのチャート表がある。「変化のウイッシュリスト」に列挙した薬物の問題を，この表にも記入していく。そして，それぞれの問題について考えてみたり，話してみたりするときに浮かんでくる言葉を，横の空欄に書いてみよう。

　ここで書き出した考えや言葉から，120ページにある準備のものさしのどこに今の自分が位置するのかを測ることができる。それぞれの困りごとについて，変化の準備度合いが低いのか，中程度なのか，それとも高いのか，あてはまる数値のある欄に書き込んでいく。リストにはどんな

自分自身に語りかける言葉

薬物に関連して困っていること	自分自身に語りかける言葉――変わりたい？　今のままがいい？

From *Over the Influence, Second Edition*, by Patt Denning and Jeannie Little. Copyright © 2017 The Guilford Press.

困りごとを書いてもかまわない。薬物使用について，または薬物使用に関連して起きていることについて，あるいは薬物との関係性を変えようと考えることさえできないくらい困っていて，取り組まなければいけない他の困りごと，というものもあるかもしれない。

私の準備のものさし

変化の準備が，まだできていない？　すでに変化している？　どちらとも言えない？

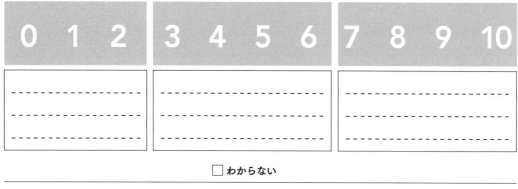

□ **わからない**

準備できていない　　　　　　　　　　　　　　　　　　　　　**変化し始めている**

From *Over the Influence, Second Edition*, by Patt Denning and Jeannie Little. Copyright © 2017 The Guilford Press.

重要度・準備度・自信度

次のページでは，もうひとつ準備のものさしを用意した。変化の準備度合いについて，個別の要素をより深く掘り下げていく。つまり，困りごとの重要度と変化に対する自分の準備度合い，そして努力してうまく変化できることにどれくらい自信が持てるかを測定してみる。

> 困りごとの重要度と，どれくらいうまく変化できるかという自信の度合いは，変化の準備度をより正確に測るのに役立つ。

私の準備のものさし —— 複合タイプ

自分が変えたいと考えていることは： _
_ _ _ _ _ _ _ _ _ _ _ _ _ _ _ _ _ _ _ _

重要度
変えることは私にとってどのくらい重要か
「0＝まったく重要でない」「10＝何よりも重要」

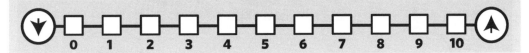

準備度
変わりはじめることにどのくらい準備ができているか
「0＝まったく準備できていない」「10＝十分準備できている」

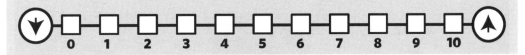

自信度
変わること対してどのくらい自信があるか
「0＝まったく自信がない」「10＝かなり自信がある」

From *Over the Influence, Second Edition*, by Patt Denning and Jeannie Little. Copyright © 2017 The Guilford Press.

　例えば，大学でスポーツのクラブチームに所属していて，そこでの薬物検査で不合格になったとしたら，大麻を吸うのをやめなければいけない。大麻は体内に一定期間残るため，検査に合格するように調整して使うというわけにはいかない。チームに残ることが大切なことであれば，変わりたいというやる気が持てるし，心の準備も万全と思える。けれど，実は15歳から大麻を吸ってきたとしたら，やめるということがまったく想像できない。この場合，自分自身で達成できるという自信度は低いことになる。つまり，気持ち的には準備できていると感じているけれど，現実は思っているほどには準備できていないということである。

変化のステージ ── 何をしたらよいか

　自分にとって問題となっているアルコールや薬物と，それに関して起きている困りごとに取り組む準備がどれくらいできているか，これを把握しているのは素晴らしいことである。ただし，だからといって，何をしたらよいかわかるというわけではない。それぞれの困りごとについて，変化のステージを見分けることが役に立つ。なぜなら，どの変化のステージにいるかは，自分の気持ち次第だし，ステージによってできることが異なるからだ。詳しくは次ページの表で説明している。

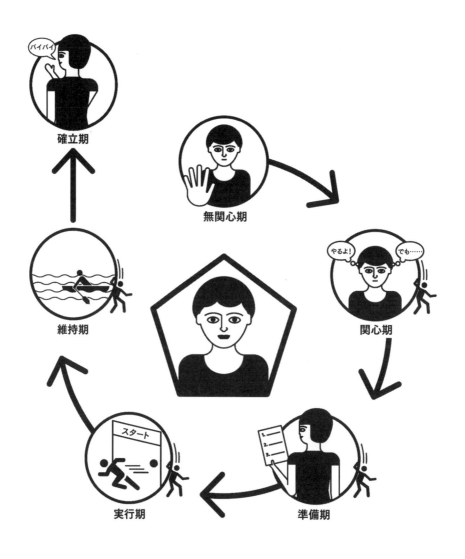

変化のステージ

ステージ	気持ち	できそうなこと
無関心期 （特に考えていない時期）	無邪気，無知，抵抗： "えっ？私のこと？" "言ってることがよくわからない" "そんなこと全然考えてない"	• 威張らないタイプで 　信頼できる人と話す • 自分が使っている薬物について 　もっと知る • 自分のよくあるパターンに 　注目する
関心期 （考えはじめた時期）	どっちもある： "そう。でも……" "○○でもあるし……， □□でもあるし……"	• メリットとデメリットを比べる • なぜ変わりたいのかに注目する • これまでに頼ってきた何かを 　手放すことを想像してみる
準備期 （準備の時期）	決意，決断，決別： "…するかな" "…しよう""もうそれしかない"	• どんな選択肢がありそうか 　調べる • 何をするつもりか決める • 変化に必要なステップを具体化する • 新しい行動を試してみる • 計画を立てる，代替案も考える
実行期 （実行している時期）	やる気，決意，興奮，不安： "この調子" "信じられない" "うまくいかなかったらどうしよう"	• 計画を実行する • 変化に伴うセットや 　セッティングに取り組む
リサイクル／再発期 （うまくいかなかった／ 元に戻った時期）	失望，挫折："もう，いや" "やっちゃった" "どうしたらいいの" "できる気がしない"	• 立てた計画が悪かったせい • その経験から学べる • 代替案に切り替える • ウィッシュリストも修正する
維持期 （そのまま保っている時期）	自信，得意，さみしさ， むなしさ："やったよ" "よくできた" "○○がなくてさみしい" "慣れない感じ。 これからどうしたらいい？"	• 他に楽しめることを探す • 昔の友達づきあいを復活させる， 　新しい友達をつくる • 変化した後の生活のなかで 　起こる問題に取り組む
確立期 （完了）	ハームが過ぎ去っている： "もう卒業した""もう何年も ○○のことを考えてない" "すごい"	• 残りの人生を楽しむ • 新しい生活をはじめる

それぞれのステージにどれだけ長くいてもかまわない。制限時間はない。何年も考えているけど全然できていないことなんて，誰にだって 10 個くらいはあったりする。例えば，ダイエット，パートナーに愛してると伝えること，英語を学ぶこと，母親に定期的に電話することなど。なかには，一生考えっぱなしで終わるものもあるだろう。変化のステージは，一方通行ではない。何

回でも行ったり来たりできるし，気持ちが変わることもある。そのときは，ウィッシュリストに戻って修正すればいい。少なくともここのツールを使って取り組んでいる間は，困りごとを無視しているということにはならない。

> それぞれのステージにどれだけ長くいてもかまわない——制限時間はない。

自分の変化のステージ

　126 ページのワークシートを使って（あるいは，209 ページの特典 URL からワークシートをダウンロードして），作成したウィッシュリストから，一つひとつの薬物について，それに関する困りごとも合わせて，変化のステージの当てはまるところに書き込んでみよう。そのときに，自分自身の変化を表現する言葉や，準備のものさしも活用してみる。3 列目には，何を変えたいのか——つまり，ウィッシュリストで設定したゴール——を記入する。まずは，右のシェリルの例を見てみよう。

　今，もし準備ができているなら，126 ページの「自分の変化のステージ」ワークシートに取り組んでみてほしい。そのときに，各ステージの段階が記載してある枠のなかに，自分に語りかける言葉を書き込んでみるのもいいかもしれない。

　もし，枠ばかりで書く気がしなければ，127 ページにある変化の車輪の用紙を使って，そこに困りごと，ゴールやステップを書き出してみることもできる（209 ページにダウンロード用の特典 URL を掲載）。

　まだ自分自身の変化について，計画づくりに取りかかり始めたばかりという場合もある。もしかしたらメリットとデメリットのリストをつくることが役立つかもしれない。シェリルの例では，処方薬をやめようと考えたときが，相反する複雑な気持ちを整理するひとつのステップだった。

相反する複雑な気持ち（両価性）—— メリットとデメリットの比較

　1970 年代に 2 人の心理学研究者によって，意思決定を促進させるものとして発展していったのが，意思決定バランスである。それは，「○○でもあるし……」「けど，□□でもあるし……」と互いに相反する気持ちを比較するのに役立つようにできている。揺れ動くなかでバランスをとりながら，変化することと現状維持のそれぞれのメリットとデメリットを比較していき，変わりたいと思うすべての理由と，変わりたくないと思うすべての理由を描き出してみるのである。シェリルのケースでもこれが活用されている。シェリルはやめたい（本当は "やめなければ"）と思いながらも，彼女自身の気持ちは揺れ動いているので，メリットとデメリットを比較していったのだ。

ステージ	薬物または困りごと	目標とステップ
無関心期（特に考えていない時期）		
関心期（考えはじめた時期）	処方薬	**断薬すること** メリットとデメリットのリスト やめたらどうなる？ どれくらい大変？ やめることのたくさんのメリットに注目 いつでも気持ちを変えていいことを忘れない
準備期（準備の時期）	アルコール	**節制すること** 節制についてもっと知る：専門家と話す 計画案：節酒のことについて書いてあった本のガイドラインに従う 1週間だけ，ひとつの提案を試してみる 作戦・計画を立てる 代替案：別の支援プログラムを訪ねる 日付を決める
実行期（実行している時期）		
リサイクル／再発期（うまくいかなかった／元に戻った時期）		
維持期（そのまま保っている時期）		
確立期（完了）		

自分の変化のステージ

ステージ	薬物または困りごと	目標とステップ
無関心期（特に考えていない時期）		
関心期（考えはじめた時期）		
準備期（準備の時期）		
実行期（実行している時期）		
リサイクル／再発期（うまくいかなかった／元に戻った時期）		
維持期（そのまま保っている時期）		
確立期（完了）		

From *Over the Influence, Second Edition*, by Patt Denning and Jeannie Little. Copyright © 2017 The Guilford Press.

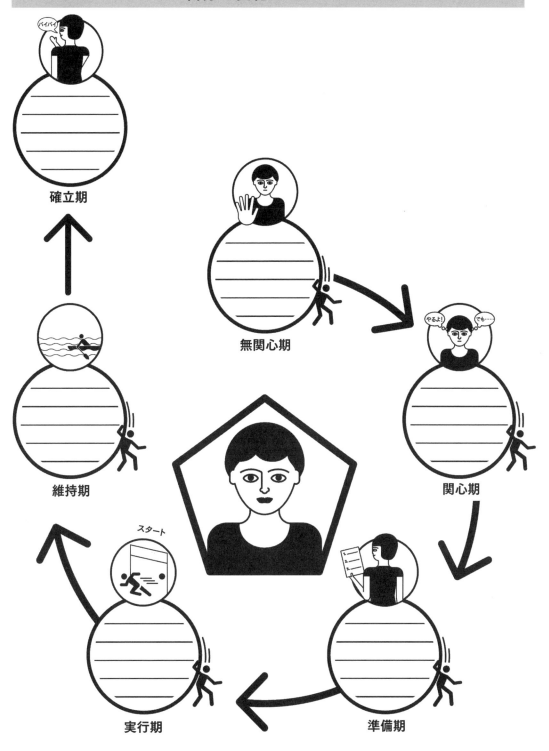

確立期

無関心期

関心期

維持期

実行期

準備期

スタート

バイバイ

やるよ！

でも……

From *Over the Influence, Second Edition*, by Patt Denning and Jeannie Little. Copyright © 2017 The Guilford Press.

シェリルのメリット・デメリット比較

選択肢	メリット	デメリット
処方薬をやめる	逮捕されない（資格を失うことも避けられる） もっと建設的な方法でストレスに対処していける 差し迫った人間関係の問題にきちんと向き合える	本当に難しい もっとお酒を飲むようになるかもしれない ほかの方法で不安を消し去ったことがない ── 同じような効果があるものを見つけられる気がしない
処方薬を続ける	飲酒量を少なく抑えられる よりリラックスできるし，攻撃的にならないですむ 二日酔いがない	オーバードーズするかも 入手するのがだんだんと難しくなっている 捕まって，資格を失うかもしれない

　やめることのメリットと続けることのデメリットは（やめることのデメリットと続けることのメリットと同様に），合わせ鏡の関係のように思えるが，そういうことではない。それぞれのメリットとデメリットは異なる観点から生み出された考えや感情である。重なる部分もあるけれど，区別されるものであり，それはシェリルが抱く複雑な葛藤に表れている。それでいいのである。葛藤は複雑であるからこそ，葛藤なのだ。

自分なりの意思決定バランス

　次のページのワークシートを使ってみよう（209ページにダウンロード用の特典URLを掲載）。変化のステージで，考え始めていること（関心期）を何かひとつ選び，そのことに関連するメリットとデメリットを表のなかに書き込んでみる。書き終わったら，今度は比べてみることができる。一方では，変わることの長所があり，もう一方には短所がある。そしてもうひとつの対比，つまり変わらないことのメリットとデメリットもある。意思決定バランスの目標は，両面に注目することである。

　ワークシートに書き出していく作業は割と簡単でも，どちらが"勝る"のかを決めるためには，より比重が大きいのはどちらなのかを見出さなければいけない。それが難しい。場合によっては，数カ月とか数年間かけて考えることもある。ただ，物理の法則と人間の経験則の両方に従えば，説得されて変化するくらいなら，その前に自分自身で変わることにしたときのメリットが，結局はデメリットを上回るだろう。

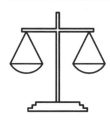

変わらないことに対する メリット	変わることに対する デメリット
デメリット	**メリット**

From *Over the Influence, Second Edition*, by Patt Denning and Jeannie Little. Copyright © 2017 The Guilford Press.

次は？

　より具体的な計画を立てる準備はできているだろうか。変わるための準備に必要なのは計画を立てることだ。たいていの場合，ただ「やってみる」ということはない。いくつかの選択肢を試してみて，何がベストで継続できるのかを把握する必要がある。だから次章では，薬物使用のマネジメントについて取り上げる。これはハームリダクション実践の根幹と言える。一つひとつの薬物にどう対応するか――どうやってハームを減らすのか，コントロールするのか，節制するのか，そしてやめるのか――について，具体的に提案している。この章では，変化のための準備をするときには，いくつかのことを試してみて，それを気に入るかどうかを見定めながら，計画を立てていくことを伝えた。そこで次の章では，考えてみたり，実行したりするためのたくさんのアイデアを伝えたい。

　まだ全然準備ができていない？　繰り返しになるけれど，ちょっと難しすぎるかもとか，もういっぱいいっぱいだと感じたりするときは，この本を閉じて何かを食べたり好きな動画を観たりしてほしい。戻ってくることはいつでもできるのだから。

思い出してみよう…

> 変化をあきらめる必要はない。
> 自分にぴったりの決断ができると信じればいい。
> 気持ちは変わるものだ。

第8章

物質使用マネジメント

物質使用マネジメントは，コントロール不能になった状態とまったく薬物のない状態との分断の架け橋となる。

——Dan Bigg（Chicago Recovery Alliance の創設者／ディレクター）

　変わりたい，変わるためのやる気が出てきた，変われる気がしてきた，というのは正確にはまだ変化に至っていない。だからこの章では，「Just Say No（ダメ。ゼッタイ。）」ではなくて，「Just Say Know（知らないとダメ。ゼッタイ。）」に従い，具体的な変化について取り上げたい。

　まだ断薬する決心ができていなかったり，やめる気持ちはあるけれど準備ができていなかったり，あるいはもっとうまくコントロールして使いたいという場合，役に立つ資源は非常に少ない。アルコールであれば，節酒に関する資源が多くある（巻末のリソースリストを参照）。けれど，他の薬物となると，口コミ，インターネット，そして個人的な経験談など，断片的な情報をかき集めなければいけない。この章の目的は，資源が欠け落ちているこの部分を補うことにある（実際，それがこの本全体の目的とも言える）。物質使用マネジメントは，すべての薬物のコントロール使用と節制に対応する。個別の薬物使用をマネジメントするのに役立つもので，絶対とは言えないが，命を救うこともできる。

　物質使用マネジメントの基礎になっている知恵は古くから存在する。第2章で触れたように，昔から強力な物質を使う背景には，儀式や統制があった。ルネサンス時代の医師 Paracelsus はこう指摘した——「毒かどうかは量による」。これはニコチン，アルコール，ケタミンと同様に，ボツリヌス毒素（昨今では，顔のシワを消すのに使われるボトックス）などにも当てはまる。内科医や哲学者，さらに一般の人であっても誰であれ，使用される量，すなわち"用量"との関係に着目する必要がある。一度にどのくらいの量を使ったのかということだけではなく，これまでにどのくらいの量を使用してきたのかということも，重視する必要があるのだ。

　この考え方は，物質使用マネジメントを実践している援助職者の姿勢にもつながる。害がある

のか安全なのかは，必ずしも何を使っているかではなく，どのように，いつ，どこで，そしてどれくらい使うのかということに左右される。これはドラッグ・セット・セッティングモデルに関する調査研究から生まれた知恵である。第5章では，自分自身と薬物の関係性におけるさまざまな側面において，どのような困りごとがあるのかを描き出すのに，このモデルを活用した。物質使用を変化させるための計画づくりにも役立つ。

　物質使用マネジメントでは，自分自身を見つめる能力と意欲が不可欠である。また，自分自身の体のなかに取り入れた物質に対する責任を負うのは，その人に他ならないということを前提としている。つまり，その物質の使用に関することを自分自身で引き受ける，ということを支えられるように設計されているのだ。以下が，物質使用マネジメントが基礎としている3つの原則である。

1. 薬物使用とそれが暮らしに与えている影響について正直になれる
2. 薬物について知識を増やし，新しいスキルを身につけることに前向きになっている
3. 飲酒や薬物使用が具体的かつ効果的に変化するように，そのスキルを実践できる（例えば，安全な注射に関する情報や，安全な注射テクニックに関しては，Chicago Recovery Alliance, National Harm Reduction Coalition で紹介している —— 巻末のリソースリストを参照）

　この章では，より賢くより安全に薬物を使用するための方法を紹介している。物質使用マネジメントを活用するためのガイドラインも含まれている。ここで取り上げている提案の多くは，薬物に関する書籍や，ウェブサイト，保健所のパンフレット，ハームリダクションに関する動画，専門家による書籍や講義，そして臨床家としての経験と出会ってきたクライアントたちから寄せられたものをまとめたものである。一般に入手できる情報も含まれる。一つひとつの薬物使用に関して，すべてのパターンをカバーすることはどうしてもできない。それを可能にするためには図書館の半分が必要となってしまう。だから，参照可能な情報源も紹介している。情報を組み合わせるなかで，自分専用の深みのある物質使用マネジメントを計画できるだろう。

追加情報

免責事項

　この本は医療の専門書ではないので，医師による医学的な助言や処方を与えることはできない。もし，ハームリダクションに理解のある医師を知っているならば，いわゆる非正規市場で出回るドラッグと処方薬の相互作用については，その医師に相談するのがいいだろう。もし，専門的に相談できるところがない場合は，自分自身で切り開いていく必要がある。使っている薬物に関してきちんと学んでいて，うまくコントロールして使用できているように思える人を探してみてほしい。さまざまな薬物に関して正確な情報を提供するウェブサイトも数多くある。巻末のリソースにリストアップしている。
　この本は法律の専門書でもないため，法律家として司法上の処罰に対して介入することはできない。ここで話題に挙げているほとんどの薬物は違法のものである。薬物使用に関連する司法的な影響について詳しく学ぶことが重要である。

物質使用マネジメントで活用するドラッグ・セット・セッティング

　ドラッグ・セット・セッティングは，物質使用をどうにかコントロールしようとする奮闘を支えるためにある。Norman Zinbergは，人それぞれが持つ特有な薬物との関係性を描き出すために，あらゆる要素を把握しようとした。それぞれの薬物，個人の動機づけ，そしてセッティングがコントロールの促進／後退にどれだけ影響を及ぼしているのか，などを詳しく理解することを目指した。この章では，自分自身の薬物使用におけるドラッグ・セット・セッティングの要素と，リストアップした困りごとと，自分なりの薬物使用の目標を使って作業を進めていく。

　薬物使用をマネジメントするということを詳しく見ると，もちろん薬物そのものをどう管理するかがポイントになるのだが，それを実践するには，セットやセッティングをマネジメントすることが役に立つ。なぜなら，薬物そのものよりも，セットとセッティングが薬物使用に与える影響のほうが大きいからである。だから，セットとセッティングにどう対応するかというところから始めて，その後に薬物そのものをマネジメントすることについて詳しく取り扱っていきたい。ここでは，第5章で着目した自分自身について，そしてセットとセッティングに関する困りごとと，さらに一つひとつの薬物に対する目標（安全な使用，コントロールした使用，節制，断薬）とを用いて作業を進めていく。

セット

　自分自身の気分や，いつ薬物を使うかといった個人的なことは，この後で触れる。ここでは自分自身をマネジメントする方法のアイデアをいくつか紹介したい。使うことへのモチベーション，効果への期待，パーソナリティ，そして健康状態が，1回ごとの薬物体験の質に大きく影響を与えている。そのため，自分自身をコントロールすることが，薬物使用をコントロールする最初の一歩となる。

知らないとダメ。ゼッタイ。（Just Say Know）
欲しいものは何？

　はしゃぎたい，楽しみたい，集中したい，親密になりたい，新しい世界を見てみたい，ただ寝たい，感覚を麻痺させたい，あるいはとことん酔っ払いたい……？　この1回の使用で何を求めているのだろうか。それを把握することは，コントロールするための最適な方法のひとつである。その薬物を使って何を感じたいのだろうか。ちょっといい気分，リラックス，高揚感，あるいは何もかも消し去ること？　他の尋ね方もできる。使う目的は，娯楽なのか，酩酊か，あるいは何かを忘れるためか？　この問いかけへの答えが，使う動機を示している。適切な薬物と出会ったら，望み通りの効果を期待するものだ。ところが，ちょっといい気分になりたかったくらいだったのに，大麻入りのブラウニーを食べすぎて，ぐでんぐでんになってしまうかもしれない。期待と結果が一致しなかったのだ。だから，何を摂取していて，それがどれだけ強力なのかを把握し

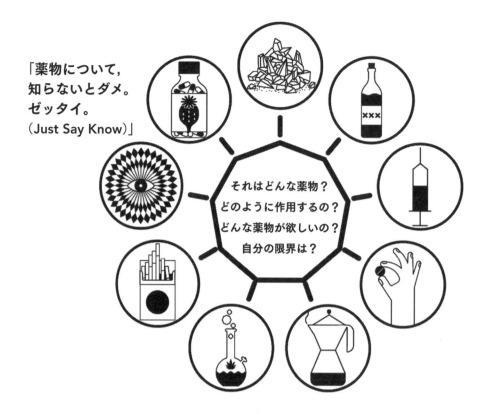

「薬物について，
知らないとダメ。
ゼッタイ。
（Just Say Know）」

それはどんな薬物？
どのように作用するの？
どんな薬物が欲しいの？
自分の限界は？

ていることが重要である。また，動機だっていろいろと変わることがある。平日はほんの少し楽な気分になりたいくらいだけれど，土曜の夜には，思いっきりハイになりたいと思うかもしれない。そうであれば，平日に使う薬物のタイプや量，そして効能の強さに注意を払うことになるし，週末はあまり気にしないだろう。

今，何をしているかに注目する

その使用が習慣的であると，快楽を得たり，痛みが緩和するなど，望んでいる通りになっているか気にしなくなるかもしれない。けれど，薬物使用に限らず，本当は望んでいることなのに気にしなくなっていることは他にもたくさんある。

● 測る・数える ── 測るとは，使用した量を測ることで，数えるとは，何回使ったかをカウントすることである。それが定量で測れるのか，あるいは自分なりの"量"の測定方法があるのか（大麻を吸うポンプだったり，コカインのラインだったり），いずれにしても，もし変わりたいと思ったときに通常のパターンを捉えることが重要となる。ただ，先週吸引したコカインの3本の線が，今週に入手したものの3本の線と同じ"質量"であるかを知ることは難しいので，測定するといっても科学的には正確性に欠けやすい。一方で，もし複数回の使用ができるくらいの量があるならば，先週と今週を比較して測定することはもっと正確になるだろう。

● 使用する前の気分に注意を払う ── 最高の気分で，盛り上がりたいという感覚は，みじめな気分で，それを打ち消したいという感覚とは異なる。始める前にどのような気分でいるかに注意

を払うと，どのような精神状態が，より良いコントロールに役立つか知ることができるようになる。

● **望み通りになっているか再検討する** ── いったん終わると，ハイだったときの詳細を振り返ろうとするのが難しいことはよくわかる。余韻に浸っているときもあれば，なかったことにしたいと思うこともあるかもしれない。あるいは，すでに次のものを仕込み始めていることもある。しかし，前回がどうだったかを振り返ることができれば，次からはもっと多くのことが得られるだろう。

> 何が欲しいのか，それを得るには何が必要かを知ることが重要。

自分はどんなタイプ？

自分は，リスクを恐れないタイプ？　衝動的，気まま，臆病で用心深い，反抗的，社交的，あるいはひとりでいるのが好き？　使用のスタイルが，自分のパーソナリティに合っているのかどうか，薬物との関係性を詳しく研究することができる。もし，外出先でハイになるのは好きだけれど，それを減らしたいと望んでいるなら，そうなれる別の方法を見つける必要がある。もし薬物によって，安心できたり，守られていると感じられるなら，他にどのような方法で，同じように感じることができるだろう？　以前に取り組んだデメリット・メリットで見直すこともできる（第2・3章参照）し，意思決定バランス（第7章参照）は，合理的な自己と感情的な自己が対話し，何らかの妥協点を見つけるのに役に立つはずだ。

自分自身をケアする

基本的なこと

食べる，眠る，休息する，温まる，愛情を見つける。

健康

身体の健康やメンタルヘルスに不調があれば治療を受ける。ただし，薬物を使用する人に対して薬を処方することはできない，という方針の医師もいるので，治療を受けにくい場合があるかもしれない。根気強く探して，せめて紹介状をもらうことができれば御の字だ。

使用を誘発するもの

対人関係への不安，押し寄せるトラウマの記憶，判断を鈍らせる孤独感。こうした特定のことに対応できると，薬物使用を誘発されずにすむかもしれない。セルフケアの本，友達との会話，あるいはカウンセリングなど，使用への"衝動"を弱めるのに役立つものがある。

すべてをまとめる ── 引き金と渇望のマネジメント

どんな瞬間でも，飲酒するかしないか，薬物を手に取るか取らないか，その決断に直面することがありうる。引き金とは，薬物のことを思い出させるすべてのきっかけのことである。渇望とは，こうしたきっかけに反応して，現れることがある感情や感覚のことである。

人は，景色，匂い，人物，場所，そして出来事に刺激を受ける。湯気を立てているお気に入りのパスタや，チョコレートケーキを見て唾液が出るように，いわゆる化学反応を起こすのだ。"うー

覚せい剤や，ヘロイン，アルコール，あるいはタバコのことをただ考えたからといって，必ずしもそれを欲しているというわけではない。

ん，すごい良さそうだ”という考えと，それに続く欲求は身体的反応である。衝動的な人なら，渇望に抵抗するのが難しいことをよく知っている。だとすれば，ディーラーへ電話したり，ディーラーがいるのを知っている場所へ駆けつけることを避けるため，自分のセッティングを整理する必要があるだろう。

　長時間の勤務や友人とのケンカは，八つ当たりしたくなるような感情をもたらすかもしれない。友達と来たライブの会場で，大麻の匂いが漂っていれば，吸いたいという欲求の引き金になるかもしれない。仕事でプロジェクトが一区切りすれば，打ち上げをしたくなる。そうなると，もう機械仕掛けのようなものだ。何かが引き金となって使用した記憶が呼び起こされ，強烈な感情が湧き上がる。そして，その感情に従い，どうにかしようと思い始める。それが渇望である。あとは，その渇望に屈するか屈しないかのどちらかなのだ。

　渇望をマネジメントするたくさんの素晴らしいテクニックがある。そのほとんどは，気晴らしをしたり，他のことに置き換えたり，あるいは場所を変えたりすることが含まれている。おすすめのひとつは，衝動（強い欲求）の時間を計ることである。まず欲求が入ったときに，その時間を確認し，できれば書き留めておく。その後は，ただじっとして，何もしない。もしそのほうが楽なら，動き回ったり，片付けをしたり，水を飲んだりして過ごす。しばらくの間，気を紛らわす。すると衝動が消えていく。衝動的な欲求が頭から消えていると気づいたら，すぐにその時間を確認する。それは1分かもしれないし10分かもしれない。ただ，これが自分をコントロールするための時間なのである。「10分待てば，この衝動は消えるから」と自分自身に言い聞かせることができるようになる。もし，再び衝動が現れたら，繰り返せばよい。「この衝動は，使っても使わなくても消えるから！」と自分自身に教えてあげればよい。これを「衝動サーフィン」と呼ぶことがある。つまり，再び岸に戻るまで，渇望の波を乗りこなそうとしている。もちろんこの方法以外にも，マインドフルネスや，瞑想，運動，家事，あるいは他の気晴らし方法もある。

「使っても使わなくても，この衝動は消えるから！」

セッティング

　どこで，そして誰と使用するかは，どの薬物であれリスクを増やすことにも減らすことにもなりうる。すでに述べているように，路地裏や公衆トイレで薬物を注射する場合，自分のペースで，しかも衛生的な状況で使用するのが難しくなる。使用する際のセッティングのさまざまな側面について考えてみよう。

十分なプライバシー，明かり，そして水が手に入れられる場所とタイミングで使うようにしよう。

どこで使う？

安全な環境

使用する場所は，その使用体験の良し悪しに影響するだろうか？　器具を消毒したりできるような良い衛生環境の場所があるだろうか？　もし外で使用するなら，警察に見つからないようにと慌てて使わなくてもよい，安全な場所にいるだろうか？　家にいると落ち込んでしまい，ハイになりたくなるのだろうか？　何を使おうとしているか確認できているだろうか？　見もしないでひと摑み分の錠剤を飲み込んだりすることは，自分がコントロールしているのではなく，まさしくセッティングにコントロールされている状況と言える。

セッティングはアルコールに対しても，そして薬物に対しても重要である。自宅で飲む分には大丈夫なのに，外で飲むとケンカになりやすいことがあるかもしれない。あるいは，友達と飲むと楽しい時間を過ごし，それほど多く飲まないでいられることに気づくかもしれない。自宅にひとりでいると涙もろくなり，飲みすぎる傾向があるかもしれない。異なる状況にいる自分自身を理解することが大切である。使う場所を自分で決められるなら，飲酒や薬物使用をマネジメントしやすくなることも重要なポイントとなる。

> 異なる状況にいる自分自身を理解していくことは，使用する場所を自分で決めて，薬物使用のマネジメントに役立つ。

誰と使う？

使用環境

もし違法の薬物を使うのであれば，一緒に使う人が安全性や用量，そして最良な使用体験について，どれくらいの知識や，配慮があるかを把握しておくことが重要となる。コントロール使用や節制の方法により，安全な使用とダメージのある使用，さらには使用体験の良し悪しの違いが生じるのだけれど，多くの場合，そうした情報は行き届いていない。

使用環境の特性

多くの場合，飲酒や薬物使用は社会的である。だから，本当に役に立つ物質使用マネジメントのためには，環境をある程度変化させる必要があるかもしれない。使用する場所や状況だけではなく，一緒に使用する人も，引き金になったり渇望を生み出したりする可能性がある。使用する量を減らしたいと考えるとき，ある特定の状況ではマネジメントするのが困難となることがある。もし友達が大量に使う人なら，自分だけが使う量をコントロールしようとするのが難しく，実際はほとんど不可能であったりする。その場合は，自分自身の使用を減らし終わるまでは，そうした友達を避けたほうが賢明と言える。まずは自分自身で成功体験を積んで，そこでの学習を活かせるようになったら，避けていた状況でも対応できるようになるだろう。

一人でいることや特定の誰かといることが引き金になる？

- 一人でいるときはヘビーユーザーで，誰かと一緒であれば節度をもって使えるのなら，使用量を減らすために，一人以外で使うようなルールをつくることを考えてもいいだろう。
- 気分が滅入るような状況になるともっと使用したくなるなら，例えば，関係のよくない家族と

顔を合わせないといけない場面など，可能な限りその状況をしばらく避けるのがいいだろう。

● とはいえ，もしヘロインを使っているなら特に気をつけなければいけないことがある。セッティングや入手元が変わった場合，最初は少量から使い，必要があれば救急車を呼べる友達と一緒に使うべきである。もしナロキソン（拮抗薬）を持っていて，それを投与できる人がそばにいれば，一命をとりとめることができる。

> 使い慣れていた人が，普段と違う環境や一人で使用するときに，オーバードーズが起こりやすい。

ドラッグ

物質使用マネジメントのテクニックのほとんどは，使用方法，使用量，使用頻度，そして使用の組み合わせを変えることに集約される。この章ではこの後，一つひとつの薬物に対して，自分で設定した目標（安全な使用，コントロール使用，節制，断薬）に従って，進めていける。これまでに作成した「私のハームリダクションの連続体」や，自分自身の変化の目標とステップなどを活用して取り組んでいく。

安全性

薬物の誤用における最も危険なリスクは，致命的なオーバードーズ，事故，そして暴力である。その他のリスクとして，脳卒中や心臓発作，感染症，深刻な離脱症状などの健康問題もある。すぐには致命的なことにならないかもしれないが，こうしたリスクにより短期間の入院が必要になったり，やがて重篤な健康状態に陥ったりするかもしれない。

オーバードーズ

オーバードーズというのは，たくさん摂取しすぎたということ，つまり自分の身体が処理できる限度を超えてしまったことを意味する。オピオイドのような鎮静薬，処方薬・市販薬，そしてアルコールにより，酸素吸入が危険なレベルにまで落ち込むことがある。中枢神経刺激薬は，脳卒中や心臓発作，熱中症の原因となりうる。

オピオイドのオーバードーズ

オーバードーズすると，意識がなくなって倒れ，身体を揺すられても目が覚めず，呼吸は浅くなっていく。胸骨の上を拳で強く摩擦しても痛みに反応しなければ，その人はオーバードーズの状態であり，すぐに救急措置を施さなければいけない。

1. 速やかに人工呼吸を開始する（心肺蘇生に基づく）。
2. ナロキソンを投与する。ナロキソンは，致命的な状態から迅速に回復させる。脳内のオピオイド受容体からオピオイドを追い出しハイな状態を阻害し，何を摂取しようとそれ以上の吸収をブロックする（意識を取り戻したときは，離脱症状を呈するだろう）。

   米国におけるオピオイドのオーバードーズの劇的な増加により，ナロキソンは広く利用

可能になった。医療従事者だけではなく，家庭でも利用できるようになり，それにより友達からケアしてもらうことも可能になった。ナロキソンは，薬物を使用する人と関わる世界中の数百ものプログラムで配布されている。病院の救急治療室に留まらず，救急隊員や警察官が携帯している場合もある。米国の多くの州では，誰でも薬局でナロキソンを購入することができる法令が整備された。注射するものと経鼻で摂取する形態がある。自分自身のためにいくつか手にしてみて，使い方を学習しておくとよい。そして，友達や家族にも投与方法を教えよう。ただし，オピオイドより先にナロキソンの効果が弱まることが重要なポイントである。もし再び意識を失ったら，新たにナロキソンを投与する必要があるので，見守り続ける必要がある。

3. 救急車を呼ぶ。もし必要なら，ナルカン（点鼻薬）を再度投与する。
4. オーバードーズを防ぐために，一度に全部を摂取するのではなく，試し打ちをして，その効能を確認する。手元の錠剤が，言われているものと本当に同じ成分のものかどうか，できるだけ確かめる。

追加情報

オーバードーズ

以下に当てはまる場合，オーバードーズのリスクが非常に高い。

● 薬を複数混ぜている（オピオイドと覚せい剤などであれば，混合しただけでオーバードーズのリスクが上昇する）。

● 使っている薬物への関心が薄く，効き方の速さ，ピーク時のインパクト，他のドラッグとの効果，作用時間の長さを把握していない。

● 一人で使用する。

● 自分自身で注射しない（他人任せ）。あるいは，新しく入手したものを試し打ちしないで使う。

● アルコール中毒が致命的になることを軽視し，寝て酔いを覚まそうとする。

● あまりよく知らない薬を摂取する。

アルコール中毒

アルコール中毒は，早くたくさん飲みすぎると起こり，呼吸がだんだんと遅くなり，致命的な状態に至ることがある。もし誰かが気を失っていたら，その人を寝たまま放置してはいけない。

1. 胸骨の上を拳で強く摩擦し，その痛み刺激により意識が戻るか試してみよう。
2. 本人が嘔吐物を飲み込まないように，横向きで寝かせる。
3. 意識が戻らないようなら救急車を呼ぶ。

友達を救うため，ためらわずに救急車を呼ぶ
病院に連れていく

トラブルに巻き込まれたとしても，命を落とすよりはまだマシなはず。米国の多くの州では，「善きサマリア人の法」により，通報した人は守られる。それでも何かしら司法的なことに巻き込まれる可能性がありそうなら，救急車を呼ぶ前に持っている違法な薬物を捨てるなど，自分自身へのリスクを最小限にできる。もし以前に司法に触れる問題があったために，そばで待機していたくないのなら，救急車を呼んで人工呼吸を行い，救急車のサイレンが聞こえてきたら，本人を横向きにしてその場から離れることもできる。救急車を呼ぶときに，「友達が呼吸困難な状態になっている」という真実を伝えることも大事である。そう伝えれば，救急隊員もより迅速に来てくれるだろう。

脳卒中，心臓発作，熱中症

　一般に，覚せい剤などの中枢神経刺激薬は脳卒中や心臓発作のリスクを高める。一方で，エクスタシーのようなドラッグは，暑い場所で行うより激しい活動（ダンスなど）と，アルコールを伴ったり，十分に水分を補給しなかったりすることで，熱中症（異常な高熱）を引き起こしやすい。ほとんどの問題の原因は，過量の薬物の短期間での摂取，つまり薬物が処理・排泄されないうちに次々と摂取することである。そのうえ，薬物の効果が表れるより前にすでに気持ちがハイテンション

> 問題になるのは，薬物がもたらすハイよりも前に，待ちきれずハイテンションになっていることである。

になっていることも危険である。クラブのパーティーでよくあることだが，薬物によって身体的なハイが起きているのではなく，ただハイテンションになることを求めているのだ。

大麻に関する注意

　40〜50代の男性を中心に，大麻使用後の30分以内に心臓発作が起きるリスクが増加しているという研究報告がある。大麻は一時的に心拍数を上げるため，何かしら心臓に問題があって，本人がそのことを知らない場合は，危険が生じる。

感染症と安全な注射

　注射による薬物の使用は，器具を共有することで，HIVやC型肝炎に代表される血液由来の病気に感染するリスクを伴う。皮膚に針で穴を開けるということは，そこから皮膚上やその周囲に存在する細菌などが入り込み，血管のなかにまで到達する可能性があるため，他の感染症に罹る可能性もある。感染により膿瘍ができることもあるし，心臓にまで影響を及ぼすことがある。そこで，いくつかのハームリダクション・テクニックを紹介したい。

　1. 毎回，衛生的な針を使用する。針だけでなく，あぶるための器具や，コットン，止血帯，

皮膚上の注射するポイント周辺（消毒用のコットンを利用する）は，必ず清潔な状態に保つ。どの器具であっても他の人と共有することはリスクがある。どうしても選択肢がない場合は，針を共有するにあたり漂白剤と精製水など清潔な水を用意する。

2. 注射針を刺した傷の回復のために，注射する場所を変える。

3. いろいろな場所に応じて，正確に注射する方法を学習する——National Harm Reduction Coalition のドラッグユーザーのための安全な注射マニュアルや，Chicago Recovery Alliance の安全な注射に関するガイドラインなど（巻末のリソースリストを参照）。

4. 毎回，新しい注射針を使用することが理想的だが，それが難しい場合もある。針は使用する度に先端が鈍くなるので，静脈へのダメージが大きくなっていく。痛みを感じたら，針を取り替えるようにしよう（当事者たちの経験談）。静脈への注射は，本来は痛みを引き起こすものではない（薬物によりヒリヒリ感じるかもしれないが，針そのものの痛みではない）。もし痛みを感じたら，静脈を外していて，神経や動脈，あるいは敏感な内臓組織に刺さっているかもしれない。注射によってできた傷は，腫れ上がった傷と同じようにケアする。最初の24時間はアイシングを行い，その後は温めて治療する。化膿した傷のケアに関する情報がChicago Recovery Alliance のウェブサイトに掲載されている（巻末のリソースリストを参照）。

5. 効能のわからない薬物を使用する場合，全部を注射する前に，少量で試し打ちをする。もしそれがあまりに強かったり，毒性のある混ざり物だったりすれば，早い段階で用心することができる。

肝心なのは，安全に注射すること。場合によっては鼻腔吸引，吸煙，あるいは経口の摂取など，より安全な使用方法に変更することもできる。その場合，注射の一発と同じような感じにはならないだろうけれど，きっと長く続けることができる。

> 安全な方法を知ろう。

離脱症状

身体的な依存が形成されている（やめる／減らすと体調が悪くなり震える）なら，「コールドターキー（急に断ち切ること）」は危険だろう。アルコールやベンゾジアゼピン系（ジアゼパム，アルプラゾラム，ロラゼパム，クロナゼパム）や，バルビツレート系の薬物の場合は，痙攣発作，振戦せん妄，あるいは死に至ることがある。このようなとき，特にHIVに感染していたり，糖尿病や心臓の疾病，あるいはストレスによって悪化する可能性のある健康問題を抱えている場合も，耐性が安全なレベルに低下するまで，医療機関で離脱のための解毒治療を受けるのがいいだろう。もし「苦痛に耐えてみせる」と思っていても，成功するチャンスは低く，むしろ医療的なリスクが上昇することになる。大切なのは，医療的な危険を引き起こすことにならないと確信できる使用量に調整することである。

オピオイド系ドラッグからの解毒治療は，まるでひどいインフルエンザにかかったかのように大変なものだ。危険ではないけれど，離脱症状を止めようとするあまりに強烈な渇望のため，効果がない場合もある。そこで，メサドンやブプレノルフィンによる解毒もひとつの選択肢となる。また，解毒や渇望をコントロールするための鍼治療について書かれているものも多くある。ブロ

ンクスの Lincoln Hospital Acupuncture Program の Michael Smith 医師は，「鍼解毒」を発展させた者の一人で，それは五本の針を耳のツボに配置する方法である。他にも離脱を乗り切るのに，マッサージ，ヨガや他のリラクセーション・セラピーなども役に立つかもしれない。

コントロール使用と節制

　安全はハームリダクションの基盤となる極めて重要な要素であるが，たいていの場合，本人が現実的に目指すものは，生活に支障をきたすことなく，いい感じで使用できるようなレベルになることである。

> 鍼治療や他のリラクセーション・セラピーは，解毒や離脱，そして渇望をコントロールするのに役立つ。

　コントロールとは，自分の意図通りに何を，いつ，どこで使用するかを決めて，それを実践する計画を立て，ルールをつくり，それに従うことを意味する。この作業のほとんどは，自分自身（セット）に焦点を当てることと，状況（セッティング）を自分で決めることで占められる。コントロールは，使用する総量を主要な対象としているのではない。一般的には安全を好み，トラブルから遠ざかろうとするものなので，そのためには必ずしも使用量をコントロールしなければいけないということはなく，いかに自分の意図に基づいて行動するか，ということがポイントになる。例えば，毎晩のように夕食時に2杯のワインかカクテルを飲んで，さらにその後にブランデーを1杯飲むという人もいる。あるいは月に一度，友達とへべれけになるまでとことん飲んで騒ぐ人もいるだろう。ただし，誰も車を運転することはないし，次の日に仕事などの予定も入れていない。それが覚せい剤でも，娯楽（治療目的ではなく）のためのヘロインでも，コカインや大麻，他の何かでも同じである。すべて同じルールが適用されるだけのことなのだ。

　一方で，節制では低リスクに着目し，具体的に使用量の変化に取り組む。合法の薬物については，すでにたくさん研究されているしリスクも周知されているので取り組みやすい。アルコールの節制（節酒）は，男性であれば1週間に合計で14杯以内，かつ飲む機会は週に4回まで，1回につき4杯以内と考えられている。女性の場合は，合計で13杯，週に3回まで，1回が3杯まで，となっている（ちなみに，政府による健康のための推奨量はもっと少ない）。タバコの場合は，具体的に推奨される量がなく，とにかくできるだけ少なくすることと考えられている。カフェインは，ふらふらしないようなレベルまでに制限される。違法のドラッグの場合，身体的なリスクと生活に与える影響の両方を評価して，それに基づいて取り組む必要がある。節制は，リスクが低いことを意味するが，個人の健康や環境にも左右される。例えば，肝炎があれば，飲酒の適量は，肝炎がない場合と同じにはならないだろう。パイロットやヘルスケアの援助職者の場合は，勤務時間前の12時間はまったく飲まないことが節制になるだろう。つまり自分自身の環境に合うように，節制プランをデザインする必要がある。

　コントロール使用や節制の計画を立てる際には，まず一つひとつの薬物を分けて考えたうえで，組み合わせて使用することがあれば，効果を打ち消しあっているのか，あるいは増幅させるのかについても考えることになる。コントロール使用や節制の計画には，使用方法，使う量，頻度の調整が含まれる可能性もある。治療薬のサポートを受けてコントロールする場合もあるだろう。

使用方法を変更する（どうやって使うか）

　どんな使用方法であっても，やり方次第で安全性は上がりもするし下がりもする。薬物を経口で摂取する，吸煙する，鼻から吸引する，粘膜に触れさせる（眼，鼻，直腸），肌に擦り込む，あるいは針を刺して静脈／筋肉／あるいは皮下に注入する。薬物のなかには，「必然的に」特定の形態で摂取されるものもある。アルコールは飲み込むものだし，亜酸化窒素はガスなので吸い込むことになる。胃酸により消化されてしまうため，経口では取り込めない薬物も多い。しかしながら，ほとんどの薬物は複数の異なる方法で使用することができるし，それぞれの方法で使用できるような形態で用意されている。コントロール使用や節制は，自分自身がより自覚的・意図的になることが求められる。薬物の使用方法を変更することは，自分自身の行動に対する認識を高めることにつながる。

　吸煙するなら ── 短時間で作用するコカイン（もちろんニコチンも）のような薬物には，注意が必要となる。吸煙は薬物が脳に到達する最も早い方法であり，同時にハイは長く続かないので，より多くより早く欲するようになりやすい（オーバードーズのリスクがある）。それゆえ，もっとゆっくり到達する使用方法に変更することを考慮する場合もあるだろう。

　注射するなら ── その摂取における最大量が，迅速に脳へ到達することになる。141ページで紹介した安全な注射に関するガイドラインが参考になるだろう。とても効率的な方法ではあるが，静脈注射に伴うさまざまなリスクがあるため，使用方法の変更を考える必要があるかもしれない。コントロール使用や節制をしようとする場合，注射によるリスクを取り除くために，他のより安全な使用方法に切り替えることがあるかもしれない。その結果，もし吸煙することにしたのなら，前項の注意をぜひ参照してほしい。

　鼻から吸うなら ── デリケートな鼻のケアが必須となる。ヘロインはそれほどザラザラしていないが，コカインやスピードではすりむくことがあるから，予防法としては，粉末をほんの少量の水で溶かし，鼻にスプレーして摂取する方法がある。あるいは，吸引する前にビタミンEオイルを鼻の穴に塗る方法もある。粉砕した錠剤は，鼻腔の血管内をあまりスムーズに通過しないので，口から飲み込むか，水に混ぜて飲んでも得られる効果はそれほど変わらない。

　飲む・食べるなら ── それは最も遅く，そして非効率な方法で摂取していることになる。けれど，こう摂取するのがベストな場合もある。例えば，満腹な状態で飲酒すると，アルコールが吸収されるのに要する時間が長くなるので，次の1杯を飲むかどうかすっきりした頭で判断できる。その一方，手早く酔いたくて空腹のまま1杯目を飲み，酔いが回ってきてから食べ始めるとしたら，次の1杯にいくまで少し時間をかけるのがいいだろう。食べ物も薬物も共通するところが多い。何にせよ食事をとることは健康に良いものだし，薬物を使うことも含めて，その人の暮らしのなかで，さまざまな日常的な活動とバランスよく織り混ざっていると言える。

　他にも，薬物を食べて摂取する場合は，次のことを「知らないとダメ。ゼッタイ。（Just Say Know）」。

● **大麻** ── 大麻の入ったものを食べるときは，効能を把握することが重要となる。例えば，作った人からレシピをもらったり，ひとかじり（例えばブラウニーの1/4くらい）してみて，1時間くらいはどんな感じになるか様子をみて，それからもっと食べるかどうかを考える。あまり時間

がないときは，吸煙に切り替えることもできる。

●錠剤 ── 重要なことは，それらが正規の合法な錠剤（処方薬や市販薬）なのか，非正規に製造されたものなのかを把握することである。それが正規の錠剤なら，本やインターネットなどで，どれだけ効き目が強いか情報を集めることができる。またその錠剤を他のものと混合して使用するときも，どのように作用するかを調べることができる。エクスタシーやLSDのように，非正規に製造された錠剤だと，周囲に情報を求めていく必要がある ── これが何で，どれだけ強いかを知っている人がいるのか。これと同じものをすでに使った人がいるか。もしはっきりしないのであれば，まず1錠だけ使ってみよう。追加することはいつでもできる。

> 薬物，または使用パターンによっては，量を変えるのが適しているものもあれば，頻度を変えるのが適しているものもある。

量や頻度を変える

　量や頻度は少ないほど豊かである。量と頻度が少なくなれば，実際には薬物体験は楽しいものになりやすい。次に示すガイドラインがきっと役に立つだろう。この本の巻末のリソースリストと併せて活用できる。ウェブサイトやソーシャルメディアには，薬物の情報を常に更新して最新の情報を伝えているものがあるので，それらも考えをまとめるのにとても役立つ。

　重なるものもあるけれど，ここでいくつかのガイドラインを紹介したい。

●もし身体的に依存が形成されているなら ── 一定の期間，飲酒・使用してきて，身体や脳は薬物の効果に順応し，同じくらいの効果を得るためにより多く使用しなければならない状態である。つまり，耐性ができているということだ。断酒・断薬は難しく危険かもしれない（141ページの「離脱症状」の項を参照してほしい）。使用頻度を減らすことも難しいかもしれない。毎日のようにオピオイド，アルコール，あるいは処方薬・市販薬を使用してきたのなら，使わない日をつくろうと考えないとしても不思議ではない。毎日，習慣的にカフェインやタバコを摂取してきたなら，おそらく同じような感じであろう。そのときは，使う量や回数を減らしていくほうがうまくいきやすいだろうし，取り組みやすいだろう。

●もし身体的に依存が形成されていないなら ── 耐性を下げるのに最も効果的で簡単な方法は，しばらくの間やめてみることだ。数日間でも効果はあるが，数週間ならなおさらである。休んでいる期間は，次に使うときにどれだけ使うかを考えるいいタイミングである。要注意なのが，オピオイドを注射で使用していて，ある期間使うのを休んだ後に再開する場合は，オーバードーズになるリスクが高いことだ。一度にすべてを注射せずに，試しながら様子を見ながら使うことが大切である。使用を続けるのであれば，1回ごとにしばらく時間をおいてみる。例えば，覚せい剤，幻覚剤，エクスタシーやガスなど，短時間だけ作用するものや，それらをたまにしか使わないならば，頻度を減らすのに適している。大麻も同様である。

量を減らす

　どれだけ飲んでいるか，どれだけ使用しているかを把握すれば，量を減らす計画を立て始めることができる。

1. まずは，最近の使用について，量や頻度などを詳しく，日記やノートに書きとめるところから始める。アルコールに対しては，便利なモバイルアプリもある。1〜2週間記録を続けてみる。そうすることで，通常はどのくらい使用しているか，そしてその変遷をわかりやすく捉えることができる。

2. よく言われていることが，「慣れるまでゆっくり，少しずつ」である。1回に減らす量を少しだけにすることで，身体にかかるストレスも軽減できる。減らした量に慣れるまではそれを継続して，様子を見ながらさらに減らすかどうかを考えていく。

3. 辛抱強く。減っていくにつれて，最初のときのようなペースでできなくなっていることに気づくだろう。ダイエットと似ていて，最初に5キロ減らすほうが，その後に3キロ減らすより楽だった，というようなことである。けれど，記録を見返して，使用がどのように変化してきたかを振り返ることで，努力が実を結んでいると実感できるだろう。

> 薬物の使用を減らすために，よく言われているのが，「慣れるまでゆっくり，少しずつ」。

　このあたりで，118ページで取り組んだ「私のハームリダクションの連続体」を見返してみるのもいいだろう。第7章では，一つひとつの薬物に対する目標を設定した。今なら，それぞれの目標をどのように達成するか，もっと詳しく記入することができるだろう。そこで，それぞれのドラッグに関してどのようなことができるか，いくつかの例を挙げたい。

アルコール

　飲酒し始めたら，ペンと紙を用意するか，スマートフォンやタブレットを使うか，あるいは他になければ自分の腕などに記録を書きとめていく。1杯飲むごとに10円玉をバーの上に置いたり自分のポケットに入れる方法もある。それが何杯目かをカウントするのだが，例えばオレンジジュースにウォッカを2ショット入れたのなら，それは2杯とする。そして，これまで外で飲むときはビールを8杯飲んでいたのなら，それを7杯（あるいは5杯）にしてみる。マンハッタンを飲むなら，ニューヨークの人が言っていた「逆マンハッタン」（ウイスキーとベルモットの割合を逆にする）を試してみる。最初の1杯を飲む前に，大き目のコップで水やソフトドリンクを飲んで始める。何か食べる。1杯飲むごとに，水やソフトドリンクを1杯飲むようにする（二日酔いは部分的には脱水の結果でもあるので，こうすることで翌朝少しは快適になるはず）。ゆっくり飲む。もし，最初の1杯を存分に楽しみたいなら，まずはそうすればいい。2杯目からコントロールに入ることもできる。昼頃に数杯飲み始めると，ついついその後もずっと夜まで飲み続けてしまうなら，最初の1杯を飲むのを1時間でも遅らせてみる。あるいは，1〜2週間はランチに飲むのをやめて，夜だけ飲むようにしてみる。

大麻

　使用量を把握し，製品についてよく知る。大麻が許認可されている場合はまったく難しくない。そうでなければ，ディーラーのことをよく知っておく。使用量を計るということは，例えば，パイプで一服，ジョイントの半分，クッキーなど大麻入りの食品の1/4など。そのくらいの少量で十分かどうか，さらに自分にとって十分な量がどれくらいであるかを把握しよう。もし大麻の売買や使用が認可されている場所に住んでいないのなら，少量で試していくのがいいだろう。よほど大量に使用した後にやめたのでなければ，深刻な離脱症状は出ないので，量を減らしていくことは難しくないだろう。

覚せい系

　覚せい剤などは成分にばらつきがあるので，もし手持ちのものがあるなら，それをどれくらいの量，そしてどれくらいの頻度で使ったか記録をとりながら減らしていき，普段使う量がちょうど快適になるよう調整していくことができる。ただ，もしパーティーなど遊ぶときだけ使う場合は，その1回の使用量を減らしていくよりも，使用頻度を減らしていくほうが簡単だろう。

鎮静系 —— 処方薬や市販薬

　錠剤なら1回で使用する数を数えて，その数をほんの少しずつ減らしていけば，離脱の影響を受けにくいだろう。例えば，もし1日に5錠使っていたのであれば，それを1錠減らしてみるということでよい。もし非正規なルートで大量に入手したものであれば，そのうちの1錠を試してみれば，残りの分も同じような強さであると予測できる。すでにある程度の耐性ができている薬物については，減量のスケジュールを組んでみて，どのような影響を感じるか観察する。ベンゾジアゼピン系の場合，重篤な離脱症状を呈する可能性がある。軽く震えがある程度なら，もしかしたらそれほど危険ではないかもしれないが，汗をかき始めたり，吐き気を催したり，震えが強く

> ベンゾジアゼピン系は深刻な離脱症状を呈する可能性がある。

なったり，不安定になったり，パニックになったときは，医療受診が必要だ。特に，もし不安定になったり，吐き気を催したりした場合は，すぐに救急治療を受ける必要がある。そのクスリについて次からどうするかは，その後であらためて考え直すことにしよう。

オピオイド系（ヘロインや錠剤）

　ヘロインの量をゆっくりと減らしていくということは，例えば今日は8袋にして，明日は7.5袋にするという感じである。それほど不快でなければ，翌日は7袋だけにすることを試みてもよい。この方法は成分が一貫していないと成立しないのだが，成分には特に基準などない。だから，もし大量に入手したのであれば，その成分をおおよそ予測することができる。けれど大量に所持していて，逮捕されてしまったら，営利目的の所持とみなされるリスクを伴うことにも留意する必

要がある。

カフェインとタバコ

どちらも合法であり，数量を計ることが簡単である。カフェインに関しては，摂取量を減らす最も簡単な方法は，自分自身を騙すことである。1週間，1杯のコーヒーのうち，1/4をデカフェのコーヒーにして飲んでみる。あるいはカフェイン入りの炭酸飲料なら，1/4をカフェインゼロの炭酸飲料にして飲んでみる。それから，デカフェの割合を1/2と徐々に増やしていく。もし，喫煙者なら，喫煙本数を減らすスケジュールを立てることができる。喫煙するたびに記録をとり，それぞれの1服の大切度合いを測っていく。例えば，1時間ごとに吸っている場合，吸うたびに大切度合いを1〜10で採点してみたところ，午前10時に吸ったのはあまり大切な一服ではなかったし，午後3時に吸ったのもそれほどではなかった，ということに気づき，そこを減らしていくところから始められるかもしれない。記録をとり続け，どんな小さな変化でも自分を賞賛しよう。

頻度を変える

使用量を減らそうと取り組むなかで，あまり順調にいかない場合もあるだろう。そのときは，使用する頻度を変えるとうまくいくかもしれない。事実，使用する頻度が少なくなるということは，長い目で見たときに，ダメージを受ける可能性が低くなると言える。ハームを経験するかもしれない機会が少なくなるからだ。もし日常的に使っているなら，それなりに耐性や身体依存が形成されているだろうから，それがなくなるということはとても難しかったり，不可能であったりする。頻度を変えるにあたっては，何でもいいので，自分にとって何かしらポジティブな変化となるところから，まずは始めてみよう。

中枢神経刺激薬

クラック，コカイン，そして覚せい剤は量的なコントロールがとりわけ難しい。一度始めたら，手持ちのお金を使い果たすか，つぶれるまで続けることになりがちだ。だから頻度を減らすことが，いくらかコントロールできるベストな方法と言える。どんな状況でも，使用を抑止する何かを見つけるのがよい。映画館や図書館などに出かけたり，使わない人と一緒に過ごしたりしてみる。あるいは，使い始める時間を遅くするだけでも，その日の使用は少量ですむかもしれない。

使わずに過ごしたからといって，気分が良くなるわけでもない。疲れや空腹や，憂鬱だと感じたりするかもしれない。何もする必要がない日を選んで，使うことをせず，不平不満をぶちまけ，自己憐憫にひたっていいのだ。力を抜いて試してみればよい。あるいは，反対の日を選ぶこともできる。つまり，忙しくてバタバタしている日だ。何もすることがなく家にひとりでいると，かえって取り組みにくい場合もあるかもしれない。そこで，ここにいくつかのアイデアを挙げよう。

1. 月曜の朝から仕事があるのなら，日曜の昼までに使うのを終わらせる。
2. 銀行のキャッシュカードは家に置いていき，使ってもかまわない分だけのお金を持って外

出する。

3. 使う頻度を，毎日の使用から1日おきに，週1回から2週ごと，あるいは月に1回に，月に1回から数カ月に1回へと減らしていく。ただし，ハイになるときは，存分に楽しむ。

幻覚系（エクスタシー，ハルシノゲン，人によってはケタミン，デザイナードラッグ／危険ドラッグのいくつか）

　量が少ないほうがよいと言ってきたものの，これらの薬物に関しては量が少ないのもよいのだが，むしろ頻度が少ないほうがより良いと言える。1回の使用（トリップ）を1回の旅行として考えてみる。計画を立て，期待に胸を踊らせ，一つひとつの体験を堪能する。その記憶を日記として残せば，もし1カ月待ったとしてもあの素晴らしい体験をまた味わえることを，いつでも思い出すことができる。

麻酔薬系のデザイナードラッグ／危険ドラッグ，ケタミン，シンナー・ガス

　ケタミン，PCP，DXM，スパイス，ニトラス，そしてその多くの"デザイナードラッグ（危険ドラッグ）"は，使い続けていくなかで生じる影響を予測できない。これらの薬物に関しては使用が少ないほどよい。

　シンナーやガスのように吸引するドラッグは，脳に変化を及ぼすだけではなく，文字通りダメージを与える。時々そういうことが起きる，という類の話ではない。まったく使うことがないようにできればと願っているが，しかし，人によっては何かを打ち消すための唯一の方法ということもあるだろう。間違いなく安全に使用できる方法を誰も知らないので，できるだけ使う機会を控えたほうがよい。蒸気だけを吸引することで，他の有害物質を摂取するリスクをいくらか抑えることができる。例えば，薬物を浸した布を口にあてて吸うよりも，（浸したり，吹きかけたりした）布を紙袋に入れて少し馴染ませてから蒸気だけを吸うことで，有害な粒子が肺に入るのを防ぐことができる。

　これらの薬物の多くは，使うことで素晴らしい体験を味わえる。例えば，親密になれたり，幻想的なものが見えたり，自己感覚が溶け出していったり，あるいは，世界や自分自身に対する内観が深まっていったりする。もし，こうした体験を手放したくなければ，その体験を大事にしつつも，あまり追い求めすぎないように用心できればなによりだ。

薬物療法によるコントロール使用

　ナルトレキソンは経口で摂取し，ナロキソン（この章の「安全性」のセクションで取り上げた）と違い，緊急時以外に使用するタイプの薬物である。月に一度，注射で投与するタイプのものもある。アルコールへの渇望を抑制して，オピオイド系の薬物をブロックする（無効化させる）ために使用される。米国では，ナルトレキソンは日常的に処方され，毎日のように服用することができる。ヨーロッパでは，Sinclair Method（アルコール向け）と呼ばれる治療があり，飲酒の1時間前に服用すると，飲酒量を抑えるのにより有効であることが証明され，処方されている。ただし，

オピオイドに対しては，使用を阻害するアプローチであり，ハームリダクションに基づかない。効果が阻害されるので，使っても楽しめないという方法で薬物の誤用を治すことができるという考えは，薬物との関係性の多様性・複雑性を完全に誤解していることを示している。同時に，厳罰的な意味合いをも含んでいる。

アカンプロサートは，アルコールからの離脱時に，脳内の乱れた化学物質のバランスを安定化させるために使用される。渇望を減少させるのにも役立つ。

大麻はほとんどの薬物より害が少ない。他の薬物だと問題が起きているけれど，それでも精神作用性のある物質なしでは日常を送ることができない状態の人にとっては，選択肢となるだろう。大麻を他の薬物の代替薬とすることは，大麻をめぐる法的論争や，年齢・量・使用状況によっては悪影響を及ぼしうるので，激しく物議を醸すだろう。とはいえ，もしハームを減少させる方法として，何かしら代替薬を使うのであれば，大麻はよい選択であろう。

知ってた？

ナルトレキソン注射（製剤名ビビトロル®）の長時間作用に関する警告

もし，オピオイド系の鎮痛薬が処方されそうであれば，長時間作用が継続するナルトレキソン注射は避けるべきである。ビビトロルによるオピオイド阻害効果で痛みの緩和が難しくなり，それを凌ぐほどの強力な痛み止め薬を，安全に処方してくれる医療機関を探さなければいけなくなるかもしれない。

断薬

もうやめることに決めた——リスクやダメージを数え上げ始めたら，すべての薬物をやめるのが自分にとってはベストだと決意をするかもしれない。薬物はお金がかかるし，違法なものもあるし，それになんだかよくわからないものもある。命にかかわりそうなオーバードーズを一度とは限らず体験し，もう二度とそんな危ない目には遭いたくないと思うこともある。断薬するほうが，延々と薬物使用をマネジメントしようとするより簡単だろうと捉える人もいる。どんな理由でもかまわない。地域ごとに法律による制限も異なるけれど，それでも選択肢がある。すべてをやめるというときも，これまでに紹介してきた方法を駆使しながら取り組むことができる。

> 部分的にやめていこうとするのが難しい場合，断薬が，ベストなハームリダクションになることもある。

一つあるいはすべての薬物をやめる作業は，危険な場合があるし，難しくてなかなかうまくいかないことがある。どうやって「デトックス（解毒）」するかを考える必要がある。デトックスとは，発作やアルコール離脱時のせん妄，脱水，心臓への負担など，深刻な病状を引き起こさずに，身体の解毒を行うための管理計画である。自宅でひとりで，または友人とともにデトックスする人も多い。もし，何かしら医療的な不安があったり，あるいは依存のレベルがとても高いような場合は，医療機関でデトックスプログラムを受けるのが最も安全で快適かもしれない。薬物にも

よるが，だいたい5〜10日かかる。場合によっては，12ステップに基づいたプログラムと組み合わせて提供されることがある。もしそのプログラムには関心がないなら，今はデトックスだけを望んでいることを伝えればよい。

オピオイド系の薬物，アルコール，あるいは処方薬・市販薬，例えばクロナゼパムやアルプラゾラム，他のベンゾジアゼピン系の抗不安薬などをやめようと考えたとき，たくさんの選択肢がある。

コールドターキー

コールドターキーとは，薬物をやめるときに何も代替薬を利用することなく，自宅など医療機関以外の場所で断薬を実施する方法である。オピオイド系の離脱時は，下痢や筋肉痛の症状に対して市販薬を利用できる。しかし，基本的にはインフルエンザに似たつらい症状が出て，3日目までにピークを迎え，7日目には治っていることが多い。地域にいわゆる「デトックスセンター」があれば，そこでは離脱中にカウンセリングやつらさを緩和するためのサポートを受けたりできる場合がある。ただし，アルコールやベンゾジアゼピン系の抗不安薬を数カ月や数年にわたって使用していたなら，コールドターキーでやめるべきではない。

薬物療法によるデトックス

ヘロインやコデインのような薬物の離脱については，オピオイド系ではない処方薬を利用して，つらい症状を抑える方法がある。ただし，オピオイド系のデトックス薬には，メサドンやブプレノルフィンというより良い選択肢がある。米国では一般的に，メサドンは入院あるいは外来プログラムでのみ処方されるが，ブプレノルフィンは，処方を受けて自宅に持ち帰って使用できる。プログラムは，離脱時の3〜10日程度の短期間に対応するものが多く，このタイプのデトックスの場合は，データによっては9割近い利用者が，プログラム後に再び使用している。断薬を継続したいという場合は，3〜6カ月，あるいはそれ以上の時間をかけながら，ゆっくり減薬していくプログラムが適している。

アルコールやベンゾジアゼピン系の薬物の場合，離脱の症状に適した処方薬があるかどうか主治医に相談するという選択もある。クロルジアゼポキシドやジアゼパムなどの長期作用型のベンゾジアゼピンは，アルコールの離脱や，アルプラゾラムのような作用時間の短い薬物からゆっくりと離脱するのに使われる。

米国では承認されていない薬物を利用したデトックス治療もある。例えば，イボガインは，米国では違法だが効果的な場合もある。ただし，こうした治療プログラムは，適切な管理のもと実施される必要があるので，関心がある場合は，提供している団体や人物をきちんと調べる必要がある。

薬物療法による断薬

オピオイド代替療法（維持療法）

繰り返すが，これは離脱症状や渇望を抑えるのに適した量のメサドンやブプレノルフィンを投与する治療であり，「アディクション」の置き換えではない。この治療によりオピオイドへの身体

依存は生じるものの，驚くくらいあっという間に，順調に暮らすことができるようになる。薬物の探索や，購入しようとお金をかき集めたり，あるいは薬物のことで頭がいっぱいになって人間関係や仕事や勉強をないがしろにすることがなくなるだろう。その一方で，とても不思議なのだが，こうした成果があるにもかかわらず，医療従事者やいくつかの依存症回復プログラムからは，薬物代替療法を受けていると，"断薬"とは認められないことがある。少なくとも，オピオイド系の薬物の使用歴が長い（1年以上）人にとって，ある程度の期間，代替療法／維持療法を受けることは最良の選択だろう。維持療法を生涯にわたって受けながら，よりよく暮らせるようになる人もいるし，1年くらい続けた後で，生活が落ち着いた頃を見計らって，徐々に代替薬の処方を減らしていく人もいる。

　いまやヘロイン維持療法と呼ばれ，治療用ヘロインを継続的に処方し，アンダーグラウンドで使用することによる司法・医療的リスクを払拭するプログラムを実施している国もある。この療法に関する調査研究に後押しされ，カナダと同じように米国でも関心が高まってきている。薬物使用を健康という視点で真摯に捉えていこうとする流れのなかで，この療法が米国内でも展開されるようになるのか注目されている。

完全断酒治療

　アルコールには代替療法がない。ただし，飲酒を抑制する治療薬や，アルコールに対する渇望と，つい飲酒してしまった際の飲酒量のコントロールを助ける治療薬がある。ジスルフィラムは，服薬していれば飲酒が止まることを保証する唯一の治療薬であろう。肝臓内の酵素の働きを阻害するため，服薬した状態で飲酒すると極めて不快になる。服薬したときに多量のアルコールを摂取すると命を落とすことさえあるのだ。

まとめ

　準備は整っているだろうか。薬物の使用は変化させることができる。薬物自体を，あるいは自分の気分（セット）だったり，使うときのセッティングをほんの少しだけ変えるのでもいい。これまでに，ドラッグ・セット・セッティングで目標を定め，どこをどのように調整していくかを見出してきた。一つひとつの薬物について153ページの様式を利用して，そして209ページの特典URLからダウンロードした用紙を印刷して進めることができる。

　ドラッグ・セット・セッティングを変化させることについて，3つの例を使っていくらかアイデアを紹介したい。

目標1 ── 大麻の喫煙量を減らす
　① 吸い試しをしてみる。少し吸って，それで満足できるかどうか様子をみる（自分にぴったりの量を知るためにはEROWIDのウェブサイトを参照）。
　② ひとりで吸わない（セッティング）。
　③ 大麻の鉢を自宅に置かない（セッティング）。

④ より強めな大麻の鉢を入手する。その大麻を使うことで，吸う量を減らしたり，調理したものを食べる方法にしたりすることで，リスクの伴う使用を避ける（ドラッグ）。
⑤ 本当に吸いたい気分になったときだけ吸う（セット）。

　例えば，普段は誰かと一緒に吸うので，ひとりで吸うことはあまりないかもしれない。けれど，大麻が自分の部屋にあるなら我慢しづらくなる。だからといって部屋に大麻を持ち込まないようにすれば，欲しいときに手元にないから不安になりそうだ。①をするときに誰かと一緒にするのなら，必然的に②も選ぶことになる。けれども，②のアイデアは今の自分にとってはあまり魅力的ではないということもある。それなら，③大麻草の鉢を手元に置かないようにしてみようかと考えてみると，今は変化のステージ上の無関心期（鉢を手元に置かないことは考えさえしない）だったり，関心期（手元に置かないように我慢できればよいけれど，今すぐは無理）という場合もある。大麻草の鉢から量を測定することもなかなか難しい。精神作用成分のTHCの量と，大麻全体の量の両方を考慮しなければいけない。そこで，④強めの大麻の鉢を購入して，その大麻草を利用して1回に吸う量を減らすという方法がある。少量でハイになれるので，肺への負担が軽減される。その反面，気分が落ち着くといった理由で頻繁に吸いたいのであれば，強めのタイプにしたところで使う量が変わらない場合がある。それならば，反対に弱めのタイプを購入したほうがよい。吸う回数が多くてもTHCの摂取量を結果的に低くすることができる。また，④のように強めのタイプを買おうとしても，高価なので難しかったり，あるいはそもそも流通していないということもある。それならば，今の時点ではそのアイデアも実行可能性が低いので選択肢から外れる。一方で，今日は仕事でとてもストレスがたまったとか，恋人と大喧嘩したとか，本当にひとりで吸いたいときを自分で把握できるようになっているかもしれない。それがただ習慣的に吸うのとはまったく異なる状況だということを自覚できている。それなら，⑤を選ぶことは，変化を開始するのに適しているように見える。そこで，どうやって⑤を実行するか，その計画を立てる必要が出てくる。これはつまり，まさに準備期に到着したということだ。ようこそ！

目標2── エクスタシーの使用回数を減らす
① クラブに行く回数を減らす（セッティング）。
②「シラフ」でクラブに行く（セッティング）。
③ そこそこ好きなアルコールに切り替える（ドラッグ）。
④ 時間潰しになる趣味を見つける（セット）。

　クラブに行く回数を減らしたり，「シラフ」でクラブなどのパーティーに行ったりするというのも良いアイデアである。そうすればある程度確実にエクスタシーを使うことにはならない。けれど，クラブは今の自分にはなくてはならない場所だ。友達はみんなそこに集まってくるし，それに何より踊るのが楽しい。特にスポーツとかはしないけれど，クラブで体を動かすことは気に入っている。他にも，うつのことが頭によぎるけど，そのことは絶対に話したくない。それを考えること自体が憂鬱だ。母親が"医者に診てもらったら"と言ってくるのも心底嫌になる。それなら，アルコールにするのはどうだろうか。クラブで踊っているときは，ハイな気分になりたいし，数

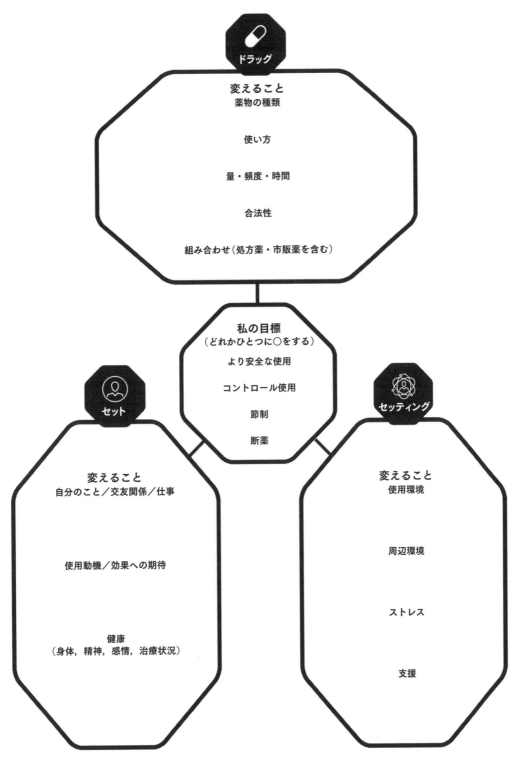

ドラッグ

変えること
薬物の種類

使い方

量・頻度・時間

合法性

組み合わせ（処方薬・市販薬を含む）

私の目標
（どれかひとつに〇をする）
より安全な使用

コントロール使用

節制

断薬

セット

変えること
自分のこと／交友関係／仕事

使用動機／効果への期待

健康
（身体，精神，感情，治療状況）

セッティング

変えること
使用環境

周辺環境

ストレス

支援

From *Over the Influence, Second Edition*, by Patt Denning and Jeannie Little. Copyright © 2017 The Guilford Press.

杯のビールならハイにもなれるし，爽快感も味わえる。ただ，アルコールのほうが長期的に使えばエクスタシーより危険だと聞いたことがあるから，アルコールに切り替えるのが良い選択なのか自信がない。けれども，やっぱりそのほうが良さそうだと思っている。これまで誰にも話したことはないけれど，激しく落ち込むときがあることを自覚している。だから，実は治療を受けることも考えていないわけではない。

目標3 —— 安全に注射することができないので，ヘロインの使い方を変える

① ヘロインを注射する代わりに鼻から吸う（ドラッグ）。
② 注射で使うのが好きだと，注射器交換プログラムの人たちと話す（セット）。
③ 注射で使っている人には近づかない（セッティング）（でもやっぱり注射する，というときは，決してひとりきりでしない）。

「ありえない」「注射をやめられるの!?」と思うかもしれない。自分が不器用であることを自覚しているし，注射でHIVやC型肝炎に感染した友達もいる。けれど，だからといって注射（して使うこと）が止まるわけではない。それなら注射を他の方法に切り替える選択肢はいったん除外する。それに，いま自分がつながっている仲間たちから離れて，新しい出会いを求めているわけでもない。それはつまり，①と③に関しては，いまは無関心期にいることを表しているように思える。とはいえ，注射をどうにかしなければ，という思いもある。そう考えるようになってから，衝動的に欲求が入ることも少しずつ減ってきた。それなら今ある選択肢は，誰かと話すことに他ならない。注射から鼻で吸う方法に切り替えてきた人たちと会って，それが本当にがっかりするようなことなのかどうか確かめることができる。そして，注射針に関してどうしてそれほど気に入っているのか，話し尽きるまで徹底的に話してみて，そのとき自分がどう感じたのかを捉えてみよう。話すことができるのは，そのことに関心があるし，いろいろと考えているからこそである。

　こうした変化を，たとえ一緒に使っている仲間でなくても，誰かに話してみることは役に立つことが多い。ただし，話すことと約束することは異なるので注意が必要だ。約束をするなら，それは自分自身に対してだけ，そして，何かしら変化しようとしていることだけを約束すればよい。他の人は，目撃者であり，コーチであり，サポーターではあるが，批評家や審判員ではない。誰か他の人から約束を守るように押し付けられるものではない。

　薬物使用に関して，より健康的な変化や選択につながりそうな良いアイデアに思えるものが浮かんだら，それを実行すればよい。自分の気持ちに正直になって，浮かんだアイデアを試してみると，自分が変化のステージのどこにいるのかがわかる。試行錯誤を繰り返し，そのときのベストなものが見えてくる。そうやって，自分が自分の専門家になっていく。

　練習したからといって，完璧になれるわけではないのは当然だ。けれど，練習するかしないかで結果は異なる。いま，何か重要な行動を変化させようとしているのは確かだ。その人の暮らしと，アルコール・ドラッグ・人・場所との関係性は，時間とともに根深くなっていく。変化には時間がかかるのだ。少しでも簡単にできそうなところから始めるのがよい。成功体験を積み重ね

ていくことで，励みになるし，新たなことにチャレンジできるようになる。時には，すぐに大きなインパクトを与える変化から始めたいと思うこともあるかもしれない。薬物を使用したときは二度と運転しないとか，衛生的な器具以外は絶対に使用しないなど。それはそれで，自分の生命や健康を守り，危険運転で逮捕されることもなくなるから，次の変化に進むことが可能になる。

次は？

次章では，薬物使用を続け，そして薬物使用を変化させ続けているときに，命を守り，健康で安全でいるのに役立つことを取り上げていく。それは，セルフケアである。誰もが自分自身のことをケアするのと同じことだ。

思い出してみよう…

薬物を使う人は，それまでにどのような選択をしてきたとしても，他の人と同じように，何かを安全に，快適に，楽しむ権利を有する。

第8章　物質使用マネジメント

155

第9章

使っているときのセルフケア

無条件にお互いを受け入れることは，我々人類が直面する最も偉大な挑戦のひとつである。
常にできる人などそうそういないし，
アディクトにいたってはありえない。
自分自身に対してさえ，そうできないのだから。
── GABOR MATE (*In the Realm of Hungry Ghosts*より)

　セルフケアは自分にその価値があると信じることから始まる。もし自分自身がケアされていると思えるようなら，薬物との関係性はもっと容易に変えることができるだろう。例えば，食事と水によってケアされたり，良い人間関係を通じて感情的にケアされたり，刺激的な仕事，プロジェクト，あるいはイベントによって知的にケアされたり，思いやりのあるコミュニティによって社会的にケアされていたりすることである。

　この章では，セットを取り扱う。自分自身をケアすることは，自分と周囲の人の安全を守ることを意味する。つまり，十分な食事や水，睡眠をとること，飲酒や薬物使用へと駆り立てる傷つきやすく不安定な自分に対応すること，自分自身がOKと感じられる人やものに囲まれることだ。このような方法で自分自身をケアできるなら，薬物の問題は思っているよりずっと少ないエネルギーで変わっていくだろう。問題がなくなる可能性だってある。

基本的なケア

自分と周囲の人の安全

　ハイになると，さまざまなリスクにさらされることになる。オーバードーズ，感染症，肝臓病，不純物の混入，バッド・トリップといった使用そのものによるリスクに加えて，そのほかにもリスクが起こりうる。例えば，事故，暴力，窃盗，無防備なセックス，逮捕や受刑だ。特に，飲酒運転や薬物の影響下で運転する場合など，子ども，パートナー，祖父母，近隣住民など周囲の人にも危険が及ぶかもしれない。

暴力と事故

　アルコールが暴力に与える影響は決して無視できない。米国法務省によると，今日すべての暴力犯罪の40％にアルコールが関与している。違法薬物以上に，アルコールは，殺人，レイプ，強姦，子どもや配偶者への暴力といった暴力犯罪と密接に関係していることがわかっている。殺人や強姦の約半数は，加害者か被害者，あるいは両者が飲酒していたときに起こっている。そして，加害者と被害者が知り合いである場合に，アルコールは暴力の要因になりやすい。同様に，アルコール以外の薬物もしばしば暴力と関連するものの，これらの薬物が違法であるがために，事態はより複雑となる。例えば，薬物と暴力の間に明白な関係があるとしても，薬物でハイになったために起こる対人暴力より，薬物の取引や縄張り争い，セックスワークに伴う危険によるものが多いからだ。一方，PCPやアンフェタミン（覚せい剤）といった薬物は，対人暴力のリスクを増加させることが明らかになっている。

　事故に関しては，アルコールが転落や自動車事故，溺死の原因となることはよく知られている。

> アルコールに関する研究では，近年に至るまで一貫して，攻撃性のリスクファクターであることが示されている。

覚せい剤は，ケガにつながるようなハイリスクな行動につながりやすい（高いところによじ登る，近づいてくる電車で度胸試しをする，など）。鎮静作用や運動制御能力に支障をきたす薬物も，転落やケガの原因となる可能性がある。

デートレイプとパーティーレイプ

　毎年約10万人の大学生がアルコールに関連した性的暴行に関する報告をしている。もし，パーティーなどで飲酒することになる場合，あるいは，とりわけGHBや錠剤のような鎮静系の薬物（鎮痛剤やベンゾジアゼピン系の薬物）に関しては，注意すべきことがある。誰かが自分の飲み物に何か入れていないか，用心する必要があるのだ。

　（自身の性別にかかわらず）男性とパーティーするなら，意識がはっきりした状態でいるようにするか，そういう状態の友達といることが大切だ。ふらつくような状態になることは深刻な意味を持つ。だから，力で押さえつけたり，傷つけたりする人がいない状況にする。そして，口にするものが何なのか，パーティーでは難しいかもしれないが，できる限り知っておくほうがよい。そしてアサーティブに自己主張する方法や護身術を学ぶのも役に立つ。

知ってた？

現在あるいは過去のパートナーによる暴力の2/3は，アルコールが関与していたと報告されている。
- 10人のうち約4人の児童虐待の加害者は，虐待時に飲酒していたことが報告されている。
- 1999年のNational Center on Addiction and Substance Abuseの研究によると，物質乱用の親を持つ子どもは，物質乱用がない親の子どもより，3倍以上虐待されやすく，4倍以上ネグレクトの被害を受けやすい。

　パーティーの最中に暴力の被害に遭った場合，被害者に飲酒や薬物使用があったかは関係ない。誰に対しても暴力被害があってはならない！　このことを知っていてほしい。そして，思い出してほしい。自分がつきあうことにした友達や親密な関係になる相手が，自分に危害を与えるリスクがありそうか，よく考える必要がある。自尊心を高めてくれたり，親密になる相手を選ぶのを，サポートしてくれる援助職者と一緒に取り組むこともできる。自分のことを素敵だと思ってくれて，そして尊重してくれる人を探してほしい。今はいないとしても，これからはぜひそうしてみてほしい。

> 大事なポイント —— 誰に対しても暴力被害があってはならない！

　ここは，意思決定バランスを活用する，ちょうどいいチャンスとも言える（第7章を参照）。最も危険なリスクについて考えてみる。例えば，飲みすぎているのに，誰かに運転を代わってもらえないような状況だろうか？　あるいは，片手にあふれるほどの数の錠剤を飲み干してしまったり，アルコール度数を確認せずに飲酒したり，飲むペースが早すぎて意識がぼやけたりして，性暴力被害に遭いやすい状態になることはないだろうか？　ひどく酩酊することがあっても，ふらついていることにつけこもうとするのではなく，危険から救い出してくれるような人と一緒にいることが重要なのだ。

セックスワークと安全性

　セックスワークについて語られるときは，それが違法だとか，セックスワーカーは犯罪者だ（あるいはもっとひどい表現で）という内容が多い。しかし，多くの女性，そして女性よりは少ないが，それなりの数の男性は，有償の性的サービスを提供することによって生計を立てている。この職業はスティグマ，逮捕，受刑，さらに身体的暴力の脅威など，多くの危険と隣り合わせだ。それに追い打ちをかけるかのように，セックスワーカー特有のニーズに関心を持つ医療従事者がほとんどいない。当事者や，彼女・彼らの身近にいる人たちなら，アルコールや薬物がこの職業のなかで大きな役割を果たしている場合があると知っているはずだ。だから，この本がセックスワーカーたちのもとに届き，顧客との交渉に使えるツールとして役立つことを期待したい。あまり知られていないかもしれないが，セックスワークの分野においても強力なコミュニティが存在する。もし孤立していると感じていたら，ぜひ探してみてほしい。一人で仕事を続けていくことは，感情的・身体的な負担が大きい。セックスワーカーのための健康や安全に関する情報は，サンフランシスコのセント・ジェームス病院（St. James Infirmary）のスタッフによって提供されており，病院のウェブサイトから無料でダウンロードできる。

自分自身や周囲の人をケアできている？

子どもが夜中に具合が悪くて目を覚ましたとき，起きて子どもをケアすることができているだろうか？
酔っ払い運転は，お酒に限らない……（処方薬・市販薬，大麻，覚せい剤など）。
コンドームを備え持っている？　使っている？

逮捕や受刑

　拘置所や刑務所にいることは，健康に悪い。他人からの攻撃，性暴力，不眠，太陽光を浴びられない，運動不足，不適切な身体的・精神的治療，劣悪な食事，それらすべてが，身体やメンタルヘルスに悪影響を与える。Ethan Nadelmannの言葉を繰り返したい ── 「薬物使用そのものよりも，麻薬撲滅戦争によって多くのハームがもたらされた」。アフリカ系アメリカ人，ラテン系アメリカ人は，職務質問に遭い，身体検査を受け，逮捕され，薬物事犯で起訴され，刑務所に収容されるリスクが非常に高い。ホームレス状態にある人もハイリスク群である。だから何であれ，逮捕されないことが重要となる。司法と権利に関して役立つ情報を次ページのボックスにまとめているので参照してほしい。

　ハームリダクションのポイント ── 拘置所や刑務所（もしくは薬物治療プログラム）を出るときは，薬物への耐性がなくなっているから，オーバードーズのリスクが高まる（つまり，ハイになるのに必要な量が少なくなっている）。収容される前にオピオイドに依存していた人が，出所してまた使用するような場合は，使いすぎに気をつけてほしい。耐性が十分にないことを意識して，ゆっくり摂取すること，つまり使用量の調節が重要となる。

ハームリダクションを実践してきた人たちからのアドバイス

　Abraham Maslowの「欲求の5段階説（hierarchy of needs）」を聞いたことがあるだろうか。人間の生存に必要な生理的欲求から始まり，「自己実現」欲求，つまり潜在能力を完全に発揮したいという欲求にまで発展する。例えば，飢えに苦しんでいる状態では，食べ物以外について考えることは難しい。物質使用は身体的・精神的に，そして社会的・環境的にも何かと影響を及ぼすので，飲酒したり薬物を使ったりする人には，さまざまな欲求がさらに発生する。この後で紹介している健康に関するヒントは，当たり前のことばかりに思えるかもしれないが，人によってはそれがとても重要となることがある。

　呼吸する ── 新鮮な空気を吸うこと。気分も良くなる。薬物を吸入する合間に酸素を取り入れる。不安に襲われたときは，呼吸に集中する ── ゆっくり深呼吸して，呼吸を数える。

　水を飲む ── 水を飲まなければならないのは当たり前だが，薬物使用時に脱水状態になることはさらなる危険をもたらす。たばこを吸う人，アルコール，コーヒー，紅茶を飲む人，心拍数や血圧，体温を上昇させるエクスタシーやスピードのような薬物を使っている人は，水をより多く飲む必要がある。腎臓をいたわることが大切だ。

自分の権利を知る

　違法な薬物を使う人でも，めちゃくちゃな飲酒をする人でも（例えば，飲酒運転をしたり，職場での薬物・飲酒検査でひっかかったり，飲んで暴力をふるったりする人でも），権利を持っている。誰にも他人を傷つける権利はないが，同時に，誰でも法的権利が保護され尊重される必要がある。Drug Policy Alliance は，米国各州において現在流通する薬物の法律に関する情報をウェブサイトで随時アップデートしている。

　主な情報は次のようなものだ。

- どの州で薬物が軽犯罪もしくは重犯罪になるのか
- 違法捜査や違法な押収について
- 裁判所の命令による AA への参加（違憲である）
- 飲酒運転 ── 運転免許証や資格免許の停止処分
- 妊婦による胎児への薬物暴露に関する法律
- 薬物に関連した緊急時に 119 番通報をした薬物使用者の保護「善きサマリア人の法」

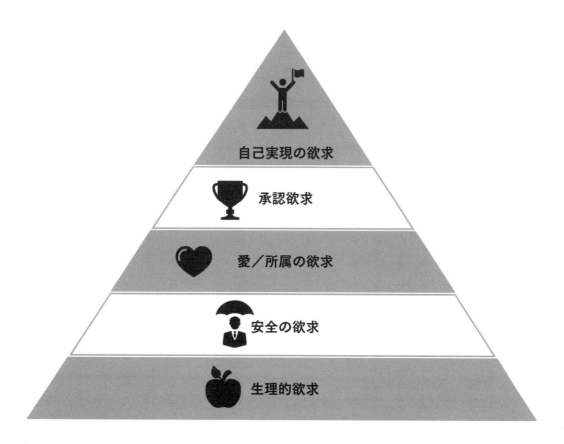

食べる——第一に，ただ食べる。それから，食べているものについて気を配る。飲む前や使用する前に食べることは，薬物の効果を穏やかにしたり，血糖値を安定させることに役立つ。そして，食べ物についてわかりやすいアドバイスが掲載されていて，バランスの良い食生活を無理なく続けられそうな情報を載せている，自分にとって役立ちそうなウェブサイトもぜひ見つけてほしい。

　眠る——あらゆる動物に睡眠は欠かせない。たくさん必要とする人もいれば，少しで足りる人もいる。睡眠は身体的健康と精神的健康の両方に不可欠である。睡眠時間が少なければ，病気への抵抗力が弱まる。十分な睡眠が取れないと，うつや不安が悪化する。睡眠不足は，重度の疲労，思考の低迷，イライラ，うつや不安，その他の精神障害まで，あらゆる状態の原因となりうる。不眠は抑うつや不安の症状でもある。眠るためにアルコールや薬物を使用するという人も多いが，アルコールは睡眠サイクルを崩すし，覚せい剤は睡眠サイクルを完全に止めてしまうことも，やっかいなポイントなのだ。

　だからこそ，眠ること。午後に昼寝をする。ランチタイムにデスクで仮眠する。子どもを学校へ連れていった後，あるいは早朝のシフトが終わったら，仮眠をとる。睡眠に問題があるなら，主治医に話してほしい。飲酒するから，薬物を使うからという理由で，手助けを断るようなことがない医師を見つけてほしい。それが難しければ，市販薬や自然由来なサプリメントを試すのもいいかもしれない。カモミールティーは言うまでもなく，ヨガや瞑想向きのBGMも役立つかもしれない。

　体を温める——寒さと孤独という言葉が，しばしばセットで使われるのには理由がある。寒いときには，体を丸めて目を閉じて，時間が過ぎ去るのを待つことしかできないと思えてくる。社会的に孤立している人は，孤立状態にない人よりも寒さを感じているという調査研究がある。アルコールは皮膚の表面近くの血管を刺激して拡張させるので，体が温かくなったように感じるものだが，実際にそうなっているわけではない。覚せい剤には，体温を上げる作用がある。オピオイドは，暖かい毛布と言われたりもする。寒さと孤独が関連しているように，暖かさと快適さもまた関連している。だからこそ，文字通り暖かい状態でいるようにしてほしい。そして，快適でいられる場所を見つけてほしい。一度でも暖かさと快適さを知ることができたら，もっと違った形で使用することができるかもしれない。

　愛を見つける——あらゆる動物と同じように人間も，何よりもまず親密さやつながりを必要とする。人は誰でも何かしらの愛を必要とする。他者との関係や愛を持たない動物は，生き延びることができない。人間の場合，不安になり鬱になる。自己破壊的になることもある。周囲から疎外されたり，他人との関係が怖いようなときは，動物と一緒にいるのもいい。生き延びるのに役立つはずだ。

162

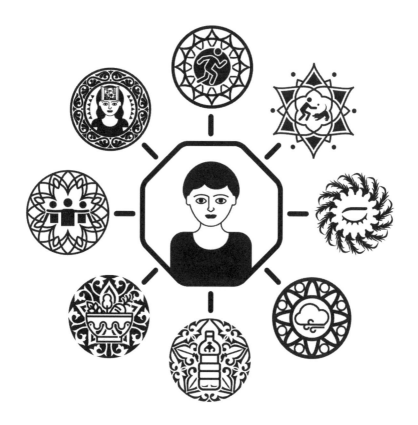

使用を誘発するモノをケアする

　薬物の使用に変化をもたらしたい，ハームを減らしたいと考える際に，なぜ使用するのかを理解することが重要であると，これまでに繰り返し述べてきた。何が使用に駆り立てているのかを知れば，使用を何とかするのに役に立つ別の方法を考えられるようになる。

痛み
　重要なのは，適切な服薬による治療か代替となる治療法，あるいはその両方を得る必要があるということだ。
　薬物を使用する人が最も認識しにくい現象のひとつは，身体的な痛みである。米国では一般的に，痛みはきちんと治療されていない。これは「アディクト」と言われる人に限ったことではない。術後の患者や事故に遭った人，特に，慢性疼痛を持つ人に広く言えることだ。ほとんどの痛みはきちんと治療されていないため，米国医師会は，痛みに対する適切な治療ガイドラインを作成した。1977年にカリフォルニア州では，難治性の疼痛患者が適切な治療を受ける権利を詳細に盛り込んだ議案が採択された。
　すでに述べたように，アメリカ国民は，オピオイドのオーバードーズを高い割合で経験している。麻薬取締局が，疼痛治療を行う医師が出す処方箋について詳しく調べたところ，次第に医師

による鎮痛剤処方が削減されていった。「アディクト」というレッテルを貼られると，疼痛をコントロールしたくても，十分な支援を得るのが難しくなってしまう。たしかに，この10年間でヘロインの使用が4倍に増加しているのは，偶然の一致ではない。痛み止めの処方薬の使用から始まったことが，そのうちお金を使い果たし，最後はオーバードーズなど多くの潜在的なハームを伴った粗悪なヘロインに移行していく。

　疼痛緩和のためのオピオイド系の処方薬を使用する人の多くは，乱用することなく，指示通りに使用する。処方された以上に使っている人のなかには，そもそも痛みを抑えるには不十分な量しか処方されていないため，多めに使うことにする人もいるはずだ。この現象を，疑似アディクションという。疑似アディクションは，「アディクション」を特徴づける心理的な強い欲求や衝動的な薬物使用を伴わない。きちんと治療されていない痛みのために起こるのだ。例えば，脚を骨折し，手術を受けたとする。医師はオピオイド系の鎮痛薬を処方し，4〜6時間おきに1錠摂取するように指示する。薬局で処方されたのは，6時間おきに服薬すると計算された量なのだ。内服して4時間経過した時点で効果が切れ，もう1錠服薬する必要が出てくる。そうなると，計算よりも早く次の処方が必要になる。ところが，新たな処方箋を求めて電話をかけると，「処方薬の乱用者」というレッテルを貼られることになる。これは他人事ではない。しかし，誰もハイになることを求めているわけではない。適切な量の処方薬を求めているだけなのだ。

> 疼痛緩和のためのオピオイド系の処方薬を使用する人の多くは，誤用・乱用しているわけではない。

　痛みに対する適切なケアを受けるには，疼痛コントロールクリニックや痛みの専門家を見つけることが一番だ。なかには瞑想や指圧といった医療外の治療も提供しながら，治療薬を処方するところもある。痛みを抑えるのに十分な処方を出してくれるところも，なかにはあるだろう。

ストレス，トラウマ，そして心的外傷後ストレス

　ストレスとは圧力である。適切な量であれば，エネルギー源になる。ストレスがないに等しければ，なにごとにも受け身でいることになる。多すぎると壊れてしまうかもしれない。やりがいのあることも幸せな出来事もストレスになる。子どもや配偶者の死や，離婚，子どもの誕生，引越，心筋梗塞，転職，昇進，解雇など，すべてがストレスとなりうる。そこまで大きくないストレスもいろいろある。

　どれくらいのストレスが過度と感じるかは，個人差がある。個人のレジリエンスや生活環境によっても異なる。過度なストレスは人を弱らせ，風邪をひきやすくする，物忘れしやすくする，パートナーや子どもに当たり散らす，階段を踏み外す，いつもよりアルコールを飲み，ドラッグを多めに使用する，といったことの原因になる。ストレスは免疫系を弱め，病気や事故に対する抵抗力を低下させる。幸福であるか悲しいかにかかわらず，ストレスフルな経験にはひとつ共通点がある。必ず喪失や変化を伴うということだ。

　過度なストレスは，感情的な痛みを引き起こす。「どうにかなりそう！」「もう耐えられない！」と口にするときは，感情的な痛みを訴えているのだ。薬物使用を変化させることもまた，感情的な痛みを起こしやすい。今まさにやめている，減らしている，使い方・使う場

> 否定的な経験からも，肯定的な経験からもストレスは生じる。

所・使う時間を変えているとしたら，強い怒りや不安，場合によっては高揚感さえ感じることがあってもおかしくない。大麻を吸うのを減らしていって1カ月すると，何の予兆もなく突然，訳もわからず強烈に悲しくなったり，何でもないことで泣いたりすることもある。

　それが何であれ，そうなったときに必要なのは，落ち着いて，安心して，心を穏やかにすることである。誰かに背中をさすってもらったり，頭をなでてもらったりして，「大丈夫，すぐに良くなるから」と言ってもらうような感じだ。本来，人は成長するにつれて自分で自分を落ち着かせる能力を身につける。この能力は人間が感情を「制御する」のに役立つ。感情を制御することで，他者や出来事への反応として幅広い感情を体験できたり，感情が爆発するのに耐えたり，出来事や他者に対して自制して対応できたり，感情的に苦痛を伴う経験の後に平常心を取り戻すことができたりするのである。

　あまりに多くのストレスを抱えると，人は自分で自分を落ち着かせることができなくなる。第4章で紹介した自己治療仮説を発展させたEdward Khantzianは，強い感情を自分でなんともできない状態にあることは，人によっては物質使用で自己治療しようとする重要な要因のひとつとなる，と述べている。ストレスが一線を超え，トラウマとなっている人は，このような状態にあると言える。

　トラウマとは，（1）人として通常の，あるいは想定できる範囲を超える体験で，（2）自分自身や他者に実際に起きた，あるいは切迫した死や傷つきを伴い，（3）不安や恐怖と激しい身体的・感情的苦痛を引き起こし，（4）たとえ短時間であっても，その人の対処できる能力をはるかに超えるような経験のことである。心傷となるような出来事には，自然災害（地震，火災，食料不足など），一部の地域や国全体で起こる惨事（戦争，大量虐殺など），現在も蔓延している人種差別，家庭環境（飢え，貧困，家庭内暴力，児童虐待・ネグレクト，親・きょうだい・子どもの死など），個人的な経験（レイプ，受刑，事故，病気など）といったものが含まれる。人によっては，働いたり，愛したり，笑ったりする能力に大きな支障をきたさず，人生をなんとか切り抜け，そのような経験から回復することもある。一方で，心的外傷後ストレス障害（PTSD）の症状が出る人たちもいる。第4章で述べたように，幼少期にトラウマを経験した人は，経験がない人よりもかなり高い割合で薬物を使用している。PTSDは，トラウマ体験後にも問題を生じさせる複雑な神経生物学的・

> 強い感情を自分で何ともできない状態にあることは，人によっては物質使用で自己治療しようとする重要な要因のひとつとなる。

心理的反応である。次に示すボックスのなかでその症状を紹介している。

　トラウマは人生のあらゆる側面に影響を及ぼす場合がある。どのようにトラウマに反応するかが，その人のありようを形作るようになる。人を信用できなくなり，罪悪感や恥を抱きやすく，最初に傷ついたときとまったく同じ経験を繰り返すような関係を持とうとすることがある。これは発達性トラウマ障害と呼ばれる。この程度まで生活に支障が出るなら，治療を考慮することが必要となる。

　薬物は，緊張を緩和し，苦痛を和らげ，突然現れる悪魔を追い払ってくれる。人は決してバカではない。多くの場合，自己を破壊したくて薬物を使用するわけではない。他の理由があるのだ。そしてそれが何の助けにもならない状況になるまでは，実際に役立っているのだ。だから，薬物との関係を変えるつもりでもそうでないとしても，例えば風邪を引いたり（こ

> トラウマと薬物は密接に関連している。

じらせたり），階段を踏み外したり（大ケガをしたり），あるいは物忘れをしたり（もっとひどい状況になったり）しないように，ストレスや苦痛を，トラウマ症状があるのなら，自分自身をケアする必要がある。

追加情報

PTSDの症状

- 再体験 ── 侵入的な思考，フラッシュバック，悪夢
- 回避 ── 人や場所，外傷と関連する物事を避ける
- 感情消失 ── 興味の喪失，分離
- 過覚醒 ── 過度な警戒心，不安，怒り，不眠，過剰な驚愕反応
- 心理的・感情的な痛み ── 抑うつ，罪悪感，恥，有意味感の消失，信頼の消失，皮肉，アイデンティティや自尊心の喪失
- 再現 ── ハイリスクなスポーツや趣味で危険を招くようなことをする／被害者・加害者の立場に関係なく，繰り返し暴力的な関係に足を踏み入れる

ストレスやトラウマをケアする

　ストレスを軽減するテクニックには，専門的なものからカジュアルなものまでいろいろあり，たくさんのウェブサイトや書籍を利用できる。ハームリダクションの研究者であるAlan Marlattは，マインドフルネスや再発予防に関する優れた書籍を著した。専門的なストレス減少法として，マインドフルネス瞑想，マッサージ，呼吸訓練などがある。熱いシャワーを長く浴びたり，お気に入りのスウェットを着たり，ベッドに横たわってスマホをいじったり，マッシュポテトなどの「ホッとするゴハン」を食べることも，気軽にできるストレスを減らすテクニックだ。感情や行動のコントロールに特化してつくられた治療モデルとして，認知行動療法のひとつである弁証法的行動療法がある。認知行動療法は，感情的なバランスを保つために歪んだ信念や有害な思考を追い払うことを重視するものである。次のボックスで，簡潔なセルフケアガイドを紹介しているが，これは重度のストレスがかかる環境で勤務している同僚と一緒に開発したものだ。

　運動が好きな人は，ヨガ，武道，ウォーキングで汗をかいたり，またはプレッシャーを発散することができるような，もっと激しい運動が役に立つかもしれない。車のなかや，シャワーを浴びながら大声で歌ったり，（音にかき消されるので）交通量の多い橋などの下で，不満に思っていることを大声で叫ぶのもいいだろう。

　PTSDを治療するためのセラピーもまた多く存在する。対話による精神療法から，身体に働きかける薬物療法まで幅広い。Trauma Center（www.traumacenter.org）は，世界でも最も先駆的な研究者の一人，Bessel van der Kolk医師によって創設された。センターでは合唱や「トラウマドラマ・セラピー」，トラウマセンシティブ・ヨガなどのアクティビティを開発し，治療効果を研究している。

セルフケア・リマインダー

自分自身を理解する

自分自身に問いかける ―― 「何が問題なの？」

素直な答えに耳を傾ける

動揺している自分を許す ―― 「それでいいよ」

自分自身を制御する

近所を歩く（散歩する）

顔を洗う

誰か話せる人を探す……

……あるいは一緒に泣ける人を探す

お茶や冷たい水を飲む

何か冷たいものを持つ

呼吸する

深く，ゆっくりと深呼吸する

深呼吸をしながら「ワ〜」と声を出す

笑う

毎日笑うようにする（笑うことで，驚くほど緊張がとける）

報告する

愚痴る

うまくいったことを考える

次の計画を考える

_____

このガイドを一緒にまとめてくれた，Tenderloin Housing Clinic の Melanie Garner に感謝を込めて

併存する問題

　第4章で紹介したように，薬物使用がある人のなかで，精神的・感情的な問題・障害が併存する場合もある。決して稀なことではない。しかし，自身の薬物使用と抑うつ・不安・幻聴がどのように関係しているのかについて，自分では気がついていないことも多い。例えば，普段は飲酒した後はよく眠れると経験上よく知っている人が，飲酒したのに寝つけないときには，実はそれがその前に飲酒したせいだと思うことはほとんどないだろう。あるいはヘロインを注射したらほとんどの不安が消えることをよく知っている人が，いま不安を感じているのは，その日ヘロインを使わなかったために起きた離脱のサインであると気づくこともほとんどないだろう。薬物使用と症状は，とても複雑に関係している。その複雑さゆえに，自分自身の経験をしっかり研究しなければ理解できないかもしれない。第3章の「ヒステリックな感情に基づかないハーム」のセクションをもう一度見て，あてはまる状況がないか確認してほしい。それから，何らかの関係性を

見落としていないかを確認するために，自分のメリットとハームのワークシートをもう一度眺めてほしい。使用前後で，どのように，そして何を感じたかを記録することで，短期的には役に立つと思っていたのに，長期的には良くない方向に向かわせているような薬物の影響について，これまで気づかなかったことを発見するヒントが得られる。

　ADHDには覚せい剤，統合失調症にはタバコ，PTSDにはアルコール・大麻・オピオイド，不安には大麻，抑うつにはアルコールなど，ほかにも自己治療のためにあらゆるやり方で薬物を使うことがあるかもしれない。いずれにしても経験している症状をコントロールするのに，専門家の助けが必要となることがある。この章に出てくるヒントは，いったんは落ち着いて，ちょっと健康的になるのに役立つかもしれないが，複雑な問題をしっかりとケアするには，十分とは言えない。

　物質使用をなんともできないでいるのなら，あるいは精神的・感情的な健康への心配があるのなら，メンタルヘルスの専門家にぜひ相談してみてほしい。専門的なハームリダクションのカウンセリングや医師ではなくても，できればハームリダクションの理念に詳しい人がいいだろう。それが難しいなら，感情や症状について何でも話せる専門家を探してみてほしい。第11章で，助けを求めるうえで役立つ情報を紹介している。

衝動性

　アルコールや他の薬物に問題を抱える人の多くは，感情をただ感じ取るというよりは，感情に基づいて行動する習慣がついている。気分が悪いときには，何かをしなければと思わずにいられない。解決策は，ほろ酔いになる，酔いつぶれる，ハイになるなど，嫌な感情を避けるための行動だ。衝動とは，第8章で述べた引き金や渇望を経験するときに，すぐ行動に移すことである。そこで，これからいくつかの対策を紹介したい。

感情の筋肉を鍛える

　感じることに慣れ，すぐに何かの行動をとる必要がなくなるための方法がいくつかある。一番の方法は，立ち止まること。何かをしたいという衝動と実際に行動することの間に距離を置いてみる。ニューヨークのハームリダクション・カウンセラーのAndrew Tatarskyは，「衝動と行動の間にスペースを置く」と表現している。つまり，いったん立ち止まってその衝動に注目し，そして，何が起きてこの感情が芽生えたのか，さかのぼってその経緯を振り返る。そうするうちに，行動に駆り立てる出来事や感情にどう対応するか，別の考えが思い浮かぶようになるかもしれない。

　練習は，どのような方法であっても大事だ。運動によって身体の筋肉が鍛えられるように，感情を使うことで，耐性やスタミナ，そして「感情的な筋肉」を鍛えることができる。そうすれば，自分という人間の存在に対するストレスに傷つくことが，少し弱まるだろう。けれども，欲求や気持ちを満足させるのを遅らせるスキルは，練習しないと身につかない。欲しいものを得るのには時間がかかることもある。

　数を数える ——子どもの頃，怒りに満ちたとき，何かを言ったり行動したりする前に10秒数え

るように言われたことがあるかもしれない。そうすることで，誰かを叩いたり，嫌なことを言ったり，駄々をこねたりせずにすんだことはなかっただろうか。それと同じアイデアだ。ひたすら数をカウントし，できる限りじっとする。たとえどんなに強い感情であっても，感情は次第に忘れていくものだし，変わることもあるし，ぱっと消え去ることだってある。とてつもない悲しみや怒り，あるいは不満を感じるたびに，数えてみてほしい。もし3秒数えて，それ以上数えられなければ，それでもいい。まず3秒数えて，その後に叫んだり，その場から離れたり，何かしらのアクションを試してみてほしい。その次は5〜10秒待てるかもしれない。ほとんどの感情に耐えられるようになるまで，感情が過ぎ去るまで（きっとそうなるはず），あるいは，次にやりたいことを決めるまでは，何かを感じてから行動を起こすまでの時間を増やし続けるようにしてみよう。

　気を紛らわす ―― 数を数えることは，感情を爆発させずに保持することが目的だ。ヘロインや大麻などある種の薬物は，感情を保持するのに役立つ。アルコールのような薬物は感情を解き放つのに役立つ。しばしば，感情を解放したことで次の日に後悔する羽目になるときもある。もしじっと座って感情を保持することができないなら，立ち上がって解放するのもいい。そうだとしても，アルコールやドラッグ以外の何かで解放するのがいい。走る，歩く，ドアをバタンと閉める，音量を上げた音楽に合わせて歌う，といったことだ。パートナーにわめき散らしたり，犬を蹴ったり，壁をなぐったりすることはしないようにしてほしい。

　物静かな人なら，読書する，占いをする，祈る，瞑想する，ということもできる。覚せい剤への欲求が強い場合は，刺激を必要としているのかもしれない。映画，ゲーム（それ自体が強迫観念となりうるけれど），スピード感のあるやや危険を伴うスポーツを試したり見たりするのもいいかもしれない。ストレスが解消され，生きていることを実感できるはずだ。

　衝動の波に乗る ―― 少し難しい技術だが，第8章で紹介した「衝動サーフィン」が参考になる。避けるのではなく，じっとしたままその衝動に集中する。海では波を避けることはできないし，波を理解し波に乗らなければならない。衝動や渇望は，20分くらい続くと言われる。その衝動の正体が何かを学ぶのだ。その感情から逃げ出したいという絶望感，違う感情や感覚を求める強い欲求，あるいは仲間や集団に所属したり，その場面に加わっていたいという願いなのかもしれない。

追加情報

感情の筋肉を鍛える

立ち止まって数を数える
じっと待つ ―― 気を紛らわす
集中する ―― 衝動の波に乗る

身の回りの状況（セッティング）をケアする

周辺環境

　ラットパーク（ネズミの楽園）の話を思い出してほしい。ネズミは，仲間と一緒により自然で好ましい環境に置かれたとき，少ない量のモルヒネしか使用しなかった。だからもし今，安全に思えない，自分にとって不親切な環境にいるなら，どうかそこから少しでも離れて，落ち着くことができる，親切だと思える場所を見つけてほしい。例えば，カフェ，ビーチ，公園，友達の家，注射器交換のプログラム，お気に入りの飲み屋（飲みすぎていたら注意してくれたり，飲酒運転をさせないように言ってもらえるような店）などいろいろとある。

●ありのままの自分を思い起こしてくれるような何かを身の周りに置いてみる。お気に入りの物に囲まれるように揃える。
●食器を洗う，浴室を掃除する，植物を育てる，料理をつくるなど，日常生活を整える。
●身の回りの状況に注意を払う。見渡してみて，目に入るものが，好きであろうとなかろうと注目し，観察する。好きな側面・嫌いな側面について考えてみる。家族，仕事，ドラッグなど，どんなものでも，注意を向け直してみると見え方が変わってくる。

人間関係

　自己決定について第6章で取り上げたように，良い人間関係を築くと，やる気や，生活の満足度，そして健康に良い影響を与えてくれる。だからこそ，自尊心を育んでくれて，安心できる人たちを見つけてほしい。例えば，こんな人たちだ。

●わたしのことを裁かない。
●わたしと似ている。
●わたしが混乱している夜に，寝かしつけてくれる。
●薬物を使う仲間たちの輪から外れていて，わたしと直接関係がなくても，人生，政治，趣味，あるいは他の何であれ，別の考え方があることを気づかせてくれる。わたしがそれほどひどい状況になっていないときからの古い知人かもしれないし，新しい知人ということもある。大事なのは，薬物のことを話さない人だということ。

　そういう人たちのために何かをするのもいい。求めるだけじゃなく，悲しみから外に踏み出すこともできる。例えば食事を作ってあげるとか，ちょっとしたプレゼントを渡すとかでもいいかもしれない。そうやって自分の殻から外に出ることができる。こういったことは自分と薬物との関係性について，つまり，自分がどう暮らしたいか，どうなりたいか，それには薬物が本当に必要かどうかを見つめ直すのにきっと役に立つ。

全体像

価値観

動機づけの研究者は，個人が尊重していることや大事にしていることに焦点を当てることが，その人が自ら進路を定めて歩み出すのに役立つことを突き止めた。価値観は，中核となる信念であり，その信念に基づき決断が下され，人生が導き出される。価値観は，モラルや倫理観と同じようなものだ。価値観には，行動規範（他人にしてもらいたいと思うことを，自分が他人に対して行う），寛容さや忍耐なども含まれる。

価値観が，キリスト教，ユダヤ教，イスラム教，仏教，多神教などの宗教やスピリチュアル的な実践に由来する人もいる。一方で，保守，リベラル，社会主義，自由至上主義など政治的観点から価値観を形成する場合もある。哲学者や偉大な作家から，という人もいれば，自然界の影響を受ける人もいるだろう。ハームリダクションもまた，いくつかの価値観を持つ。それは人権とハームのない自由への尊重に基づく価値観である（次ページのボックスを参照）。

心の持ち方 ── 世界とつながる

薬物によっては，薬物を使用しない世間から孤立していくことがある。他人との交流，政治的な関心，読書，文化的な成長（音楽・アート・演劇・映画）などによって得られる楽しみがなくなるということだ。働きすぎが孤立の要因となる人もいる。退屈さや何もやることがないことも孤立の要因となる。12ステップグループのメリットのひとつは，外出の機会や他人との関わりを持つ機会を生み出すことである。しかしながら，12ステッププログラムが馴染まなければ，そのメリットを得られない。そうしたグループやプログラムに参加したくないときは，何かしらサポートしたいと思えるものに関わることが，自分自身にとっても，自分が暮らす社会にとっても役に立つかもしれない。新聞を読んだり，映画館に行ったり，あるいは，薬物を使う人に対する差別や偏見がなくなるようにSNSで発信したり，何でもかまわない。自分自身が社会に所属していると実感することが重要なのだ。薬物を使うからといって，人間である資格を奪われることはない。誰もが相互の関わりを必要とし，その恩恵を受けている。

> 薬物を使うからといって，人間である資格を奪われることはない。誰もが相互の関わりを必要とし，その恩恵を受けている。

ハームリダクションの価値観

- **理解** —— これまでの人生において自分がしてきた選択や行動を理解する。なぜ使うのかを知ることは，何をすべきかを知るために必要不可欠である。

- **受容** —— 自分自身と自分の選択を受容し，他人からも受容されることを経験する。自分が与えてきたであろうダメージを矮小化せず，けれど，生き延びるためにベストを尽くしてきた自分をほめて，努力のなかにも自分自身の強み，ユーモア，賢さがあることを見つける。

- **思いやり** —— 罪悪感は人を身動きできなくさせる。まず，答えを探し求めなんとか前に進もうとするなかで与えたダメージについて，自分自身を許すことが必要だ。願わくば他の人からも許されるようであってほしい。

- **親切** —— 自分自身に親切になる。そして，親切にしてくれる人と一緒にいる。

- **つながり** —— 例えば，クラフトビール，コカイン，大麻でつながっている人を，他の人との関係に置き換えたり，置き換えずにアルコール・薬物を使いながらも，他の人とのつながりを築くことができる。

- **選択の自由** —— 他人からの懲罰的な拘束から解き放たれるということである。他人から求められること，望まれることから完全に離れるというわけではない。これは，自立すること，つまり，自分の生き方を自ら選択する権利と機会を持つことを意味する。

楽しさと喜び

　アルコールや薬物使用が手に負えなくなると，以前とは同じように楽しめなくなる。多くの時間や多くのお金を費やし，多くの不安を抱きながら使ってきたなかで，もう最初の頃のようにはならない。もはやこれで人生は楽しくならない。薬物を切り替えたとしても，この問題に対する答えは見出せないだろう。ぜひ別の方法を試してほしい。自分の人生で何かを楽しんでいたときのことを思い出してみてほしい。お笑い番組を見ていたこと，海辺を歩いたこと，川で泳いだこと，太陽の下で眠ったこと，サッカーや野球をしていたこと，ガーデニングをしたこと，詩を書いたことなど，どんなことを楽しんでいただろうか？　そういったことこそが人生を物語っている。薬物も楽しみのひとつだとしても，薬物が楽しみの妨げになってしまったら，薬物によって自分の人生を生きることが制限されてしまう。そして，楽しみを持っていないと，薬物をやめたり行動を変えたりすることが，つらくつまらないものに感じるだろう。だからこそ，自分自身に喜びを与えてくれることから始めよう。薬物やアルコールの問題をコントロールしようと努力することは，それほど楽しいものではない。だからこそ，四六時中そのことばかりに向き合っているようにならないことが重要なのだ。

次は？

　この章では，薬物以外にも関心を寄せられるものを考えてみることが，薬物の使用をコントロールするのにどう役立つかを述べてきた。安心して取り組んでみることができた，あるいは何か思いつくものがあったならなによりだ。

　この本でのワークはここまでとなる。ここからは，自分自身がどうしているかを振り返り，必要なら支援を求め，誰か他の人とコミュニケーションをとる時間になる。自分自身のハームリダクションのプランが役に立っているかどうか，どうすれば知ることができるだろうか？　ここまでは，その複雑さについて説明してきたので，次の章では，どう役立っているかを評価する方法について紹介したい。

思い出してみよう…

　さまざまな方法で，どんな順序でも同時にでも，自分をケアすることができる。自分なりのやり方でいいのだ。

　自分自身がケアされればされるほど，薬物使用をコントロールしやすくなる。

　薬物を使用している人も，生活者なのである。

第10章
うまくいっているの？

つまり，何かが80％あることは，100％存在しないより
良いことだ。
―― ALEX WODAK（オーストラリアの薬物政策改革・ハームリ
ダクションの第一人者）

より良いことがベターだ。
―― KEN ANDERSON（HAMS Network 創立者）

　自分自身のハームリダクションはうまくいっている？　この本をここまで読み続けてきたとい
う事実が，すでに答えになっているのではないだろうか。それでもやはり，これはよく尋ねられ
ることだ。少なくとも本書を執筆した2017年の時点では，大多数の人が断酒・断薬こそが成功し
たかを確認するのに最も重要だと考え，ハームリダクションには疑念を抱いている。ハームリダ
クションの先駆者であり，長きにわたってオーストラリアの薬物政策改革を進めてきたWodak博
士は，ハームリダクションは現実的かつ達成可能な目標を立てたときにうまくいくと述べている。
目標が達成可能なものでなければ，どこにも到達しない。目標が現実的なものであれば，前進す
ることができる。このような理由から，Lance Dodes は彼の著書 *The Sober Truth* で，AAの成功率
を7％と見積もっている。非現実的な目標により，（断酒・断薬を約束する準備ができていないという
理由で）物質使用の治療プログラムに行かないと考える人が40％，治療プログラムの完遂率は30
〜50％，プログラム終了時に目標を達成できたのは50％未満，という結果をもたらしている。
　他方で，ハームリダクションを提供していないのに，さまざまな物質使用の治療プログラムに
おいて，ハームリダクションを用いて成果を報告することが増加している。例えば，治療を終え
ると，失業が減り，家族関係が改善され，薬物・アルコール使用日数が減少したというような報
告がある。ここで注意が必要なのは，断酒・断薬については何も言及していない点だ。ハームリ
ダクションに基づくデータを使えば，プログラムはより効果を上げているように見える。ハーム
リダクションを基準にして評価された治療プログラムがより効果的であるならば，その基準を使

えばどんな治療でもうまくいく可能性が高くなるだろう。

　これらのプログラムと同様に，ハームリダクションを薬物問題から抜け出す有効な方法であると認めない人たちが周囲にたくさんいるだろう。「クリーンになろう。しらふでいよう」という圧力があるからだ。「そうするね」と言わない限り，友人も家族も同僚も安心しない。きっと自分自身の頭のなかにも同じような考えがある。だから，この章では，「うまくいっている」とはどういうことかについて説明したい。変化のステージが移り変わっているなら，それは変わるために必要なことを行っているのだと自信を持ってほしい。この章ではさまざまな人がハームリダクションをどのように活用してきたか具体的な例を紹介する。章の最後には，自分の取り組みの進歩をたどることのできるチャート表を用意した。

　まず，「うまくいっている状態」を定義したい。ハームリダクションはさまざまな人に多様なやり方で作用する。タバコから電子タバコへの変更といった小さな変化から，大麻を完全にやめるといった大きな変化まで含まれる。ハームリダクションの実践における効果を確認するとき，寛容かつ現実的に考える必要がある。改善が見られずハームリダクションを諦めようとしているなら，自分自身に寛容になるべきだ。事態はさらに悪化していないか？　誰かが傷ついたり命を落としたりしていないか？　どちらもノーで，自分自身が生き延びているのなら，ハームリダクションはおそらくうまくいっている。つまり，下り坂を転がり落ちる事態を止められたなら，それは進歩だと言える。悪化しないということは，それだけですでに誰かの命を救っている可能性がある。

　一方，ハームリダクションを学んだ結果，周りの人にヒステリックなまでに心配されていたことを忘れて安心しきっているとしたら，現実的になるための再確認が必要だ。他の人たちから注意されていたことで，自分自身でも心配になっていたことがあったはずではないか。この本をこうして読んでいるのは，自分と薬物との関係性を深刻に捉えたいという強い関心があるからであって，お気に入りの薬物とともに部屋に閉じこもって嵐が去るのを待っているわけではないということだろう。

　第6章で述べたように，変われない最大の理由のひとつは，どれだけ努力をしなければならないか，その努力にどれだけ時間がかかるか，ということに圧倒されてしまうことだ。時間とともに，人は意欲を失いやすくなる（あるいは，変わるのを諦める）。それはその人の性格，誠実さ，やる気とは関係ない。

　ハームリダクションは「使ってもいい」と過剰に言いふらされやすい一方，本当はたくさんのことに取り組む必要があることはあまり知られていない。特に，コントロールできない状態にある薬物に対処しようと試行錯誤する場合，多くのことが必要となる。むしろ断酒・断薬するほうが簡単かもしれない。しかし，自分が望むような変化がないなら，自らを振り返りどこを改善したらいいのか再確認してみるのがいい。思い当たらない場合は，自分なりの意思決定バランスに立ち返ることで，変わろうと決断したこと，そのために一歩踏み出したことをもう一度確認できる。そもそもなぜこのやり方を始めようと思ったのかを思い出してほしい。そうすれば，もう一度エンジンをかけ直し，動き出せるだろう。そして自分の計

> ハームリダクションを実践してみて，本当にうまくいっているのか疑問を感じたら，計画を見直し，現実的に取り組めそうなものか確認すればいい。

画に立ち返り，それが現実的なものかどうか確かめられる。

　それでもハームリダクションがうまくいくということがピンと来ないなら，この下のボックスをぜひ参照してほしい。

振り返り

こんなことが起こっているなら，ハームリダクションはうまくいっている。

　何かしらポジティブな変化として……
　ときどきノンアルコールに切り替えている。飲む前に食事をする。飲酒前後・飲酒中に水を飲む。金曜の夜は家で過ごして土曜になるまで飲みに行かない。加熱式たばこ・電子たばこに切り替える。日曜の夜には飲まない，または飲むときは月曜を休みにする。抑うつ状態や双極性障害，不安症状に対して医師の処方薬を試している。

　こんな変化もあるかもしれない。
　例えば……
・うるさく言う人もいるが，少なくともそのうちの一人の話には耳を傾けている。
・使用によるハームについて何か新しいことを学んだ。
・薬物との関係性を見つめ直している。
・目標を設定した。
・計画を立てている。
・何かを変えた。
・薬物に関わりのない生活を充実させている。
・目標を達成し，薬物のことを考えていない。
　……何か当てはまるものがあれば，ハームリダクションはうまくいっている。

　つまり……
　自分に必要なことを行っている。自分自身や周りの人へのハームを減らす努力をしている。すべてを成し遂げる必要はない。自分で決断するまで，使用をやめる必要もない。休み休みで大丈夫。どのくらい努力するのがちょうどいいかわかるようになる。そして，生活に及ぼす影響度によって，どのハームに取り組むかを選べるようになる。大切なのは，誰でも自分にとっての「好ましい変化」を望んでいいということだ。

ハームリダクションの活用——シェリル，タイラー，ルーベンの場合

　ここでは，シェリル，タイラー，ルーベンがハームリダクションをどのように活用したか伝えたい。

シェリルの場合

シェリルの状況からは，問題の大部分に薬物が関わっているけれど，彼女の日常生活の多くの場面でハームリダクションが役立つことがわかる。シェリルはしばらく治療プログラムへの参加を考えていたが，そこに行ったら飲酒のことばかり指摘され，AAに行くように言われることを思うと気が乗らなかった。あるとき彼女はAAや断酒とは違うコントロール飲酒の記事を目にした。彼女はわたしたちのところに連絡し，彼女のプログラムが始まった。

● **1〜2カ月目**——最初に，ここのプログラムでは，これまでのライフヒストリーのすべてを明かす必要はないと彼女にわかってもらう必要があった。彼女には現在の状況から始めるよう促した。彼女の飲酒量は健康的と言うには度を越しているものの，切迫した危険はないとアセスメントできた。飲酒運転はしないし，記憶がなくなるようなこともなく，他にも危機的な状況を招くようなことにはなっていなかった。

● **3〜4カ月目**——シェリルは仕事のストレスと飲酒の相互作用に対処していた。これは取り組みやすい課題であり，根底にある問題を追及する必要もなく，行動を変えることで対処できるものだった。トラウマ経験がある場合，虐待のエピソードから始めるよう促されることがよくある。しかし，そのやり方はこれまで薬物によって対処してきた感情を呼び起こす行為であり，傷つきを悪化させてしまうことがある。そのため，ここではシェリルが仕事のどの部分でストレスを感じているのか特定し，そのなかで彼女自身がコントロールできそうなものと，対処法を見つける必要があるものに仕分けることを支援した。彼女は仕事終わりにハッピーアワーで飲む代わりに，友達とぶらぶら街歩きを楽しんだり，呼吸に集中するリラクセーションなどのストレス解消法を考えた。同時に，彼女は自分のスケジュールや上司の機嫌は，コントロール不可能だと特定できるようになった。そこで，彼女がコントロールできないことでストレスが強くかかる状況に陥ったときに，気持ちを落ち着かせるのに役立つフレーズを一緒に考えた。彼女のお気に入りは，「私はこのサーカスの団長じゃない。あいつらは私の猿じゃない」。このフレーズを唱えることで，彼女は自分自身とコントロール不能な状況とを切り離し，仕事に集中することができた。

● **5〜7カ月目**——シェリルは飲酒への対応について話すようになった。ストレスの対処法に手応えがあったので，飲酒量を減らしていくことにそこまで抵抗がなくなったようだ。彼女に，いつ，どこで，どれだけ飲んだのか，そしてそのときどんな気持ちだったかを記録してもらった。こうした情報は彼女の飲酒の引き金を見つけ，別の対策を考えるのに役立った。そして彼女は，飲酒は週3回，1回につきワイン2杯まで，という目標を設定した。彼女はワインを2杯に抑えるのには成功したが，ほとんど毎晩飲んでいたので，「うまく」できていないことに不満を感じていた。だからわたしたちは，すでに大きな変化が起きているし，飲む量を少なくしたことに慣れるのに時間がかかるかもしれないから，いまは頻度のことを考えなくてもいいのではないだろうか，と伝えた。彼女は話題に出さなかったが，この頃に処方薬の使用量が増えることはなかった。

● **8〜12カ月目**——シェリルはワイン2杯の飲酒に留めており，毎晩飲むということはほとんどなくなっていた。新しく出会った人との交際が始まろうとしたとき，性的な関係を築くことへのトラウマ反応に対処するための飲酒，という困難な課題に取り組むタイミングが来たと彼女は決意した。セックスへのストレス反応を減らすことに治療の焦点が変わり，デートする前に出現する予期的な不安を抑える方法や，「タイムアウト」，つまり安心できないときは予定をキャ

ンセルしたり，性的な接触を回避したりするための方法を身につけた。そして，アルコールの力を借りずに不安に対処できるようになりたいからと，半年間まったく飲酒しないことを決意した。ただし，この期間も彼女の処方薬の使用量は変わっていない。

● **13〜18カ月目** —— シェリルは対人関係の課題に取り組み続け，順調に進んだ。彼女が言うところの「理想の彼」との交際も約1年続き，飲酒もしていない。飲酒はお祝いなどのイベントのときだけにすることに決めたのだ。飲酒に関する取り組みが安定したと感じたので，今度は処方薬の習慣的な使用をどうにかしたいと彼女は言明した。まずトラウマの専門家による身体療法（ソマティック）を受け，性的親密さに対するトラウマ反応が劇的に減った。そして3カ月かけて，彼女は処方薬の使用をやめることができた。

タイラーの場合

　タイラーは，友人と比べてどうして自分の人生がうまくいっていないのか悩んでいた。人生は足踏み状態なのに，アルコールと覚せい剤による失態が積み重なるだけだった。ネットでいろいろ調べてみたものの，回復プログラムへの参加はまったくピンと来なかった。彼はただ騒ぐのが好きで，アルコールや覚せい剤に「依存」しているとは感じていなかった。だから薬物をきっぱりやめたい，とは考えていなかった。そんなときに，彼はあるハームリダクションを提供する機関を知り，相談のため訪れた。彼は面談したカウンセラーに好感を抱いた。その面談は，彼の予想を見事に裏切ったからだ。カウンセラーはユーモアのセンスもあったし，彼の使用についてがみがみ言うこともなかった。その代わり，カウンセラーは彼がどんなことを考えているのかに関心を示し，質問した。彼は，今まであまり自分の人生について考えることがなかったから，確かな答えをほとんど持っていないことに気づいた。

　そのカウンセラーがすぐに取り掛かったのは，彼の安全について確認することだった。飲み明かした後，車を運転したり自転車で帰宅したりしていないか？（「している」）。覚せい剤を使う時にちゃんと水分や食べ物を摂っているか？（「あんまり」）そこで，カウンセラーは，彼の安全と周りの人たちの安全が重要であることをはっきり伝え，車や自転車の運転，水分・食事への対応を促した。最初はこれら以外のことは何も変えなかった。彼には結婚したばかりの親友がいて，その親友とはあまり会わなくなっていたが，面接ではその友人が何かと幸せそうだという話題がよく出た。また，覚せい剤が歯にダメージを与えることを取り上げたテレビ番組を見たこと，飲酒して騒ぐような日常にうんざりしてきたことなどを語るようになっていった。

　あるとき彼は自分の「やりたいことリスト」をつくったが，そのほとんどがいわゆる大人がしそうなことだと気づいた —— メキシコの遺産観光，サーフィンを習う，パリ旅行。そして，どれも誰かと一緒にしたいものだと気づいた。外国で複数の女性たちに囲まれてバカ騒ぎしたいのではなかった。彼は人生で失ってきたものについてカウンセラーに話すようになり，彼のこれまでのライフスタイルの長所と短所の重要性を測定する作業が始まった。何回かのセッションを経て，彼とカウンセラーはその週に飲酒をやめてみることについて話し合った。彼はそうするかしないか，バランスに着目して決断しようと試み，実は仕事後の飲酒をやめ，その代わりに職場の人たちとジムに行ってみたかったことに気づいた。実際にジムの会員登録をしたとたん，飲酒が止まった。

　彼は今の仕事を失いたくないという気持ちにも目を向けるようになった。覚せい剤の使用を金

曜と土曜に限定し，月曜に出勤できるよう日曜は回復のために過ごすことにした。彼のアルコールと薬物使用への取り組み方はこうなった ―― まず変化を起こすことのメリットとデメリットを見渡し，彼にとって特に重要度の高いものに対して，どう変化したらいいか，順序立てて進めていくという計画だ。一晩では変わらないが，半年もすればタイラーは薬物をやめ，アルコールを減らし，金曜の仕事後に友人とカクテルを，土曜の夕食時にはワインを，日曜のフットボールの試合で少しビールを飲むだけになった。彼は親密な関係が欲しいと考え，オンラインのマッチングアプリにアカウントをつくった。また，サーフィンのレッスンにも申し込んだ。

　タイラーは整理すべき感情がたくさんあるわけでもなく，特定のトラウマもなく，彼の人生を複雑にする深刻な問題があるわけでもなかった。長い間特に意識することもなかったが，彼にはコントロール不能になりやすいいくつものパターンができあがっていたのだ。ただ，大好きなパーティーと向き合うことには苦しんだ。それがいかに彼の人生の早い段階で重要だったか，その一方で，友人たちはそこから離れていき，親密な関係になれる人と出会ったり，他にもいろいろなことを楽しむようになるなど，実は彼が望んでいるものを手に入れている，ということも話した。そして彼はしぶしぶパーティーばかりの昔の自分を変えようと動き出したが，それでもたまには週末にパーティーを楽しんでもいいことにした。彼は年に数回はそうやってパーティーを楽しむことがあるが，パーティーから帰ってきても，新しく作り上げたもっとバランスのとれた生活のなかで，楽しい時間を過ごしている。

ルーベンの場合

　ルーベンは薬物と健康問題の両方に苦労していた。多くの時間をたくさんの人と過ごしているのに，親密な関係がなく孤独を感じ，事態はより複雑になっていた。ゲイであることでいじめられた経験からくる不安症状に対して，彼はアルコールや薬物でなだめていた。人生の早期から身についた社会的に拒絶されているという感覚を，バーやパーティーで癒してきた。そのため，薬物使用について対処する前に，過去の亡霊と向き合う必要があった。彼のカウンセリングで，わたしたちは子ども時代に着目しながら，無価値や無力だという感覚と，現在の彼が感じている親しみをつなげることに焦点を当てた。その他にも，彼が家族から拒絶されていることも，今に至る悲しみの原因だった。両親が自分を「変人」とみなすことに対して，複雑な感情を抱いていた。このような話題にたくさんの時間を費やしながら，各セッションの最後の15分は次の週の計画について話し合った。彼はいつも使っている薬物をリストアップして，できる限り使用量を測ってみた。そうすると，彼が使っていた組み合わせは必ずしもいいものではないと気づいた。例えば，コカインを使うと，それほど好きではないアルコールの摂取量が増えていた。エクスタシーを使うと，もうその効果はなくなっているのに，短時間のセックス以外は特に魅力のない男性に対して，過度な好意を寄せていた。そして週末が明けると，余計に疲れていることや，薬物使用がHIVのウイルス値に影響を与えているんじゃないかと心配していることにも気づいた。ルーベンは薬物使用について無批判なやりとりを気に入ってくれた。何を，どこで，いつ，どうして使うのかということについて関心を持ち，カウンセラーと協働して取り組むようになった。ある晩にコカインをやめてみる実験をしたところ，彼はビールを3杯しか飲まず，普段飲んでいる甘いカクテルを飲まずにすんだ。こうした実験をさらに行ったところ，彼は驚くほど使用量を減らすことが

できた。自分が感じてみたいことと，実際に感じたことの両方に注意を払うだけでモチベーションが高まり，短期間で大きな変化を起こすことができた。健康状態も改善していった。今の彼は以前のように疲れ切っていることはなく，一夜限りの関係を求めることをやめ，親密なつきあいができる相手を探すようになった。

　シェリル，タイラー，ルーベンは，それぞれ異なる背景を持つが，共通するベーシックなツールや戦略を利用して，薬物をコントロールしていた。シェリルは使用の裏にある理由を検証し，隠れている問題にたくさんの時間を使って取り組んだ。タイラーは彼が価値を置く人生を歩んでいなかったことに気づき，使用量を減らすよりも先に，ジムに通うなど薬物に関係しない習慣から変えた。ルーベンは健康状態を改善するだけでなく，パートナーを得ることも望んでいた。そして薬物使用の量も頻度も減らし始めた。3人ともそれぞれに変化のステージを進んだが，シェリルは長い期間をかけて，タイラーは短期間で進んだ。ルーベンの場合はもうちょっと紆余曲折もあったが，数カ月で大きな一歩を踏み出すことができた。

自分自身の変化をたどる

　次のページにあるチャート表を使って（または209ページの特典URLからダウンロードして），自分自身の変化をたどることができる。これは変化のステージに対応している。大きなことでも小さなことでもぜひ記録してみてほしい。いくつかの例がここにある。

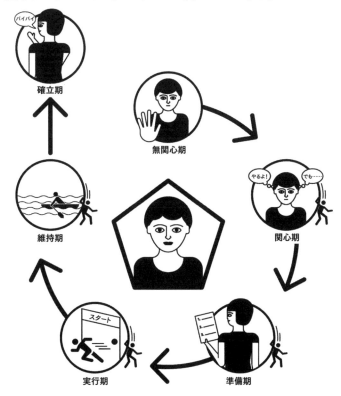

タスク	やりこなしていること
聞こえてくること （無関心期）	朝起きたときに頭がずきずきする。／アルコールの匂いをさせながら帰ったときの子どもの顔が不安そう。／エクスタシーを使った翌日に抑うつになる。／妻が出ていくと脅している。／ATMでお金を下ろしている。
学んでいること （無関心期）	禁酒するとアルコールの耐性が下がるから，がぶ飲みしなくても同じように酔える。／覚せい剤は口のなかの毛細血管を収縮させる。だから，「ダメ。ゼッタイ。」のポスターで，わざとらしく歯ぐきをむき出しにして，おぞましい感じにしてるんだ。／肺はいたわったほうがいいし，加熱式のほうが大麻を節約できる
考えていること （関心期）	もう十分に使った後に，なんでまだ体に入れてるの？／毎日は飲まないほうが気分いいかな？
決意したこと （関心期）	強いお酒はもう飲まないようにしよう。／大麻吸うのはやめようかな。
計画していること （準備期）	テキーラのパーティーに行くのをキャンセルした。／今日から大麻を吸う回数を減らすよ，と友達に言った。／注射器交換プログラムの場所を調べたし，家にあるお酒を全部処分した。／売人の連絡先を消去した。／電子たばこを買った。
実践していること （実行期）	強いお酒は2週間飲んでない。／注射器交換に行ってみた。
セルフケアと環境調整のやり方 （維持期）	水を多めに飲むようになった。／パーティーには興味がない昔からの友達と出かけるようになった。
もう考えていないこと （確立期）	覚せい剤がなくても太る心配をしなくなった。／喫煙よりも加熱式タバコが気に入った。

自分自身の変化をたどる

タスク	やりこなしていること
聞こえてくること （無関心期）	
学んでいること （無関心期）	
考えていること （関心期）	
決意したこと （関心期）	
計画していること （準備期）	
実践していること （実行期）	
セルフケアと環境調整のやり方 （維持期）	
もう考えていないこと （確立期）	

From *Over the Influence, Second Edition*, by Patt Denning and Jeannie Little. Copyright © 2017 The Guilford Press.

ハームリダクションをどう説明したらいいか

　誰かに薬物やアルコールの使用について「なんとかしろ」と言われたら，どんなことをするつもりか説明して返事をしなければいけない，と考えるかもしれない。けれど，準備ができるまでは，その場できちんと答えなければならないと思う必要はないと伝えたい。「また今度ね」とか「もっとはっきりしてから話すね」と言ってもいいのだ。一方で，家族やパートナー，裁判の場や職場では厳しい質問にきちんと答えなければいけないという場合は，次のページの「ハームリダクションとは何か」を活用してほしい。考えをまとめて相手に話すのに役立つかもしれない。

　自分をケアしてくれる人には第12章，あるいはこの本をまるまる読んでもらうのがいいだろう。まずはハームリダクションについて簡潔に伝えたいという場合は，この後の要約を見せるという方法もある。その部分をコピーするか，209ページの特典URLからダウンロードして渡すこともできる。

次は？

　自分が望んでいるように変われる自信がまだないなら，次の章がきっと役に立つだろう。また，自分にとって大切な人がこの章のワークについてもっと詳しく知りたいと思っていたら，第12章でまさにそうした人たちに，伝えたいことをまとめている。

思い出してみよう…

　どんなハームがあるのか，ないのか，現実的に考えてみる。パニックになったり，過小評価したりする必要はない。自分の状況を客観的に測定することがポイントである。

● なぜ（今回）使うのかを知る。

● 変わることについてどう感じているかを知る。今すぐ変わりたいわけではないかもしれない。

●「欲求の5段階」（第9章）に立ち返る。本当に必要としているもの，望むものについて自分自身の声を聴く。

● 薬物使用以外のことで自分をケアする。

● 周囲の人からの前向きなコメントを取り入れる。

● 必要なら助けを求める。

ハームリダクションとは何か

　ハームリダクションとは，生涯にわたる断酒・断薬を即座に要求することなく，薬物使用を変えることを支援する方法である。ハームリダクションは，さまざまな独創的な方法を用いて，薬物とのより健康的な関係性の築き方を探りながら，その人が安全に生活できるよう支援する。その方法が断酒・断薬となる人もいる。一方，ある人にとっては適度な使用，より安全な使用を意味する場合もある。

　ハームリダクションは薬物使用に関して，道徳的・司法的な捉え方ではなく，健康という観点から考える。物質使用それ自体が悪なのではない。薬剤の摂取は人間の通常の行動であり，多くの場合，問題にはならない。薬物の誤用は，コントロールを失った習慣，あるいは併発している問題のサインなのである。

　ハームリダクションは身体的・精神的・心理的・経済的・社会的側面など，健康のあらゆる側面を考慮している。ハームリダクションは無批判であり，思いやりがあり，かつ実用的である。ハームリダクションはその人が今いるところから始まり，変化のすべての過程でその人と共にあり，誰一人取り残すことはない。

なぜハームリダクションが必要なのか

　一般的な治療が，アルコール・薬物問題を抱えている人のごく一部でしかうまくいかないからだ。この「十把一絡げ」なやり方は個人ごとの違いや解決法を尊重することにならず，多くの人を惹きつけるものではない。その人の物質使用とその裏にある問題に取り組むような治療が必要だ。そして，誰でもどこにいてもそのときに必要なものを得られる治療が求められている。

ハームリダクションは誰のためのものか

　ハームリダクションは，アルコール・薬物を使用するすべての人のためにある。深刻な問題が起きていようがいまいが，何かしらのハームを被る可能性があるからだ。

　例えば，次のような人のためにある。

- 治療・回復を試みたが失敗した人
- 理解と治療を要する精神障害や医療上の問題があることで，アルコール・薬物使用が複雑化している人
- 使用をやめたいが，AAやその他の12ステッププログラムが合わないと思っている人
- 必ずしも深刻な薬物問題はないが，薬物に関する知識が不十分なためにトラブルになりそうな人──学校に通えなくなる若者，初めて飲酒したり薬物を使う人，飲み物に薬物を入れられてしまった人
- 混ぜ物が入っている薬物，実態や効果がよくわからない薬物を買った人
- 解決策を決める前に，何が薬物に関する困りごとの原因となっているのか理解したい人

From *Over the Influence*, *Second Edition*, by Patt Denning and Jeannie Little. Copyright © 2017 The Guilford Press.

ハームリダクションはどうしてうまくいくのか

ハームリダクションのすべての理念と実践には根拠がある。ハームリダクションがうまくいくのは次のような理由からだ。

- 安全を確立する —— 物質使用が適度でも深刻でも，誰もがハームを被る可能性がある
- すべての人に，薬物について，より安全な使用法について教育する —— ヒステリックな感情に基づかない知識を提供する
- その人と薬物との個別の関係性を探り，薬物使用自体も使っている本人にも複雑さがあると捉えている
- 変化を現実的に捉え，実際に達成できる，小さくても現実的な前進を促す
- 自律性を尊重する —— 自分で選択することで，動機づけが高まる
- 使用を続けている間も，セルフケアができるよう支援をする —— 変化を起こそうと努力している間も，命を落とすことなく，健康的でいられるようにする

これらすべては，本人を無条件に歓迎し，尊重し，そして協働していくなかで実践される。自己決定に最大の価値を置き，さらなる健康や幸福につなげる。

都市伝説を打ち消す

真剣に回復するには底つきが必要だ

これを信じてしまうのは，問題が深刻化していることが明らかなのに，その人が使用をやめない理由を理解できないからだろう。しかし，底つきは必ずしも必要ではない —— いや，危険すぎる。底つきがしっくりくる人がいる一方で，その時点で死んでしまう人もいる。実際は，ほとんどの人は支援を受けなくても，30歳までには過度な飲酒や薬物使用を卒業している。

断酒・断薬が唯一の回復の道だ

これを信じてしまうのは，50年もの間こう言われ続けていたからだ。それに，明らかに深刻な問題を抱えているのに，それでも飲酒や薬物使用を続ける人を見るとドキッとする。やめるのが安全であることに間違いはないが，断酒・断薬が唯一の回復の道ではない。多くの人は考えを改め，健康的な使用パターンへと切り替えている。アルコール乱用があった人の経過を調べた大規模調査では，50％が問題のない飲酒に移行し，25％が断酒し，25％が過度な飲酒を続けていたという報告がある。

ハームリダクションと断酒・断薬は正反対だ

ハームリダクションは個人が選択する権利を尊重する。しかもそこには薬物使用を選ぶことも含まれるし，"使用をやめなければいけない"と迫るわけではないので，断酒・断薬と正反対だと思われているようだ。ハームリダクションでは，薬物使用によって人は罰せられるべきだとは考えない。ハームリダクションでは薬物使用がある人に，より安全に使用するのに役立つモノや情報を提供している。

断酒・断薬はハームリダクションと地続きとなっている連続体の一部だ。断酒・断薬はとても効果的なハーム削減のための選択肢であり，最終的にはひとつあるいは複数の薬物をやめる人が多い。しかし多くの場合，断酒・断薬だけがハームを削減させているわけではない。飲酒や薬物使用をやめることなく問題を解決する人も多く存在し，断酒・断薬が不可欠ということではない。

ハームリダクションは薬物使用を促し，イネイブリングしている

　ハームリダクションは薬物使用に対して賛成でも反対でもない。薬物使用は現実に起こっていることに過ぎない。誰でも何らかの方法で精神作用性のある物質の効果を得たことがあるはずだ。ハームリダクションは薬物の誤用だけでなく，薬物使用についても熟知している。だからといって，誰かが薬物を使うことを真にやめさせる，ということが不可能であるように，ハームリダクションなら薬物を使用させられる，ということにはならない。ハームリダクションが促しているのはより安全な使用であり，インフォームド・コンセントである。ハームリダクションはその人がただそこにとどまる場合もあるということも含めて，変化を促している。それはつまり，誰かを愛するのと同じように，薬物使用がある人のことを愛しているからだ。薬物使用による最悪のハームを被ることなく生き延びてほしい。そして，支援を受けて，自信と自尊心を胸に，可能な限り健康的な選択ができるようになってほしい。**つまり，ハームリダクションは実用主義的で，**親切なのである。この実用主義と親切が健康と変化をもたらすのだ。

第11章
適切な支援を見つける

> アディクションの反対はしらふではなく，コネクションだ。
> —— JOHANN HARI（『麻薬と人間 —— 100年の物語』著者）

　これまで自分なりのやり方を見つけることを勧めてきたが，時には誰かの知識や知恵が必要となることもある。この本もそんな資源のひとつとして活用してもらえたらうれしい。ここで言う資源には，いろいろな本だったり，人，ペット，場所などが含まれる。このような資源は快適さ，支援，励まし，知恵，アイデア，安心感，新しい視点や希望をもたらしてくれる。

　個人の主体性や自立を重視する国では，援助を求めることはその人の弱さの表れだとみなされることがある。けれど助けを求めたいと思うとき，恥ずかしいと思う必要はない。自分は知らないけれど，他の人は知っているということはよくある。自分以外の人は少なくとも何かしらについて，自分より知っていたりするものだ。自分が自分自身を気にかける以上に，他の人が気にかけてくれていることだってある。もし自分のことをおろそかにしていたり，傷つけていたりするなら，なおさら誰かの助けがあるとよい。自分に助けが必要かどうかよくわからないなら，次のページにあるボックスがきっと役に立つ。

　相談先がプログラムであれ，個人のカウンセラーであれ，あるいは自助グループであれ，支援の目的は，自分の経験を話すことができる専門家やピアグループとの関係を築くこと，正直でいられる信頼関係を築くこと，そして生活上のハームに対処しようとすることだ。治療の内容と期間は人によってさまざまである。ある友人は性生活の最もデリケートな話をカウンセラーと共有しているのに，自分は上司がくだらない仕事を与え続けることについて話しているとしても，その友人のほうが「より良い」支援を受けているというわけではない。また，友人が6回会っただけで良くなったからといって，自分も急いで専門家に会いに行かなければならない，というわけではない。そして，ある支援に長年通っている人がいるからといって，自分のそれも永遠に続くというわけでもない。支援は指紋と同じくらい個性的であり，その個別性に沿ったものであるべきなのだ。

支援を求めるタイミング

- 薬物の使用を制限したり，より安全に使用したいと思っているのにうまくいかないなら，支援につながる時期かもしれない。

- 周囲の人からのプレッシャーに耐えられなくなり，どうにかしたいと思うなら，どこか新しいところを利用することができる。

- ポジティブに変化をしようと努力していたり，少なくとも現状を維持しようと努力している。それなのに，元気がなかったり，肌や髪の調子が悪かったり，身の回りのことを片づけられなくなっていたら，自分に何が起こっているのかを誰かに尋ねる時期かもしれない（診察を受けるのもいいだろう）。

- 混乱したり，落ち込んだり，不安になったり，気持ちの浮き沈みが激しかったり，怒ったり，悲しくなったり，気持ちが苦しくなっているなら，カウンセラーや精神科医を探す時期かもしれない。

- 生活が崩れかかっている，つまり仕事や家族や家を失ったり，友人に避けられたりしているなら，自分が間違ったほうに向かっていないか，中立的な立場の人に尋ねてみるのもいいだろう。

- 一緒にいる人のせいで自分がもっと困ることになりそうなら，その人と少し距離をとって，自分の状況を振り返ることができるような場所を見つけるのも役に立つ。

　まず何よりも，支援は役に立つものでないといけないし，ストレスを感じるものであってはならないはずだ。その支援がストレスを軽減するのではなく，さらにストレスを与えているとしたら，他を当たったほうがいい。支援は心地よく感じるものでなければならない。心を楽にさせ，癒しを与え，希望を持たせるものでなければならないのだ。たとえ何かしらの制約がある場合でも，心地よく感じることができるものだ。支援は寄りかかっても倒れないくらい頑丈な壁を与えてくれ，安全を守ってくれる。

　はじめに考えなければならないことは，自分自身についてであり，他の人のことではない。「自分はこのやり方でうまくいったから，あなたもこのやり方がいいよ」と言う人には気をつけてほしい。このようなことはよくあることだが，薬物との関係性は人それぞれ異なる。それはつまり，変化のプロセスも人それぞれ異なるということだ。他の人の「回復」のストーリーは，自分自身の変化へのプロセスの基準にはならないのだ。

> 制約があるとしても，支援は頑丈な壁のようにその人を守り，心地よく感じられるものであるべきだ。

　また，自分自身のことを考えるときの傾向にも気をつけてほしい。米国人の多くに「タフラブ」精神が根づいている。「自分の問題に向き合うことで，楽しい気持ちになれるはずがない！　自分に厳しく接してくれるスタッフと，ボロカスに言ってくれる仲間と，絶対に逃げられないようなプログラムが必要だ」という精神が当たり前のように刷り込まれている。しかし，この精神はあまり効果的ではない。ある人の「立ち直り」のストーリーを，自分自身がこうありたいと望むことより優先すべきではないのだ。

　自分にとって大切な人が自分に向けた怒りを受け止めるために，「厳しい」スタッフやプログラ

ムで自分の問題に取り組むことがあるかもしれない。もう十分にダメージを受けていてもおかしくないのに，厳しい援助職者と一緒に取り組むことで，とことん自分を傷つけようとすることがあるかもしれない。たしかに，ハームを減らすことには苦痛や困難を伴うこともあり，時に戸惑いを感じることもあるが，治療は必ずしもそうだとは限らない。実際，苦痛が大きいほど，続けるのは難しくなる。逆に，楽しいと感じれば感じるほど，また行きたいと思うだろう。治療はハームを減らすためにあるわけで，1時間1万円払ってハームをまた作り出すようなものであってはならない。大切なのは，ひとつのやり方に固執したり，断酒・断薬が唯一の解決策だと考えたりすることのないプログラムや支援を見つけることだ。

> ひとつのやり方に固執したり，断酒・断薬だけが唯一の解決策だと考えたりしないプログラムや支援を見つける。

自分に必要な支援を決める方法

まず，誰が決めるのか

できれば，自分が決める。多くの人は自分が何を欲しくて，何を必要としているかをわかっているから，正直になっていいという自由や自分の目標を自由に決めていいと保障されれば，自分に最も適した行動を選択する。周囲の人は，その人の選択を受け入れる用意をしておく必要がある。自ら目標を決めるほうがうまくいくことは，目標設定に関する研究から明らかになっている。もし自分がどうしたいのかはっきりとはわからなかったり，これまでやってきたことに自信が持てなかったりしたら，周囲に助けを求めればいいのだ。

治療を探す際に決め手となるもの

「自分には何が必要か」だけではなく，「自分に悪影響を与えることなく，役に立つものは何か」ということを考える必要がある。そのためには，現状の自分を受け入れてくれる場所を見つけることが何より大事だ。

専門職スタッフは，その人の物質使用の程度や問題の深刻さに基づいて評価し，治療の提案をする。一般的に，使用量や危険性における深刻度合いが高いほど，医学的・精神医学的問題が深刻であればあるほど，あるいは「回復」とは縁遠い環境にあればあるほど，より集中的な治療（例えば，病院での解毒治療やリハビリ施設への入所）が推奨される。

こういった治療はすべて素晴らしいものだが，安全を守るための緊急的な介入を除いて，変化への動機づけ，変化することへの準備性，そして自分が必要としているものが常に最優先されるべきだ。言い換えれば，自己決定こそが常に尊重されなければならない。変化への準備ができていない場合は，問題がどんなに深刻であっても，「不参加という意思表示」がなされやすい。つまりプログラムに来なくなるのだ。動機づけが十分でない人に集中的な治療を勧めても役に立たない。

> 治療を提案する場合は，常に本人のモチベーションが優先されなければならない。

複数の選択肢があることの重要性

　どういった支援を受けるか自分自身で決めることができるなら，複数の選択肢を揃えることが重要だ。選択することで前向きな気持ちになり，良い結果に導かれる。たとえ上司や裁判官，家族から治療に行くように強制された場合でも，選択肢は必要だ。そこで，治療やプログラムを選ぶ際のポイントについて説明したい。

> 選択することで前向きな気持ちになり，良い結果に導かれる。

考慮するべき3つのこと

　ハームリダクションでは，安全性，制限レベル，指示度合いの3点を考慮し，物事を決めたり提案したりしている。治療プログラムや治療グループ，カウンセラーを選ぶとき，この3点を考慮に入れることがポイントになる。

安全性

　まず安全であること。繰り返しになるが，どのような変化よりも安全が優先されなければならない。注射器交換プログラムや安全に注射を打つことができる施設，ナロキソンの配布やオーバードーズ防止のトレーニング，薬物や安全な使用に関する正確な情報，コントロール使用・節制するためのサポートなどがハームリダクションの基本となる。治療の目標として断酒・断薬を掲げていようがいまいが，あらゆるプログラムは，命を守ることにつながるこうした選択肢に関する情報を伴わなければならない。目標が断酒・断薬だとしても，使用することがあるかもしれないと想定して，実際に飲酒したり薬物を使ったりした人が，情報やサービスにアクセスできるようにしておくことが必要だ。

制限レベル

　物質使用に関する治療の文脈で「制限」というのは，通常，リスクを排除したり行動を束縛したり，あらゆる精神作用物質に近づくのを予防するといった，その人を制限された環境に置くことを意味する。つまり，対象者が外界と接触しないように制限することで断酒・断薬を徹底しようとする。時にそれは，電話やパソコンの使用を制限することも含む。治療強度の度合いによってどの程度制限が必要なのかが決められる。

指示度合い

　指導的なプログラムやカウンセリングでは，何をするか，どのようにするかが指示される。実際にほとんどのプログラム（リハビリや外来治療，自助グループ）では，あらゆる精神作用物質の断酒・断薬を一生続けるように指導される。そして多くの場合，生涯にわたって12ステップグループのメンバーやスポンサーであり続けること，12ステップに取り組み続けることが推奨される。標準的な治療も指示的になりがちで，すべての参加者に同じグループや同じ活動を提供し，参加期間やステージの変動は個人の行動やプログラムへの積極性に基づいている。そして，こういった指示のなかには，「プログラム」からの脱落は「刑務所か，病院や施設か，墓場まで行き着く」という意味の忠告が込められている。この恐ろしい予言は，1976年にナルコティクス・アノ

ニマス（NA）が出版した『NAホワイトブックレット（*White Booklet*)』に書かれている。

　ハームリダクションは他の何より自己決定を重要視しているが，人によっては強いレベルの制限や指示を必要とする場合があることも理解している。そうした方法でハームを遠ざけることで，安心できるということがあるだろう。しかし，この本の読者もそうかもしれないが，そのようなプログラムに挑戦し，失敗してきた人も多くいるのが事実だ。そこで，プログラムの指示性の強さを測るのに役立つ質問をいくつか例示したい。

- そのプログラムが，参加者の活動をどの程度コントロールしているか。
- 「外の世界」との接触やそこでの活動をどう制限しているか。
- プログラムへの参加・不参加は本人の自由か。
- 参加者がやるべきことを，どの程度指示しているか。
- 目標およびそれを達成する方法についてどの程度指示しているか。（その人自身や他者にハームがない限り）参加者自身の選択ややり方を支援しているか。
- プログラムのルールを破ったり，期待に応えないような場合，どの程度懲罰的なルールがあるか。
- プログラムによって罰せられたり，自尊心を傷つけられたり，追放されたりすることはあるか。あるいは，抵抗を示すことが，その人の強みでもあると称賛されるか。
- ハームリダクションについて取り上げているか。そのプログラムでは，薬物の安全な使用方法について参加者に教育しているか。

問題はバランス

　どのような治療プログラムにおいても，一人ひとりの変化のプロセスを引き出すためには，適切な制限レベルと指示度合いを見極めることが課題となる。そしてそれは，参加者の自己決定の権利を侵したり，自主性を妨げたり，一番有効な治療プログラムを選択する権利を奪うものであってはならない。必要とされる安全性，制限レベル，指示度合いの強弱は人それぞれ異なるし，それらは時間とともに変化する。肝心なのは，参加者の変化に合わせて柔軟に対応できるプログラムを見つけることだ。そこで，プログラムのタイプを問わず，次のような基本原則があるものを推奨したい。

- 制限は強制されるものではなく，合意したものである。
- 懲罰的であったり恥をかかせるようなプログラムではない。
- 制限のレベルは，治療の必要性や安全性に基づいている。

治療の選択肢

　リハビリ施設は薬物の使用が止まらず，どうにもならなくなったときに行く場所だと思われがちだ。だからこそ，（安全上の深刻な問題や特別な指示がない限り）なるべく制限がないようなところで取り組み始めることが重要だと考えられている。変化が劇的で急すぎると，自分の実生活と折り合いをつけられなくなるかもしれない。そうなると，リバウンドしやすくなる。リハビリ施設を出たり入ったり繰り返すことは，失敗や失望を味わうための特訓みたいになってしまう。そうならないために，2つの大事なポイントがある。ひとつは，そのプログラムの強弱レベルが自分に必要な，または自分が求めているものにマッチするのか，もうひとつは，自分が好むタイプのプログラムであるかどうかだ。

強弱のレベル

　制限を設けるプログラムは，衝動的になっていたり，アルコールや薬物の使用が本人や周りの人に危険を与えるような状態にあるときに，本人の安全を守るために強〜弱のレベルの制限を伴う。どうにかして習慣を断ちたいから，あるいは医学的な介入・モニタリングが必要だから，自ら制限的・指示的なプログラムを望むことがある。愛する人がアルコール・薬物使用をやめ，コントロールが効かない状態から脱することを願う家族にも魅力的に見えるだろう。車道に駆け出しそうな子どもを，屋内に留め置いて守ろうとするのと同じように，大人であっても，第三者がハームの多い状態からかくまうことが必要となる場合もある。アルコール検知機や尿検査キット，GPS付き監視装置など，支配的・監視的な装置が望まない行動を防止するのに効果的だと思い描く人たちは一定数いるものだ。制限された環境に身を置くことで，気持ちを落ち着かせることができたり，ハームが多い状態から離れることで，自分の将来について考え，計画しやすくなることがある。

　一方で，制限がある環境は，他人から一方的にコントロールされてきた人のトラウマを再燃させる可能性がある。例えば，幼少期に虐待または成人してから暴力を受けてきた人，施設に収容されてきた人，家族や周囲の人や司法的な脅しを受けてきた人，刑務所に収容され続けてきた人だ。アルコールや薬物を長期間使っている人の多くはトラウマを抱えていることが多いため，制限のあるプログラムは役に立つというより，反対にハームになるかもしれないというセンシティブな視点を，誰に対しても持つことが重要である（この後のボックスにある「治療の強弱レベル」を参照）。

　制限レベルの程度にかかわらず，どのようなプログラムにも何かしらの指示性は含まれるが，制限の強い入所タイプの治療環境では，特に指示性が強まる傾向がある。通所のプログラムであっても，監視できる方法を取り入れることで，プログラムの場にいるときに限らず，管理範囲を拡大していることがある。参加が強制されるような場合は，プログラムの強弱のレベルにかかわらず，プロセス全体が非自発的なものとなる。

治療プログラムのタイプ

　ここでは，プログラムの選択肢を，疾病モデル，認知行動モデル，ハームリダクションモデルという3つのカテゴリーに分ける。それに加え，自助グループモデルの選択肢を設けたが，これは3つのモデルのすべてに含まれる。制限レベルと指示度合いに関して，それぞれのカテゴリーを「とても当てはまる」から「まったくない」の連続体で評価すると，ハームリダクションと自助グループは，制限の程度が最も低いところに位置する。何かしらのモデルが入所型および通所型・外来タイプのプログラムに採用されているが，法令で認可された入所型プログラムは，薬物の使用や飲酒が禁じられているため，入所タイプのプログラムにおいてハームリダクションはほとんど実践されていない。各モデルの主な違いは，プログラムの目標に断酒・断薬を掲げているか，実践がエビデンスに基づいているか信念に基づいているか，参加者がハームを包括的に減らすことを支援するという目標を採用しているか，という点だ。197-198ページで，複数の選択肢があることの効果とリハビリプログラムについての注意に触れている。

追加情報

治療の強弱レベル

● **強め** —— 入院プログラム（通常は病院や医療的施設における短期間の解毒プログラム），リハビリ施設（通常は28日間，より長期間となる場合もある），または集中的な外来プログラム（部分的入院などとも呼ばれ，週に5日は入院し，1日あたり数時間行われるもの）

● **中くらい** —— 集中的な外来プログラム（週に9時間行われるもので，通常はグループのプログラムとカウンセラーによるセッションを週3回），あるいは一般的な外来プログラム（グループを週1回，場合によっては個別カウンセリングも1回）

● **弱め** —— 自助グループ（断酒・断薬を目指すものからハームリダクションに基づくものまでさまざまなものがある：巻末のリソースリストを参照），セルフワークのプログラム（本やマニュアル，ウェブサイトなどを利用して取り組むもの：巻末のリソースリストを参照），またはソーバーリビングハウス（リハビリプログラムの終了者に提供される入居施設で，働いたり，さまざまな活動をすることが可能）

薬物補助療法

　薬物補助療法（Medication-Assisted Treatment：MAT）は依存症に対する薬物療法である。問題を引き起こしている薬物の代わりに処方されたり，その薬物の渇望を抑える目的で処方される治療薬である（第8章参照）。薬物補助療法は上記のどのプログラムにも含まれる可能性があり，プログラムと並行して提供されることもある。

疾病モデルによるプログラム

疾病モデルのプログラムは「従来型な治療」とみなされることが多い。それは、疾病モデルが米国の依存症の治療モデルにおいて主要なものだからだ。疾病モデルはアルコホーリクス・アノニマス（AA）の12ステップと組み合わさって発展してきた。いまや物質使用の治療プログラムの77％は12ステップに基づいている。その12ステップの基盤は信念／信仰であるため、つまり、米国で行われている治療のほとんどは信念／信仰に基づく治療であることを留意したい。疾病モデルのプログラムについては、次のように説明ができる。

- 薬物やアルコールの問題から「回復」する唯一の道は、すべての物質を断つことだと要求される —— 疾病モデルによる「アディクション」の特徴は、否認やコントロール喪失（脳がハイジャックされること）が前提なので、適度な使用やコントロールできる使用、より安全な使用といった目標を受け入れる余地がない。

- プログラム参加中の薬物使用または再使用・再発は一切許容されない —— 多くの場合、参加者が薬物を使用すると、プログラムから追い出される。

- 「否認」の直面化 —— 残念ながら、「否認している」と責めたり、薬物使用によるハームを厳しく指摘するといったやり方がよく見受けられる。プログラムのなかでも、特に古いタイプの「治療共同体」は、「依存的な性格（実際には存在しないのだが）」を壊して生まれ変わらせようと、直面化や罰則、恥をかかせるといった手法を用いる。これは究極のタフラブである。多くの薬物使用者はすでにトラウマを抱え、スティグマを押しつけられ、惨めな思いを経験していると想定すると、こうした心を引き裂くようなやり方は恐ろしいと思える。たしかに、そのような極端なアプローチが役に立つ人もいないわけではないし、そうやって深刻な依存や犯罪行動を克服する人もいる。しかし、ハームリダクションでは、特に、虐げられトラウマを抱えている人に対して、このようなアプローチを支持しない。

- 12ステップ・ミーティングへの強制参加 —— 12ステップに基づくすべてのプログラムはAAやNAへの参加、いわゆるフェローシップを推奨している。この本の初版を書いた時点では、93％のプログラムが12ステップをベースにしたものだった。それが現在では77％となっている。これらのプログラムに参加する場合、参加の条件として12ステップ・ミーティングに出席することが求められる。従来の治療や自助グループプログラムを利用しようとすると、そのプログラムのスタッフやカウンセラー、他の参加者に身を委ね、そこで言われていることを信じきるか、あるいは、信じることに疑念を持つ仲間を探し出し、今後生じる問題にどう対処するか支えてくれるところを見つけるか、いずれかの選択を迫られることになる。良い支援者であるには、こういった葛藤を解決するのをサポートできなければならない。12ステップ以外のピアグループや他のプログラムへの参加を認めているところは増えている。

疾病モデルにおける治療効果

　治療の効果は常に断薬率で測定されるが，結果はあまり芳しくなく，多くの場合25％前後と見積もられている。治療に関する米国で唯一の科学的な調査で，Substance Abuse and Mental Health Services Administration（SAMHSA）が1998年までに実施してきた調査によると，治療プログラムを最後まで終えてから数年後の断薬率は21％となっている。そのうえ，そもそもどれくらいの人が治療プログラムを最後までやり遂げずにやめたかを把握することは困難だが，大半の割合を占めている。興味深いことに，ハームリダクションに関する効果を評価した場合，より大きな効果があることが，同じ調査からわかっている。評価指標には，薬物使用の減少や犯罪行為，失業，子どもを児童福祉施設に預けること，医療的な危機，QOL（生活の質）が含まれている。これらの指標の改善率は23〜43％だった。治療の目標を断薬とせずに，参加者自身が選択できたとしたら，治療への参加率がもっと増えて，さまざまなハームがさらに減っただろうと，想像できないだろうか。ヨーロッパの研究によると，断酒・断薬からコントロール使用まで現実的な選択肢がある場合に，良い結果が出ることがわかった。これはつまり，選択肢を与えられたほうが，断酒・断薬に取り組もうと決意することになるのだ。

　従来の治療プログラムは，うつや不安などの他の問題への対処が十分ではないことも多い。1年間は「回復」が続くまでカウンセリングは受けないほうがいいという経験則が採用されていたり，処方薬は本人が物質使用をやめたり減らそうとする際に役立つという事実があるにもかかわらず，精神症状に対する処方薬の使用を認めないプログラムもある。そして，多くの治療プログラムはメサドンやその他の依存症治療薬も認めない。もし参加者たちに快適すぎる環境を提供すると，自分がなぜそこにいるのかを忘れがちになり，それで再使用に至るという思考を持つ人たちがいるのだ。

　12ステップ・ミーティングへの参加を強制することは憲法違反であると考えられている。12ステップには宗教的な要素が含まれているため，裁判所は，政策的に参加を強制することは政治と宗教の分離や，信条の自由を定める憲法に違反するという判決を下した。

3つの警告

リハビリプログラム ── 28日間の「奇跡」

　典型的なリハビリプログラムが28日間であることに合理的な理由はない。この28という数字は保険制度上の都合に由来する。かつて，入院患者や通所のリハビリプログラムは数カ月，あるいは数年だった。しかし，保険業界が関与するようになり，「解毒と安定化」だけを保険の対象とし，継続する治療は保険対象外となった。その結果，残念ながら，この28日間の入所・入院が完全なプログラムとして広まった。28日間ですっかり変わり続けられるとでもいうのだろうか。言うまでもなく，短期間のリハビリだけで，込み入った行動を変えて，かつ維持することなどできるはずがない。そして，高額なリハビリ施設に繰り返し入所する著名人の話を数え切れないくらい聞いてきた。彼らの話が特別なわけではない。

治療によるトラウマ

　これまで従来型のプログラムに取り組もうとした（あるいは参加を強制された）数多くの人を支援するなかで，恥をかかされたり絶望的になったり，あるいは嫌になったという経験を聞いてきた。彼らはプログラムに参加することでそのような感情を抱いたのだ。また，精神症状が出ているにもかかわらず服薬を許されず，何年間も抑うつや不安を抱えながら自分の「性格の欠陥」を直そうとしてい

た人もいた。そのような罪悪感や恥，怒りの感情を治療トラウマと呼んでいる。そうしたネガティブな自己認識や感情をなくし，もう一度自信を獲得できるようにするには，かなり多くの時間をかけて支援する必要がある。

10代向けのプログラム（我流のプログラムや入寮制の治療施設など）に関する特別な警告
　問題を抱える10代向けのプログラム産業が成長してきている。なかには役に立つものもあるが，その多くは虐待的で，死をもたらすようなものもあり，ハームにしかならない。身体的暴力から，いじめや脅迫といった法令違反もあり，多くのプログラムが当局により閉鎖されたのも事実だ。もし自分の子どものために治療を探しているのなら，子どもを引き渡す前に実際に自分の目で現場を確認したほうがいい。

　Stanton Peele，Maia Szalavitz，Anne Fletcher，Lance Dodesの4人は，物質使用向けの治療産業を徹底的に研究した。彼らは皆，すばらしい書籍を出版し，治療やその効果に関する研究について論じている。

認知行動モデルによるプログラム

　認知行動療法では，条件づけられた反応や思考，信念が行動の大きな決定要因であると考える。条件づけられた反応とは，慣れ親しんだ刺激に対して自動的に反応することである。最も有名な例はパブロフの犬で，エサがあってもなくても，エサが与えられるときの合図のベルを聞くと，その犬は唾液を垂らすというものだ。「合図」とか「引き金」という言葉を使うのはここから来ている。ベルの音はエサが出てくる合図になるのだ。やがて犬はベルの音からエサを連想するようになり，その音を聞けばいつでも唾液を垂らすようになる。そしてこれが習慣になったりパターン化したりする。つまり，犬であっても，人であっても，もはや考えることなしに自動的に行動するようになる。例えばお気に入りのビールの広告を見たときに，同じようなことが起きる人もいるだろう。そのビールを欲している自分に気づくはずだ（唾液が出るのも，欲求思考を抱くことも本質的には同じである）。そこで認知療法の臨床家たちは，習慣化した行動と信念の関係を意識できるようにサポートすれば，学習により形成された習慣を手放すことも学べる，という解釈を付け加えた。

　認知行動療法の多くはエビデンスに基づいている。研究から発展したものもあれば，実践から生まれその後正式に研究されたものもある。マニュアル化されているものもある。一般向けに書

> 認知行動療法はエビデンスベースの治療である。

かれたわかりやすいマニュアルもあり，それらの多くは，ストレスマネジメント，アンガーマネジメント，より良い人間関係をつくること，健康的な食事や運動の維持などをテーマにしている。これらのマニュアルは，薬物関係の治療プログラムで認知行動療法の実践者が使用しているものと類似しているし，参加者向けのワークブックもよく見かける。

　ここではよく用いられる代表的な認知行動モデルをいくつか紹介したい。

●**変化のステージモデル**── これまでの章ですでに説明してきたが，変化のステージは多くのプ

ログラムに馴染みがあり，しばしば治療プログラムに組み込まれている。ただし，治療目標を断酒・断薬に限定して設定している点が，課題となる。現在もアルコール・薬物を使い続けている人が，薬物使用のデメリットだけではなく，メリットについても気兼ねなく話せるような場になるべきである。

- Changing for Good ── 『チェンジング・フォー・グッド ── ステージ変容理論で上手に行動を変える』［法研］── 変化のステージモデルの開発者による，行動変容のセルフワーク実践本。
- Seeking Safety ── 『PTSD・物質乱用治療マニュアル ──「シーキングセーフティ」』［金剛出版］── 物質乱用とトラウマを併せ持つ人のために開発されたカウンセリングモデルである。もともとは断酒・断薬に焦点を当てていたが，最近では開発者であるLisa Najavitsによってハームリダクションが取り入れられている。単に物質使用をやめられないのではなく，物質使用が多くの人にとって重要な対処法であるということが認識されるようになったからである。
- 弁証法的行動療法 ── 激しい感情のコントロールに困難を抱え，同時にトラウマを抱えている人にとって役に立つ治療法である。ここ数年で，物質使用者向けのプログラムにも取り入れられてきている。
- 動機づけ面接 ── クライエント中心療法と支持的カウンセリングアプローチとして発展し，感情の両価性を解決し，変化へ向かう動機づけを手助けする。
- CRAFT（Community Reinforcement and Family Training）── 科学と思いやりを基礎とした家族向けのもので，家族が愛する人を助けるための方法論である。

ほとんどの認知行動プログラムは断酒・断薬を目標にしているが，良いプログラムというのは次の3つの基本的事項を理解し，組み入れている ── ①変化は緩やかに進むこと，②併存する障害の影響が強いこと，③治療関係を重要視していること。物質使用があることで本人を追い払うのではなく，治療につなぎ，同時に，物質使用や感情的・精神的問題にも対処する。そして，本人がプログラムから離れようとしている場合でも，なんとかつながりを保とうとする。認知行動モデルは役に立つことも多いが，物質使用がもたらす大きな医学的な効果や，本人さえも意識していない物質使用の意味づけや，本人が物質使用に抱く愛着に対して，関心が欠如している点にその限界があると思える。

ハームリダクションプログラム

ハームリダクションセラピーとは，ハームリダクションのなかの治療モデルである。この治療モデルについては，この本で説明してきたので，十分に伝わっていると思う。この治療モデルは，薬物使用には自己治療という特性があり，自分と薬物との関係性には意味があるのだという文脈と，自分自身の生活環境に認知行動的対処を統合したものだ。ハームリダクションプログラムの一覧は巻末のリソースリストにあるが，ハームリダクションには，次のような代表的なプログラムがある。

- 注射器交換プログラム
- 安全・衛生的に注射する施設

●「ダメ。ゼッタイ。」ではなく，薬物に関するリアルな情報を提供する薬物教育プログラム
●ハームリダクションセラピー
●断酒・断薬以外の目標も選ぶことができるすべてのプログラム

　ハームリダクションプログラムでは，参加者自身が目標だけでなく，プログラムへの参加ペースや強弱レベルを選択できるように，制限や指示を最小限に抑える。これを「適量の調整」と呼んでいる。つまり，自分で薬物の使用量を調整するのと同じように，自分自身に合うところが見つかるまで，ペナルティーを課されることなくプログラムを行ったり来たりして，自分で調整するのだ。これまでに述べてきたように，ハームリダクションは多岐にわたる。安全な使用，コントロール使用，断酒・断薬，物質使用以外の問題に目を向けるなどのすべてが，変化へと向かう上で価値のあることなのだ。ハームリダクションは当事者中心であり，当事者に力を与えるものだ。ハームリダクションの核は自己決定であり，スタッフの役割は当事者の変化を誘導する指導者ではなく，ファシリテーターである。スタッフ側が何かを勧めるように働きかけるのは，あくまで本人との治療関係がある程度できている状況で，かつ，本人に求められた場合である。

　この本自体がすべてハームリダクションプログラムなので，これ以上の説明はやや過剰かもしれないが，他のプログラムとは異なるハームリダクションの特徴について整理したい。

●**行動を変えたいかどうかにかかわらず，健康と安全が優先**──「1つの注射器を使うのは1回だけ」，つまり毎回清潔な注射器に変えることは，それだけで十分な介入だ。物質使用の影響下で運転をしないことも，子どもたちがベッドで眠りにつくまでは使用しないでおくことも同様だ。薬物を使用していても，しっかり食べて水分補給し，十分な睡眠をとるといった基本的なことを大切にする。それ以上のことをしようと思ってもかまわないし，大事なことかもしれないけれど，ハームリダクションプログラムは最高レベルのことができるはずだといった期待を押しつけたりしない。
●**クライエント中心，個別性重視，クライエント志向**──クライエント自身が，カウンセラーなどスタッフと協働して自分自身のプログラムを組み立てる。自分が重要だと思う順に問題に取り組む。
●**トラウマインフォームド・ケア**──クライエントの多くは何かしら関心を寄せる必要があるトラウマを抱えている。臨床の場だけでなく行政施策においてもハームになるようなことはせず，トラウマによる症状が軽減するよう支援に徹底する。
●**併存する問題に対する統合的な治療**──「重複診断」を受けている人に対しても治療を提供するという動きが大きくなっている。どのようなプログラムでも向精神薬の使用を制限せず，処方できる医師と協働していいはずだ。ハームリダクションとして薬物補助療法を提供してもいいし，そうしたプログラムと連携することもできる。薬物補助療法とは処方薬を使用して物質の誤用に対処するもので，使用している薬物を処方薬に置き換えたり，処方薬により渇望を抑制したりする方法が一般的だ。薬物療法は心理的な依存やコントロールを失った使用に対して特に効果的だ。これらの薬については第8章で説明している。
●**物質使用のコントロール**──変化のための選択肢としては，安全な使用，コントロール使用，節制した使用，断酒・断薬，あるいはこれらを組み合わせたものなど多岐にわたる。さまざまな薬

物に対する多様な選択肢がある（物質使用コントロールについては第8章で詳細に記述している）。

ハームリダクションプログラムは統合的であり，クライエント中心主義であり，変化のためのさまざまな選択肢を提供する。

自助グループ

　自助というのは，より正確には互いに助け合うと表現できるが，こうした自助グループは多数あり，多様である。これらのグループはすべて，共通の問題を持つ人により自らのための相互支援を行っている。この定義に照らし合わせれば，自助グループは専門家が指導するものではない。アルコールや薬物のグループなら，仲間同士で集まり，物質使用に伴う問題に対処するために互いに助け合う。アルコホーリクス・アノニマス（AA）やそこから派生したプログラムは，自助グループのなかで最も普及している。近年では，AAのスピリチュアリティに基づくアプローチに代わるものを提供しているグループも広まっている。多くのプログラムは，メンバーたちに断酒・断薬を目標とするよう期待するが，目標が達成できなくてもメンバーを否定するようなことはしない。

「自助」とは，何でも一人でやるということではない。これらのグループは専門家ではなくピアによって運営される。より正確には互いに助け合うグループと言える。

　自助グループは，個々に制限レベルや指示度合いが異なるし，その形態も疾病モデルから認知行動療法，ハームリダクションまで幅広い。メンバーは身体的には拘束されている状態になくても，参加が義務づけられている場合もある。12ステップでは新しいメンバーであることを挙手して表明したり，Moderation Management（MM：コントロール使用マネジメント）のミーティングでは，その前の週の飲酒量や飲酒日数の報告を行ったりするが，こうした報告により，メンバーは常にグループの存在を意識するようになり，たとえグループから離れているときでも，グループの中にいる感覚を持つ。12ステップでは，目標と方法が明確に規定されている。例えばMMやSMART Recovery（Self-Management and Recovery Training）のように，コントロール飲酒，または断酒など，方向性や目標は明確にしながらも，ミーティング自体は指導的な内容ではないものもある。そうすることで，メンバーは自分と物質との関係性を考えたり，自分にとって危険な状況とは何かを考察したり，そして自分自身の目標を決めたりするための話し合いを円滑に進めることができる。HAMS（Harm reduction, Abstinence, and Moderation Support）ネットワークは，アルコールに関するハームリダクションの自助グループだ。このグループでは，メンバーは，安全な飲酒，節酒，あるいは断酒のどれかを選び，さらに節酒の場合は，自分にとっての節酒を定義する。

プログラムの探し方

日常生活に溶け込んで起きた変化は，最も自然な形で持続する。

　本章で述べてきたように，まずは制限の度合いが低いプログラムから始めることを勧めたい。薬物との関係性を変えるための支援を受けると同時に，なるべく自宅で通常の生活を続けることで，時間をかけずに生活のなかで変化をもたらすことが可能になる。

そうして生活のなかに溶け込んで起きた変化は，最も自然な形で生じたものなので，持続しやすいものとなる。

追加情報

サポートグループ／自助グループの選択肢

ハームリダクションのためのグループ
- ハームリダクションを実践する団体のスタッフやボランティアによって運営されるグループ。
- Over the influence book クラブ
- HAMS（Harm reduction, Abstinence, and Moderation Support）のオンラインのミーティング。アルコール中心で，薬物についても語ることができる。

コントロール使用のためのグループ
- Moderation Management は，対面とオンラインのミーティングを開いており，アルコールのコントロール使用に特化している。

断酒・断薬のためのグループ
- SMART Recovery（Self-Management and Recovery Training）にも対面とオンラインのミーティングがある。基本的に断酒・断薬を目指すプログラムだが，当事者自身が目標を決める支援も実施しているので，ハームリダクションを選択することもできる。
- Women for Sobriety（女性のための断酒・断薬プログラム）は，対面とオンラインのグループとフォーラムを開催している。
- LifeRing Secular Recovery は，断酒，非宗教系，自発的な参加の3要素を取り入れている。
- Secular Organization for Sobriety（断酒・断薬のための非宗教的組織）は，宗教に基づかないグループとして米国内各所で開催されている。
- Refuge Recovery は，「マインドフルネスに基づく回復コミュニティ」として，米国内のほとんどの州でミーティングを開催している。

自分が必要とするプログラムを見つけるためのポイント

いくつかのポイントを確認することで，そのプログラムがどのようなものか，そこから何が得られそうか，ちょっとは続けられそうか，何かしら学ぶものがありそうかを知ることができる。

1. プログラムの理念は何か（疾病モデルか認知行動モデルかハームリダクションか）。
2. 12ステップのミーティングへの出席は必須か。
3. 目標は断酒・断薬だけか。それとも，コントロール使用などのハームリダクションを目標にしたい人への支援もあるのか。
4. 薬物検査があるか。

5. プログラムのなかにどのような活動が含まれているのか。

6. 一部の活動への不参加を選べるか。

7. 個別カウンセリングは，何回のグループセッションごとに設定されているか。

8. スタッフは専門職か。精神科医との連携や精神科での薬の処方はあるか。薬物補助療法を提供しているか。

9. 不安に対してベンゾジアゼピンの服用など，外部の医師による処方を続けることができるか。

10. トラウマ，うつ病，双極性障害などに対する専門的な治療があるか。

11. プログラムに参加している間，カウンセラーや主治医と連携を取ってもらえるか。

12. 家族や友人とどれくらい会うことができるか。

13. プログラム中に（再）使用した場合は，どうなるか。

援助職者を養成する

多くのプログラムで，あるいは多くの援助職者は，ハームリダクションを実践していると認識していない。しかしながら，薬物使用だけではなく付随するさまざまな生活上の問題にも対処することで，実際にはハームリダクションを実践している場合が多い。つまり，問題を分離せず，生活における薬物の役割や意味を理解しようとしている。クライエントが提案する資料ならば，たいていの援助職者は喜んで読んでくれるし，ハームリダクションを理解できるようになるはずだ。もしよければ，ぜひこの本を見せてみて，そして話し合ってほしい。

次は？

次の最終章は，家族や友人に向けて書かれている。彼らにハームリダクションを教えるのに役立つはずだ。「タフラブ」ではなく，家族や友人に必要なもの，彼らができること，最も大事にしていること，これらに基づいて決断できることについて書かれている。物質使用がある人を愛することと，限界を設定することを同時に行うことを提案している。ここでいう限界はタフである必要はない。信頼でき，一貫性があるものであればいいのだ。薬物使用やハームリダクションに理解を示さない人にも次の章を共有することができる。もちろん，自分自身だけに留めておくこともできる。それは自分で決めていいことなのだ。

思い出してみよう…

支援はその人にとって役に立つものでなければならない。

制限や制約は，よりかかっても倒れないくらいしっかりと支えるためのものであり，懲罰的であってはならない。

プログラムやスタッフに関して聞きたいことがあるなら，何でも尋ねてみよう。クライエントは自分であり，自分のためのプログラムである。その先にある未来は，誰でもない自分自身のものだからだ。

第12章
家族や友人のみなさまへ

事実があって，そして真実がある。
あなたの事実は決して私の真実を変えることはない。

── REV. EDWIN SANDERS
(Metropolitan Interdenominational Church
First Response Center and Partners for Life,
テネシー州ナッシュビル)

　アルコールやその他の薬物の問題を抱えている人を愛することは，多大な苦痛を伴うだろう。あなたにとって大切な人がアルコールや薬物の問題を抱えていると知ったら，恐怖を感じるかもしれない。もし大切な人に薬物の使用があって，長い付き合いのなかで何を言っても何をしても変わらなかったとしたら，無力感やいらだち，さらには怒りを覚えるだろう。そして，誠実さとか愛情とか手助けとはどういうことなのかという答えの出ない問いに，もがくはめになるかもしれない。いますぐ解決策が欲しいと願うと，「自分の限界を決めて，タフラブで向き合うこと」と言われ続け，それが答えになっているような，なっていないような気がしているかもしれない。

　私（Patt）は40年間，臨床家として活動している。私は薬物問題を扱うための特別なトレーニングを受けたわけではない。米国でHIV診療を行う初めてのクリニックで，何百人ものエイズとともに生きる若い男性たちの治療にあたるなかで，薬物問題についての専門性を身につけてきた。2000年にJeannieと"Harm Reduction Therapy Center"を立ち上げると，何年か経過してから気にかけていた友人や家族から，アラノン（Al-Anon）や他の自助グループを試してみたけれど，もっと別のところが必要だという電話がかかってくるようになった。私たちが薬物の使用がある人たちに対して行っていることが，最先端の代替治療なのだ，と認識するようになっていき，それなら本人を愛する人たちに対しても，同じように役に立てられるのではないだろうかと思うようになったのだ。

　私は過去10年間にたくさんの薬物使用がある人の家族や友人たちの相談に乗ってきた。話を聞くなかで，家族の経験は，薬物の使用がある人と薬物との関係性と同じくらいに複雑であると確

信した。私が提供してきた支援は，やってみたけれどうまくいかなかったことや，家族や友人が必要としていることについてたくさんの会話を通して，私自身が学んだことに基づいている。

　一方で，あなたを気にかけているサポートグループ，友人，知人たちからのアドバイスは，薬物そのものや薬物使用について，社会的に主流となっている考えに基づいているもので，次のような内容が多いのではないだろうか。

● 本人を甘やかさない──「タフラブ」が必要。
● 本人を守ることをしない──薬物問題から抜け出すためには「底つき」が必要。
● 本人を信用しない──「アディクトは嘘つき」。

　もし，こういったことを実際にしているならば，あなたは共依存の状態にあるだろう。あなたもまた本人たちと同じ病気に苦しんでいるということになる。

　しかし，Judith Gordon と Kimberly Barrett は *Codependency Movement*（共依存運動）のなかで「問題を抱えていることと問題が起きていることを一緒にすべきではない」と痛烈に批評した。あなた自身も「だって（苦しんでいる本人は）私の息子／母／祖父／ずっと守ってくれた兄／幼馴染のいとこ／私のパートナーだから，放っておくことなんてできない」と思っているだろう。そして，本人の薬物使用による苦しみの背景に，あるいはあなた自身の苦しみの背景に，精神疾患，喪失と悲しみ，低い自尊心，本人が離れていく強烈な不安などがあるかもしれないことも理解している。そもそもあなた一人で取り除くことができるような苦しみなら，彼や彼女はいま，薬物など必要としていないはずだ。

　あなたはまったくもって間違ってなどいない。そして，あなたの愛情や思いやり，誠実さは立派なものだ。そうした感情を抱くのは，あなたが慈悲深く，誰かのことを気にかけることこそ人間らしさだと信じているからである。自分が必要としていることよりも，他の人が必要としていることを優先してしまうことがある。世界中で自己犠牲は，宗教，英雄像，あるいは母親像などのなかで，中心的価値のひとつになっている。自己犠牲は，軽蔑されるものではなく，尊敬されるべきものだ。ただし，例外があって，どんなに大切な人のためとは言っても，その人が薬物を使用・誤用しているときは，自分を犠牲にしてはいけない。

　一般的なアドバイスに関しては，いくつか問題がある。例えばタフラブにも，問題がないとは言えない（誰にとっても怖い感じがする）。タフラブとは，多くの場合，長い間我慢を強いられてきたことへの積もり積もった怒りに対する反応とも言える。それは戦略というよりもむしろ罰のような感じさえするものだ。また，底つきは動機づけにはならない──むしろ危険なものであり，自信を失わせるものでもある。底をつくということは，恐ろしい結果に苦しむことであり，命を落とすことさえもある。そして家族の介入が裏目に出ることもある。介入したことで引き起こされた不和から家族関係が回復するまでに，数年かかることもある。強制的な治療によってうまくいくこともあるかもしれないが，もっとハームの少ない他の方法によって，治療の場にたどりつくことができるはずだ。

　こう告げられたこともあるかもしれない──（本人たちは）アル中・ヤク中なんだ。AAやNAの助けを借りて，生涯すべての薬物をやめる必要がある。そうしなければ，必ずや「刑務所か，

病院や施設か，墓場まで行き着く」。だから，もしも本人が耳を貸さないようならば，無理にでも介入をするしかない。

しかし，これらの"介入"はうまくいかない ── なぜだろう？

　ほとんどの人は治療に行かないし，そのうちの約半分の人は薬物をやめる気がないと答える。治療に行く人のなかでも，半分以上はドロップアウトする。12ステップのミーティングを試した人のうち，90％は脱落する。問題なのは，たとえ人気があって広く支持されているようなものでも，ほとんどのプログラムには，何かしらの素晴らしい点はあるが，その素晴らしさが常に大多数の人にあてはまるわけではない。一方で，薬物使用であらゆる問題を乗り越えられるわけでもない。薬物を誤用する人のなかには，何か別の問題を抱えている人も多い。「依存症だけが彼の問題だとは思っていない。何か他に深刻な問題を抱えているはず」「彼は幼い頃にひとりぼっちだった」「彼女の父親は長い間ずっと音信不通なの」「イラクから戻ってきて，彼はすぐキレるようになった」「夫が死んでから，彼女はまるで別人みたいになってしまった」……あなたはこれまでに医師などの援助職者に何度こういったことを伝えてきただろうか。

　効果的なプログラムにするためには，一人ひとり異なる本人と薬物との関係性に着目し，同時にその人が直面しているあらゆる問題を包括的に捉えられるような，十分な柔軟さが必要だ。そうでない限り，「これは私には向かない。あなたは私のことを何もわかっていない。私には何がダメなのかわかっているから，自分でなんとかします」と語りながら，参加者は抵抗を表明するだろう。

何ができるだろう？

　ハームリダクションを選ぶこともできる。ハームリダクションとは，ダメージコントロールだ。本人なりの道筋が見つかるまで，生き延びるようにするためのものである。ハームリダクションでは，本人が自分の望むように話すことを支える。自己決定を尊重しつつ，解決策を協働して探ることを提案する。実際のところ，変化には時間がかかる。ハームリダクションは，強要ではなく，動機づけである。無力だという考え方がしっくりこない場合もあるし，むしろ，変化し続けるためにはパワーが不可欠だという考えもあろう。このような考えから，ハームリダクションは，薬物の使用がある人なら誰に対してでも，自分を理解していく，あるいは変化していくプロセスのどのポイントでも関わることができる。

　ハームリダクションは，あなたが自分自身をケアすることに関して，ニーズや選択肢をバランスよく見定められるように支援する。それは薬物の使用がある本人に提供するのと同様である。本人が息子であれ娘であれ，パートナー，親，いとこ，親友，または同僚であれ，あなたのいかなる行動も，あなたとその人との関係性の複雑さに基づいていることを踏まえて，あなたが持つ選択肢のメリットとデメリットをじっくり検討していく。薬物を使う本人にとって，変化のため実際に何ができるかを判断する際に，自身と薬物との関係性の複雑さについて丁寧に考えることが大切であるように，あなたにとっても，あなたと本人との関係性の複雑さについて，丁寧に考えることが必要となる。

　ハームリダクションでは，問題を改善するために，あなたが本人との関係を終わらせるべきだ

とは考えない。必ずしも関係を「断絶」することで生活がより良いものとなるわけではない。「アディクト」である本人が変化に前向きになるために，「底つき」が必要ではないのと同じように，本人との関係にも「断絶」が必要となるわけではない。ハームリダクションは，"同時並行型"のアプローチなのだ。自分の子どもを愛しながらも，同時に家から追い出すことができる。家から子どもを追い出しながらも，同時にどこか別の場所に部屋を借りて家賃を支払ってあげることができる。そうすることで，あなたは子どもを愛し続け，支え続けながらも，同時に本人が自分の結婚生活や住まい，他の子どもたちに与えうるダメージを抑え続けることができる。言い換えれば，完全に疲弊しきってしまう前に，愛する本人との関係に変化をもたらすことができるのだ。実際に，そうすることをおすすめしたい。

家族や友達向けのハームリダクションの原則

約束は問題を起こすだけ —— 変わることを約束してほしいと頼んでも，何度も破られてしまうので，希望と絶望のサイクルが永遠に続いてしまう。

決まりごとは，自分でつくってかまわない —— どのように愛するかは，あなたが決めていいのだ。例えば本人がホームレスになってさらに薬物依存にもならないように家賃を肩代わりする。それであなたが夜眠りやすくなるのなら，ぜひそうしよう。

（薬物を直接与えたりしない限り）薬物使用のイネイブラーにはならない —— あなたがイネイブリングできる（可能にさせる）ことは，愛すること，支えること，そして生き延びることだけだ。

行動は価値観に基づく —— 誠実さ，理解，思いやり，寛大さ，そして謙虚さ（「神のご加護がなければ私もそうなっていただろう」）は，博愛精神とヒロイズム（英雄主義）に基づく。それがあなたの価値観ならば，それを尊重しよう。

できる範囲で行動する —— あなたのなかの小さな変化が，より大きなステップをもたらす。

あなたのなかにも引き金はある —— あなた自身にも傷つきがあるから，時に過剰に反応することもあるだろう。

決められるのは自分の限界だけ —— 誰かを変えようとするのではなく，自分の必要とするものに基づいて限界を決める。そうすることで，より確信もって進めることができ，そして最終的にもっとうまくいくだろう。

このメッセージがあなた自身のハームリダクションを計画するのに，役立つことを願っている。この本におけるすべての原則と技術は，あなたのための案内でもある。完全には満足できないものであっても，あなたができる最善の変化へと導くことはできるはずだ。このメッセージが，そしてこの本が，困難を減らし，より力強く，そしてより気楽な生活を取り戻す手助けになることを願ってやまない。

Patt Denning

リソースリスト

- CheckUp and Choices（www.checkupandchoices.com）
- Chicago Recovery Alliance［安全な注射に関するガイドライン］（http://anypositivechange.org/better-vein-care/）
- Chicago Recovery Alliance［化膿した傷のケアに関する情報］（https://anypositivechange.org/josh-bambergers-abscess-identification-and-treatment/）
- Drug Policy Alliance（https://drugpolicy.org/issues/criminal-justice-reform）
- EROWID（www.erowid.org）
- EROWID : Cannabis & Marinol Dosage（https://www.erowid.org/plants/cannabis/cannabis_dose.shtml）
- European Monitoring Centre for Drugs and Drug Addiction, Harm reduction : evidence, impacts and challenges（https://www.emcdda.europa.eu/publications/monographs/harm-reduction_en）
- Guided Self-Change（www.nova.edu/gsc/index.html）
- HAMS（Harm reduction, Abstinence, and Moderation Support）（https://hams.cc/）
- LifeRing Secular Recovery（www.lifering.org）
- Moderation Management（www.moderation.org）
- National Harm Reduction Coalition［ドラッグユーザーのための安全な注射マニュアル］（https://harmreduction.org/issues/safer-drug-use/injection-safety-manual/）
- National Institute of Alcoholism and Alcohol Abuse : Rethinking Drinking（www.rethinkingdrinking.niaaa.nih.gov）
- Refuge Recovery（www.refugerecovery.org）
- Responsible Drinking（www.responsibledrinking.org/）
- Secular Organization for Sobriety（www.sossobriety.org）
- St. James Infirmary（www.stjamesinfirmary.org/）
- Women for Sobriety（www.womenforsobriety.org ）

※読者特典として，本書で紹介されている各種ワークシートを金剛出版ホームページからダウンロードできます。下記のURLにアクセスしてダウンロードしてください。

https://www.kongoshuppan.co.jp/files/1902.pdf

［パスワード：1902］

監訳者あとがき　　高野　歩

　『ハームリダクション実践ガイド ── 薬物とアルコールのある暮らし』は，ハームリダクションセラピーの実践書です。これまでハームリダクションの概要や理念について説明した書籍は日本にもありましたが，個別のニーズに応じたハームリダクションの実践方法について具体的に記述した書籍は，この本が初めてではないかと思います。ハームリダクションの後進国である日本の状況を考えると，挑戦的な内容も多く含まれると思いますが，なるべくハームリダクションを「自分事」として考え，気に入った部分を取り入れていただけるように，日本の状況に合わせたわかりやすい表現に翻訳・監訳するよう心掛けたつもりです。保健医療福祉職の皆様だけでなく，自身のアルコール・薬物使用について「改めて考えたい」「何か変えたい」と思っている方にもこの本が届くと嬉しいと思っています。

　私がハームリダクションという言葉に出会ったのは，2012年頃だったと記憶しています。ですので，私もハームリダクション初心者です。当時は，「ハームリダクションって何となくよさそう」「当事者に優しそう」といった漠然としたイメージしかありませんでした。ハームリダクションについて知りたいと思っても日本では情報が限られており，海外の文献を読んでも「やっぱりよくわからない」というモヤモヤが残るばかりでした。そこで，百聞は一見に如かず，思い切って海外へ視察に行くことにしました。最初に行った国はオランダだったのですが，あまりにも薬物使用に対する考え方が日本と違っていたので，毎日が驚きの連続でした。論文で読んでいたメサドン処方や注射器交換プログラムといったものが，いつ，誰によって，どのように実施されているのかを知ることができ理解が深まった一方で，「これは本当によい支援なのだろうか」という疑問や「何となく冷たい」という印象も残りました。日本では，なかなか断酒・断薬に至らない方に対しても，支援につながっている限り根気強く支援を続けるという風潮があると思いますが，海外では「合理的でないことはしない」といった考えが徹底されているように感じたからです。

　そのうち日本でもハームリダクションという言葉をよく耳にするようになりました。ただ，私が見聞きしてきたハームリダクションと日本で語られているハームリダクションがずれているように感じ，違和感を持っていました。そのずれがどこから来ているのか私なりに考えたところ，ハームリダクションの原点ではなく，日本視点で解釈したハームリダクションが広まっているからではないか，という仮説に至りました。その仮説が正しいかはわかりませんが，この本の翻訳の動機になったのは確かです。

　ちょうど翻訳を進めていた2019年3月，原著者のPatt Denning先生とJeannie Little先生にお会いする機会があり，先生方が運営するHarm Reduction Therapy Centerにも伺いました。視察や先生方とお話しする中で，文化や考え方の違いを知るということは，自分が置かれている環境や自分自身の考え方（時に思い込み）について改めて知る機会になることを実感しました。視察に行くと，「日本はどうなの？」と度々聞かれるわけですが，その都度「日本ではこれもあれも実践されていない」と説明することになり，日本はハームリダクション未実施国という認識が私の中にすり込まれていったように思います。また，ハームリダクションは選択肢であり，流動的であるということも知りました。どの国でも，ハームリダクションという「決まった何か」が最初から存在していたわけではなく，また，無条件に受け入れられてきたわけでもなく，さまざまな議論や

試行錯誤が積み重なって現在に至っています。「日本はどうなの？」という問いかけに対し，私達自身はどう答えるのか，どのように議論し実践していくのか（もしくはしないのか）……。その材料にこの本が役立てばありがたいと思っています。

　最後に，翻訳にご協力いただいた多くの皆様に，心から感謝申し上げます。私のマネジメント不足で出版に至るまで多くの時間を費やしてしまいましたが，気の遠くなるような作業に付き合ってくださり，折れそうになる心を支えてくださった金剛出版の藤井様，浦和様にも心から感謝申し上げます。そして，最後までそれぞれの立場から本気で議論し合い，貴重な経験を共有できた監訳者の古藤さん，新田さんに心から感謝申し上げます。

2022年6月

東京医科歯科大学　精神保健看護学分野
高野　歩

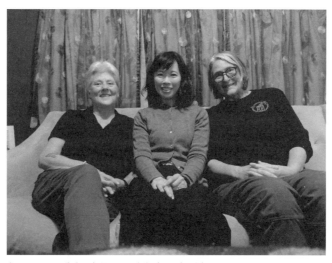

左からDenning先生，高野，Little先生（2019年3月）

監訳者あとがき　　古藤吾郎

　ハームリダクションを日本で学ぶことができませんでした。ただ，そのおかげで世界各地で教えてくれる人たちに出会うことができました。みんな熱意と思いやりにあふれ，なにより親切でした。だからハームリダクション（以下，HR）で活動する人たちと一緒にいるのが好きになりました。

　私に最初にHRを教えてくれたのは，米国コロンビア大学修士課程でのインターン先のスーパーバイザーでした。2004年から2005年にかけての私の実習先だったNGOは，清潔な注射器をはじめ，より安全な薬物使用のためのさまざまなグッズを配っていました。事務所には休憩したり，雑談したりできるスペースもあって，私もよくそこで過ごしました。近所にあるホームレスの人たちのためのシェルターから，日中にここに来て憩う人たちもいます。厳しくて残酷な現実をいっときでも忘れたいから，そのためにクスリを使う，そう話す人たちと出会ってきました。今夜使うからと，グッズを持って帰る人も歓迎するし，ここで話して少し気持ちが楽になったから，今夜はそんなに使わないで済むかも，そういって帰る人もウェルカムです。

　スーパーバイザーとは，どうやって日本でHRを実践できるかよく話しました。彼がその後のHRへの世界の扉を開けてくれました。それからの約15年，国連会議，ハームリダクションの学会，関連分野の研修や勉強会，世界各地で開催されたそうしたイベントに参加して，学んできました。

　欧米で先進的な取り組みをしているところは，それでもそこでは必死に草の根での活動をしているのですけれど，なんだかキラキラ眩しく思えます。一方で，アジアで活動する仲間たちから学ぶことはより現実的です。例えば薬物事犯者らを虐殺するフィリピン，薬物事犯者に死刑を科すインドネシアでも，薬物使用がある当事者たちと連帯するHRの活動があります。そんな厳しい薬物政策のなかで，それぞれの国で何をどこまでできるか，知見をわかちあい，そこから学んでいます。アジアにはキラキラはあまりないかもしれないけれど，熱意に基づくメラメラがあります。当事者の権利を守る，健康・命を守ろうとする熱意です。このアジアン・メラメラが私たちをつなげ，突き動かしているように思えます。

　そうして，2021年6月にハームリダクション東京を立ち上げました。小さな団体ですけれど，薬物使用をはじめさまざまな当事者性・専門性を持つ仲間と日本で連帯することができました。主な活動は，クスリを使うことがあると安心して話せるチャットです。これまでの出会いで学んできたことをもとに，オンライン空間に，憩いや雑談できる場所を開いたイメージです。すでに数百人の人たちと数千件のやりとりをしてきていますけれど，その9割以上は，いま何かしらのクスリを使用することがある人たちとのチャットです。市販薬・処方薬から，覚せい剤，大麻，危険ドラッグまで。これからどうやって少しでも安全にクスリを使っていくかを一緒に考えることもあります。どうやめていくか，だと行き詰まってしまうけれど，やめていくってことは，その間は使っているってことだから，じゃあどう使っていくか，それなら話せそう，となることもあるし，雑談もたくさんするし，話題は多面的です。

　チャットにはいろいろな場所から声が届きます。自宅から，仕事先から，学校から，電車のなかから，公園から……，チャットの向こうにあるその人の暮らしが浮かび上がってきます。あま

りに当たり前のことですけれど，その人が暮らしのなかにいることを教えてもらいます。死にたいほどつらい現実から逃避するため，生き延びるために，いまクスリが役立つということがあっても何も不思議じゃありません。だから生活から薬物の使用という一部分だけをどうにか取り除こうとするのではなくて，その一部も含まれる暮らしを尊重したいという思いを抱きます。そんな暮らしがしばらく続く，それでちょっとホッとできるということもあります。そうした思いも込めて，この本のタイトルに"暮らし"という言葉を取り入れたいと考えました。

　この本の監訳をめぐるご縁についても触れたいです。HRに関連する学会に呼ばれて米国に滞在していたときに，この本が日本語に翻訳されると，現地で知人が教えてくれました。彼は著者たちの長い友人で，私を紹介してくれました。そのときは「日本語で読めるのを心待ちにしています！」と挨拶だけ交わしました。

　それから1年後の東京で，この本を監修する松本先生が開催したHRに関するイベントに登壇しました。そこに高野さんや新田さんも参加されていて，監訳チームに加わることになりました。待ち望む側から送り出す側にポジションチェンジしたのですけれど，関われることが光栄でした。

　すでに堅実・篤実に取り組まれた素晴らしい下訳がありました。一文一文を読みたどり，著者たちの思いを全体に吹き込めるように精一杯監訳につとめました。私がすることを常におこがましく感じていましたけれど，私の背後で立ちのぼる欧米のキラキラやアジアン・メラメラが後押ししてくれていると勝手に感じながら，やり遂げることができたように思います。

　HRには薬物使用がある当事者を中心にした権利擁護のための活動もあれば，薬物使用がある人の健康や生活のサポートもあって，この本は臨床的な実践本という位置づけになるのでしょう。具体的なワークをすることもできるし，むしろワークをしないような場面でも，書かれているさまざまなエッセンスを取り入れることができます。

　この本を手にしてくださった方たちといっしょに，さらに日本で活動の輪が広がっていったらと，希望に胸が高鳴ります。メラメラとワクワクは相性がいいと思います。そして，携わった方々，みなさんに心からお礼をお伝えしたいです。ありがとうございます。

2022年6月

ハームリダクション東京
古藤吾郎

監訳者あとがき　　新田慎一郎

　高野さんとの出会いは2016年頃で，その時にハームリダクションの考え方を教えてもらいました。古藤さんとの出会いはそれ以前でしたが，古藤さんの実践がハームリダクションの考え方に基づくものであると理解したのはその後になってからのことです。

　当時，私は12ステップグループの考え方や価値観についてほんの少し学んだ程度でしたが，それ以外の方法はあまりうまくいかないのではないかと考えていました。だからと言って，既存のプログラムや回復についての言説が常に完璧なものであると思っていたわけでもなく，12ステップの中で回復する人もいれば，そうでない人がいることも理解していました。たとえば，断酒・断薬というものに絶対的な価値や重みがあり，それが回復へのモチベーションになっているということは確かでした。一方，回復に積極的に取り組んでいた人が再飲酒・再使用の経験を通して深く傷ついている場面にも遭遇してきました。一度失われたソーバーやクリーンの価値は容易に取り戻すことはできず，“回復”と呼ばれる場所から少しずつ離れて行く人もいました。

　たった2つの引き出しを作り，その人をどちらかに仕舞おうとするやり方は乱暴なのかもしれません。「白／黒」「0／100」「クリーン／クリーンじゃない」「再使用した／再使用していない」「プログラム通り／プログラム通りじゃない」。本来，手段であったものが目的に入れ替わることは往々にしてありますが，必要以上に断酒・断薬の価値が誇張されることもその一つではないかと感じるようになりました。誰かの健康のためのツールや手段であったはずのものが，その一元的な価値をあまりに絶対視するがゆえに，そこから取りこぼされる人や，そのような価値にとらわれない人の健康について軽視されたり，無視されたりしてきた側面があったのではないでしょうか。

　これまでは，非常に限定的な枠組みの中で“うまくいっている”人との付き合い方しか提示されてこなかったのではないかと思います。私自身，その価値の外にいる人とどのように付き合えばよいのかわからず，悩ましく感じたこともありました。言うまでもなく一人ひとり，価値観や選択は多様です。物質使用は非常に複雑なプロセスです。この本は，そのような複雑さに，自分自身がどのように寄り添えばよいかを教えてくれている気がします。そして，そのような複雑さを生きる人を無理に変えたり，治そうとしたりすることなく，複雑なままそばにいるための方法がこの本には示されているのではないでしょうか。

　このような素晴らしい本の翻訳に携わる機会を与えてくださった高野さん，翻訳作業のはじめにお世話になった郡さん，佐瀬さん，任さん，福森さん，そして全体の翻訳作業に関わられた古藤さん，金剛出版の藤井さん，浦和さんに心より感謝を申し上げます。そして，松本先生にはいつもさまざまなチャンスを与えていただき，感謝の念に堪えません。

　物質を使用する人の暮らしや健康，そして人としての尊厳という視点から，この本を必要としている多くの方の元へこの本が届けられることを心より願っています。

2022年6月

国立精神・神経医療研究センター 精神保健研究所 薬物依存研究部
新田慎一郎

索引

215

さ行

著者略歴

Patt Denning（パット・デニング）

　Ph.D.。2000年に Jeannie Little とサンフランシスコに Harm Reduction Therapy Center（HRTC）を設立し，カウンセリング・サービスとトレーニングのディレクターに就任。薬物使用のセラピーに加え，他のメンタルヘルス・心理分野の臨床家であり，ハームリダクションの心理療法を開発し発展させてきた専門家の一人である。

Jeannie Little（ジーニー・リトル）

　LCSW（licensed clinical social worker）。HRTC の事務局長。認定グループ心理療法士。グループワークにハームリダクションセラピーを初めて導入し，以降は多様なコミュニティに幅広くハームリダクションセラピーを応用している。

　2人は精神保健の専門家向けの関連書である *Practicing Harm Reduction Psychotherapy* 第2版の共著者でもある。

監修者略歴

高野　歩（たかの あゆみ）
東京医科歯科大学 精神保健看護学分野

松本俊彦（まつもと としひこ）
国立研究開発法人 国立精神・神経医療研究センター 精神保健研究所 薬物依存研究部 部長

　1993年佐賀医科大学卒業。横浜市立大学医学部附属病院にて臨床研修修了後，国立横浜病院精神科，神奈川県立精神医療センター，横浜市立大学医学部附属病院精神科を経て，2004年に国立精神・神経センター（現，国立精神・神経医療研究センター）精神保健研究所司法精神医学研究部室長に就任。以後，同研究所自殺予防総合対策センター副センター長などを歴任し，2015年より現職。2017年同センター病院薬物依存症センターセンター長併任。日本精神科救急学会理事，日本社会精神医学会理事，日本学術会議アディクション分科会特任連携委員，NPO法人八王子ダルク理事，NPO法人東京多摩いのちの電話顧問を兼務。

　主要著訳書として，『マインド・フィクサー—精神疾患の原因はどこにあるのか？』（監訳・金剛出版［2022］），『アディクションの地平線—越境し交錯するケア』（編集・金剛出版［2022］），『SMARPP-24　物質使用障害治療プログラム［改訂版］—集団療法ワークブック』（監修・金剛出版［2022］）など。

監訳者略歴

高野　歩（たかの あゆみ）
東京医科歯科大学 精神保健看護学分野

　千葉大学看護学部看護学科卒業後，看護師として精神科・内科で勤務。久里浜医療センター勤務時代にアルコール依存症の治療に携わる。その後，東京大学大学院医学系研究科健康科学・看護学専攻に入学し，博士（保健学）を取得。大学院生の頃から，国立精神・神経医療研究センター精神保健研究所薬物依存研究部にて薬物依存症に関する研究に従事。物質依存や行動嗜癖の研究を行う中でハームリダクションに関心を持ち，海外のハームリダクション活動の視察や論文執筆等を行っている。

古藤吾郎（ことう ごろう）
ハームリダクション東京／日本薬物政策アドボカシーネットワーク（NYAN）／NPO法人 アジア太平洋地域アディクション研究所（アパリ）

　2005年，米国コロンビア大学大学院ソーシャルワーク修士課程修了。ハームリダクション（HR）を実践する2つのNGOで実習。帰国後，NPO法人アパリにてHRに基づく活動を開始。これまでに世界15カ国以上の都市で開催されたHR分野の会議や研修に参加，イベントや学会等に登壇。日本で暮らす難民たちの生活支援や，DV加害者男性の教育プログラムにも従事。東京大学先端科学技術研究センター当事者研究分野 協力研究員。2015年にNYAN｜日本薬物政策アドボカシーネットワークを立ち上げ，2021年に上岡陽江とともにハームリダクション東京を設立。

　主要著書として，『ハームリダクションとは何か—薬物問題に対する，あるひとつの社会的選択』（共著・中外医学社［2017］）など。

新田慎一郎（しんでん しんいちろう）
国立研究開発法人 国立精神・神経医療研究センター 精神保健研究所 薬物依存研究部

　2012年宮崎大学医学部卒業後，慶應義塾大学病院，東京大学医学部附属病院で初期臨床研修を修了。国立精神・神経医療研究センター精神保健研究所薬物依存研究部に所属し，外来やSMARPPで依存症臨床に触れる。2021年のハームリダクション東京設立時より活動に参加。現在は横浜市中区にあることぶき共同診療所，誠心会神奈川病院で精神科医療に携わりつつ，薬物依存研究部での研究に取り組む。

訳者一覧（五十音順）

郡　健太（こおり けんた）　　　東京医科歯科大学病院 総合教育研修センター
佐瀬満雄（させ みつお）　　　　公益財団法人慈愛会 徳之島病院
任　喜史（にん よしふみ）　　　NPO法人ASHA／アクセンチュア株式会社
福森崇之（ふくもり たかゆき）　国立病院機構 さいがた医療センター 精神科

ハームリダクション実践ガイド
薬物とアルコールのある暮らし

2022 年 8 月 5 日　印刷
2022 年 8 月 15 日　発行

著者―――― パット・デニング　ジーニー・リトル
監修者―― 松本俊彦
監訳者―― 高野 歩　古藤吾郎　新田慎一郎

発行者―― 立石正信
発行所―― 株式会社 金剛出版
　　　　　〒112-0005 東京都文京区水道1-5-16　電話 03-3815-6661　振替 00120-6-34848

装丁・本文組版◉戸塚泰雄(nu)　　装画◉花松あゆみ　　印刷・製本◉シナノ印刷
ISBN978-4-7724-1902-4 C3011　　©2022 Printed in Japan

JCOPY 〈㈳出版者著作権管理機構 委託出版物〉
本書の無断複製は著作権法上での例外を除き禁じられています。複製される場合は，そのつど事前に，
㈳出版者著作権管理機構（電話 03-5244-5088, FAX 03-5244-5089, e-mail: info@jcopy.or.jp）の許諾を得てください。

好評既刊

Ψ金剛出版 〒112-0005 東京都文京区水道1-5-16　Tel. 03-3815-6661　Fax. 03-3818-6848
e-mail eigyo@kongoshuppan.co.jp　URL https://www.kongoshuppan.co.jp/

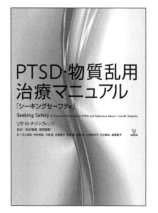

PTSD・物質乱用治療マニュアル
「シーキングセーフティ」

[著]リサ・M・ナジャヴィッツ
[監訳]松本俊彦　森田展彰

本書で展開される治療モデルでは，患者の安全の確立こそが臨床的にもっとも必要な支援であるとする「シーキングセーフティ」という原則にもとづいて，PTSDと物質乱用に対する心理療法を構成する，25回分のセッションをとりあげている。認知・行動・対人関係という3つの領域に大別されるすべてのセッションで，両疾患に関するセーフティ（安全）な対処スキルが示される。かぎられた時間のなかですぐに使えるツールを求めているセラピストにとって，現状でもっとも有用な治療アプローチである。　　定価6,600円

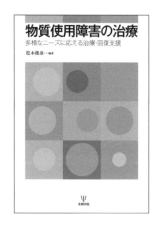

物質使用障害の治療
多様なニーズに応える治療・回復支援

[編著]松本俊彦

ここ10年間で物質使用障害の臨床は大きく変わってきた。海外のさまざまな治療法が国内に紹介され，そうしたプログラムを参考にして，わが国の状況にマッチしたプログラムが開発されてきた。雑誌『精神療法』の連載「物質使用障害治療の最前線」をまとめた本書は，最近10年間に登場し，すでに依存症分野で一定のポジションを確立した心理療法プログラムや，依存症に関連した重要なトピックを集めたものである。第一線級の臨床家・研究者が執筆しており，現在，わが国でスタンダードとなっている治療プログラムや治療理念を一望することができる。　　定価2,860円

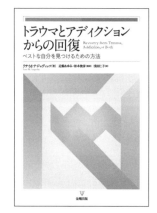

トラウマとアディクションからの回復
ベストな自分を見つけるための方法

[著]リサ・M・ナジャヴィッツ
[監訳]近藤あゆみ　松本俊彦　[訳]浅田仁子

本書の質問やエクササイズには，たとえ読者がひとりぼっちの部屋でこの本を開いていたとしても，信頼できる治療者やカウンセラーが傍らに腰かけてそっと支えてくれているような感覚を味わうことができるようにという願いが込められている。そして，全章にある体験談は，ときに険しく苦しい読者の回復の道を照らし続けてくれる希望の光である。このような意味で，本書自体に支援共同体としての役割が期待できるであろう。苦しむ人びとと家族，援助者のための実践的なワークブック。　　定価4,620円

価格は10%税込です。

好評既刊

Ψ金剛出版　〒112-0005　東京都文京区水道1-5-16　Tel. 03-3815-6661　Fax. 03-3818-6848
e-mail eigyo@kongoshuppan.co.jp　　URL https://www.kongoshuppan.co.jp/

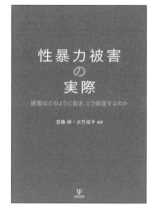

性暴力被害の実際
被害はどのように起き，どう回復するのか

［編著］齋藤 梓　大竹裕子

「望まない性交」を経験した当事者にその経験を語っていただき，その「語り」を，同意のない性交が起こるプロセス，同意のない性交が被害当事者の人生に及ぼす影響，回復への道のりといった観点から分析した，一連の調査の結果をまとめたものである。「語り」から分かった性暴力の加害プロセスには，大きく「奇襲型」「飲酒・薬物使用を伴う型」「性虐待型」「エントラップ（罠にはめる）型」の4つの型がある。それら四つのプロセスを詳述し，「被害当事者にとって，なぜ被害を認識したり相談したりすることが難しいのか」を解説する。　　　　　　　　　　　定価3,080円

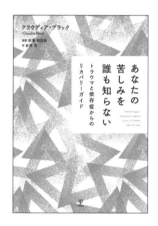

あなたの苦しみを誰も知らない
トラウマと依存症からのリカバリーガイド

［著］クラウディア・ブラック
［監訳］水澤都加佐　［訳］会津 亘

アルコール，ギャンブル，ドラッグ，処方薬，セックス，恋愛などの依存症，身体・心理・性的虐待，ネグレクトなどによるトラウマは，「家族の病」とも言えるほど家族の影響が大きく，さらに「トラウマ＋依存症」の組み合わせは，とても強力な相互作用を及ぼしあい，ひとの人生を破壊するほどの力を持ち，家族・世代間で負の連鎖を起こしていく……。そんな苦しみから抜け出すために，「アダルトチルドレン」の生みの親であるクラウディア・ブラックが紡ぐリカバリーガイド。　　　　　　　　　　　定価3,080円

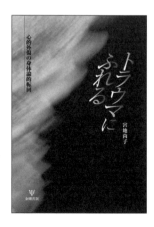

トラウマにふれる
心的外傷の身体論的転回

［著］宮地尚子

心は震え，身体はささやき，そして人は生きていく。
薬物依存，摂食障害，解離性同一性障害，女性への性暴力，男児への性虐待をはじめとした臨床現場の経験知から，中井久夫，エイミー・ベンダー，島尾ミホ・敏雄との対話からなる人文知へ。傷を語ることは，そして傷に触れることはできるのか？　問われる治療者のポジショナリティとはいかなるものか？　傷ついた心と身体はどのように連動しているのか？──傷ついた心と癒されゆく身体，その波打ち際でトラウマと向き合う精神科医の，思索の軌跡と実践の道標。　　　　　　　　　　　定価3,740円

価格は10%税込です。

好評既刊

Ψ金剛出版　〒112-0005　東京都文京区水道1-5-16　Tel. 03-3815-6661　Fax. 03-3818-6848
e-mail eigyo@kongoshuppan.co.jp　URL https://www.kongoshuppan.co.jp/

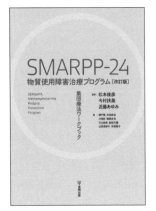

SMARPP-24
物質使用障害治療プログラム 改訂版
集団療法ワークブック

[監修]松本俊彦　今村扶美　近藤あゆみ
[著]網干舞　沖田恭治　川地拓　嶋根卓也
　　引土絵未　船田大輔　山田美紗子　米澤雅子

時代とともに変化する薬物依存症の状況を鑑み，当事者をはじめ，援助者，臨床・研究スタッフなど多くの関係者の声，そしてハームリダクションの概念も取り入れた最新版として更なる進化を遂げた。臨床ツールとしてはもちろんのこと，当事者の自習用教材としても活用できる一冊。　定価2,640円

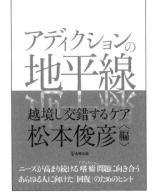

アディクションの地平線
越境し交錯するケア

[編]松本俊彦

人はなぜ，物質や行動にアディクティッド（addicted）してしまうのだろうか？　その背景には往々にして，薬物療法では解決できない当事者の「心の痛み」がある。「否認の病」とも呼ばれるアディクションからの回復にとって重要なのは，当事者と彼ら・彼女らを支える家族，専門家，そして自助グループなどによる，ゆるやかな「共助」の姿勢である。「アディクション」概念成立の歴史からその展開，当事者・家族支援の現状まで，第一線で活躍する14人の豪華執筆陣によるさまざまな視点・立場からの「声」が，私たちにそのヒントを与えてくれる。　定価2,860円

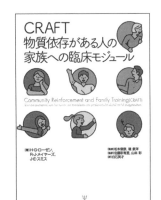

CRAFT 物質依存がある人の
家族への臨床モジュール

[著]H・G・ローゼン　R・J・メイヤーズ　J・E・スミス
[監修]松本俊彦　境泉洋　[監訳]佐藤彩有里　山本彩　[訳]白石英才

コミュニティ強化と家族トレーニング（CRAFT）は，アルコールや薬物などの物質使用障害の問題を抱える個人に対して，関係する重要な他者を通じて支援することを目的とした，エビデンスに基づくアプローチである。本書は，CRAFTの実際の面接で活用されやすいように，書き込み式のワークシート，具体的な会話例，モジュールが適切に実行されたかどうかを確認するチェックリストを付録する，極めて実践的なものである。　定価3,080円

価格は10%税込です。